金匮要略启蒙

崔德成　杨国旺　郭宏杰　主编

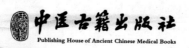

中医古籍出版社

Publishing House of Ancient Chinese Medical Books

图书在版编目（CIP）数据

金匮要略启蒙 / 崔德成，杨国旺，郭宏杰主编 . —
北京：中医古籍出版社，2023.11

ISBN 978-7-5152-2205-9

Ⅰ. ①金…　Ⅱ. ①崔…②杨…③郭…　Ⅲ. ①《金匮
要略方论》—研究　Ⅳ. ① R222.39

中国版本图书馆 CIP 数据核字（2021）第 008337 号

金匮要略启蒙

崔德成　杨国旺　郭宏杰　主编

责任编辑　王　梅　赵月华
封面设计　牛彦斌
出版发行　中医古籍出版社
社　　址　北京市东城区东直门内南小街 16 号（100700）
电　　话　010-64089446（总编室）　010-64002949（发行部）
网　　址　www.zhongyiguji.com.cn
印　　刷　北京市泰锐印刷有限责任公司
开　　本　787mm×1092mm　1/16
印　　张　17.75
字　　数　448 千字
版　　次　2023 年 11 月第 1 版　2023 年 11 月第 1 次印刷
书　　号　ISBN 978-7-5152-2205-9
定　　价　98.00 元

本书是笔者 50 余年学习《金匮要略》各篇条文的学习笔记和个人体会，并结合古今各家对《金匮要略》的领略汇编而成，可作为初学者的启迪和借鉴。笔者学识浅薄，浅谈自己学习体会，供同道参考。

《金匮要略》是汉代张仲景《伤寒杂病论》的一部分，西晋王叔和等编次，宋代林亿等校订，分而成为《伤寒论》与《金匮要略》。《金匮要略》是祖国医学经典医籍之一，也是治疗内伤杂病的最早专著。全书以脏腑经络学说为基础，结合阴阳表里寒热虚实八纲，对多种疾病的病因病机进行探讨，在《黄帝内经》脏腑分证的基础上创立了辨证施治体系，为内伤杂病证治及其发展奠定了基础，是学习和研究内伤杂病的基础医典。

全书共二十五篇，其中内科十八篇、外科一篇、妇科三篇、杂疗方三篇，列述条文（据尤怡《金匮要略心典》条文排列顺序）四百余条，病种四十多种，载有方剂二百六十多首。在剂型方面有丸、汤、散、酒剂、坐药、洗剂及外敷药，对煎药和服药方法、药后反应、护理调摄都有详细记载。

本书内容丰富且切合实用，但由于年代久远，辗转传抄，有很多错误及脱简之处，加之文字古奥，言简旨深，最大特点是论病证而不论病机，出方剂而不出药理，难读就在于此。为什么张仲景不说得更透彻一些呢？这是由于历史条件所限，当时没有印刷术，文字流通主要靠传抄，也只能记一些要点，有些地方只能提一些问题，引人深思，需要自己去体会，其精义往往在临床实践中省悟。

全书分类简明，辨证切要，治法严谨，组方精细，言简意赅，其学术思想源于《黄帝内经》《难经》，而又高于《黄帝内经》《难经》。在整体观念的指导下，以脏腑经络学说等中医基础理论为基础，首创内伤杂病辨证论治的方法，理法方药一线贯通。

一、辨证论治、理法方药融为一体

张仲景从《黄帝内经》《难经》医典中获理论要素，"勤求古训""博采众方"，并结合自己长期临床实践，升华为医学理论，再以此指导临床诊断，形成独具特色的医学名著。

《金匮要略》各篇均以"××病脉证治"为篇名，其中"病"是指在疾病诊断中首先要确定病名，"脉证"是根据临床出现的症状、脉象、舌质舌苔等判断证型，"治"则是根据诊断疾病及所属证型立法处方。《金匮要略》中四十余种病中均按此体例论述，以《金匮要略·胸痹心痛短气病脉证治》为例，胸痹为病，张仲景以症状为名，抓住了疾病的表象，清晰地保留了症状病名的演变轨迹。张仲景将胸痹、心痛、短气合篇论述，并非这篇只包含这三种病，而是强调胸痹病有发作性的特点，在发作期、缓解期、加重期分别以心痛和短气为主症。胸痹是病，心痛、短气分别是胸痹病中各具特征的症。

二、辨病辨证相互结合

辨病与辨证是医者对临床资料进行分析、推理、综合判断的过程，某一疾病不同的病理、病程中表现出不同的临床症状，以辨别不同的证型，如《金匮要略·肺痿肺痈咳嗽上气病脉证并治》所论肺痿、肺痈、咳嗽上气三病均属肺系疾病，均以咳嗽为主症，在辨病时就要根据咳嗽、多唾涎沫、脉虚或虚数者诊断为肺痿，以咳嗽、胸痛、咳吐腥臭脓痰、脉数或滑数者为肺痈，以咳嗽气喘、不能平卧、喉中痰鸣诊为咳嗽上气，这就是辨病。肺痿中以咳嗽、吐浊痰、脉虚数者为虚热肺痿，以吐涎沫、不渴、小便数、头眩、脉虚者为虚寒肺痿，这就是辨证。这一诊病方法抓住疾病的主要症状，确立某一证型，使治疗有的放矢，提高疗效。

三、以脉测因（包括病机）

《金匮要略》分篇论述病因，在条文中直接指出某因导致某病的并不多，而借脉象间接来论述病因的很多，初步统计为论述中风、历节病、肺痈、胸痹、腹痛、宿食、积聚、痰饮、水气病、黄疸病、惊悸、下血、呕吐哕、下利以及妇人杂病十五种以上疾病的条文（占全书四十余病种的三分之一），都用此类脉象来印证病因病证。以中风病为例，《金匮要略·中风历节病脉证并治》第二条曰"寸口脉浮而紧，紧则为寒，浮则为虚；寒虚相搏，邪在皮肤；浮者血虚，络脉空虚；贼邪不泻，或左或右"，借脉象来印证中风病因属于外因。此类条文，表面看来似乎是叙述疾病的脉象，实际除此之外，它还借脉象印证了病因。此类条文在《金匮要略》各篇中所占比例较大。因此，研究《金匮要略》中疾病的病因，很大程度上可用以脉测因的方法去探讨。

四、以证测方，以方测证

《金匮要略》各篇条文所叙述的病证，并不是每条都有方剂，这不等于说所叙述的病证没有治疗的方剂。那么，其治疗的方剂从何处觅寻呢？可以用以证测方的办法去探求类似的条文。兹举《金匮要略·黄疸病脉证并治》第二条："心中懊憹而热，不能食，时欲吐，名曰酒疸。"第四条："夫病酒黄疸，必小便不利，其候心中热，足下热，是其证也。"第十五条："酒黄疸，心中懊憹，或热痛，栀子大黄汤主之。"以上三条均叙述了酒疸的症状，各有侧重，互相参阅。三条主要症状都有心中懊憹、心中热或热痛的共同症状，病因病机均是患者嗜酒，湿热郁遏熏蒸，在此基础上必小便不利，有方的仅第十五条，尽管前两条没有列出方剂，如用以证测方的方法探求（即去后条的类似情况中探求），当施用栀子大黄汤。

又《金匮要略》各篇有不少条文是证略而方详，这亦可以用以方测证的方法去探求其证，从而明确掌握施用方药。例如《金匮要略·肺痿肺痈咳嗽上气病脉证并治》第八条："咳而脉浮者，厚朴麻黄汤主之。"第九条："脉沉者，泽漆汤主之。"上述两方，其所治之证，症状叙述得较为简略，以两方组成的药味分析，以方测证，比较容易掌握。先讲厚朴麻黄汤药味组成：厚朴、麻黄、石膏、杏仁、半夏、干姜、细辛、小麦、五味子，此即小青龙加石膏汤去桂枝、芍药、甘草，加厚朴、杏仁、小麦。方剂作用为逐饮降逆、化痰平喘，其主治症状为咳嗽上气、脉浮、胸满、烦躁等水饮上逆证的症状。再议泽漆汤组成：泽漆、半夏、紫参、生姜、白前、甘草、黄芩、人参、桂枝。咳而脉沉，病机在里，故以泽漆为主，加之半夏、紫参、生姜、白前、甘草、黄芩、人参、桂枝。咳而脉沉，病机在里，久病治实必顾其虚，故方中加人参，此与厚朴麻黄汤佐小麦以安正者不同。该方清温并用，虚实兼治，合扶正祛邪于一方，在虚实夹杂、久病多痰证可以应用。泽漆汤证为咳嗽上气，脉沉，身体浮肿，久病体虚，水饮内结证。这里所讲咳嗽上气、脉沉只是病机对立，临证时，在分别表里病机不同的前提下，作为参考应用。以上是证略而方详的条文，如用以方测证的方法去探究其证，似乎也不难掌握其方的施用。

五、比较区分有关的条文

由于《金匮要略》各篇条文分列，且文字简奥朴素，其著书并未加以明显的比较，在学习有关各条文时，若进行相互比较更易于辨证，如《金匮要略·水气病脉证并治》第二十三条："风水，脉浮、身重，汗出恶风者，防己黄芪汤主之。腹痛加芍药。"第二十四条："风水恶风，一身悉肿，脉浮不渴，续自汗出，无大热，越婢汤主之。"以上两条都叙述了风水的证候及治疗，有因表虚不固、营卫不和而证见"脉浮、身重、汗出恶风"，治以防己黄芪汤，有因外有水气、内夹热邪而证见"恶风，一身悉肿，脉浮不渴，续自汗出，无大热"，治以越婢汤，两者加以比较区别。该篇风水、石水、正水，气分与血分，以及五脏水之间等有关条文，均须进行比较、区别，这样对疾病的辨证论治会有很大裨益。

六、系统归纳各篇中每一疾病的脉证并治

《金匮要略》各篇叙述每一疾病的脉证并治的条文，并不很全面而详尽，不少条文叙述得简略，各篇叙述的疾病脉证并治的条文也不是顺着次序记录的。在学习时，尽可能系统地把各篇相关疾病的脉证治加以归纳，从中掌握其精神实质。有关条文实在叙述得过于简略，甚至阙如，如血痹、惊悸，应实事求是地对待，而不必抱残守缺，若实在费解，亦可存疑待考。

七、深刻理解各篇内容，熟记重点条文

《金匮要略》是论述内伤杂病的，是具有理法方药与辨证论治的重要经典著作，应认真学好各篇内容，要深刻理解，绝不能在攻读时望文生义，不求甚解。如《金匮要略·血痹虚劳病脉证并治》第十七条"虚劳虚烦不得眠，酸枣仁汤主之"，有两个"虚"字，第一个"虚"字与"劳"字连在一起，为病名，即虚劳病；第二个"虚"字与"烦"字连在一起，指的是症状，即肝血亏，虚热而烦。同为"虚"字，意义迥异，若两"虚"字理解为同义，显系病症不分，概念不清。各篇中类似情况较多，一定要深入研读，理解清楚，熟记重点条文及各篇中叙述某一疾病的主证、立方等条文。只有熟记这些重点条文，才能在临证时做到运用自如。

八、类似疾病进行跨篇比较

在《金匮要略》各篇记载的疾病中，有类似相关的一些疾病，例如《金匮要略·痉湿暍病脉证治》中的湿病与《金匮要略·中风历节病脉证并治》中的历节病，《金匮要略·肺痿肺痈咳嗽上气病脉证并治》中的咳嗽上气病与《金匮要略·痰饮咳嗽病脉证并治》中的咳嗽病等，都有雷同相关之处，有互相拾遗补阙比较鉴别的必要。

九、与《伤寒论》有关条文互相参阅、归纳、分类总结

张仲景总结及历代医家活血化瘀治法，归纳阐述如下：《金匮要略》二十五篇，有十八篇涉及瘀血，因瘀血所致病证二十多种。气血瘀滞就会生病，因气血阻遏的部位不同症状也不同。张仲景所论的瘀血有广义和狭义之分，前者包括血行不畅和血液郁结，后者指血溢于脉外而停积于局部的血液。他将血在经脉流行不畅称为血痹或血滞，血溢于脉外停留在脏腑之外、组织之间的称为瘀血或干血，留结在脐的称为热

入血室或蓄血。食伤、忧伤、饮伤、房室伤、饥伤、劳伤、经络营卫伤（前六伤即食伤、忧伤、饮伤、房室伤、饥伤、劳伤是病证，第七伤经络营卫伤是病因）皆可引起瘀血。瘀血的临床表现为：疼痛，唇痿舌青目黑，包块，肌肤不仁，肌肤甲错，肢体重滞；自觉腹满、发热，口渴不欲饮；痈脓，谵语发狂，黄疸，黄汗；口眼歪斜，半身不遂；大便漆黑，妇人月经不调、下血物；脉迟、涩、芤大。

本书二十余种活血化瘀方剂可分为七大类：

温经散寒化瘀：如温经汤、胶艾汤。

清热化瘀：如大黄牡丹汤、大黄硝石汤、硝石矾石散、升麻鳖甲汤、滑石白鱼散、桂枝茯苓丸。

利水消瘀：大黄甘遂汤。

活血化瘀：红蓝花酒、当归芍药散、王不留行散、旋覆花汤。

攻瘀逐水：下瘀血汤、抵当汤。

软坚破瘀：鳖甲煎丸、大黄䗪虫丸。

补虚祛瘀：黄芪桂枝五物汤。

《伤寒杂病论》后人分编为《伤寒论》与《金匮要略》，二书内容有关联及重叠。如《金匮要略·黄疸病脉证并治》中的茵陈蒿汤条与《伤寒论·辨阳明病脉证并治》中的茵陈蒿汤条方药虽同，但条文内容有别，《金匮要略》论治谷疸，《伤寒论》论治阳明病发黄。二书对照参阅会起到融会贯通的效果。

十、参阅历代相关古籍文献及现代科研成果

学好《金匮要略》则掌握了治疗内伤杂病的利器，是中医临床工作者指导临床医疗实践的指南。后世诸多医家都对其进行了注解，如明代王肯堂的《证治准绳》，张介宾的《杂病谟》，清代张路玉的《张氏医通》，沈金鳌的《杂病源流犀烛》，尤在泾的《金匮要略心典》，均弥补了《金匮要略》之不足。联系各家学说学好《金匮要略》，使学习《金匮要略》更上一层楼。

《金匮要略》版本简说^①

北宋校正医书局校订刊行《金匮要略》凡两次。第一次刊行于治平三年（1066年），为大字本，见北宋治平三年国子监牒文："治平三年三月十九日进呈，奉圣旨镂板施行（下为名录从略）。"此牒文附于北宋绍圣三年牒文后。

第二次刊行于北宋绍圣三年（1096年），为小字本，见于绍圣三年国子监牒文，其中部分内容为："朝旨开雕小字《圣惠方》等共五部出卖，并每节镇各十部，余州各五部。本处出卖今有《千金翼方》《金匮要略方》《王氏脉经》《补注本草》《图经本草》等五件医书，日用不可阙。本监虽见印卖，皆是大字，医人往往无钱请买，兼外州军尤不可得，欲乞开作小字，重行校对出卖，及降外州军施行，本部看详。欲依国子监申请事理施行，伏候指挥。六月二十三日奉圣旨。依奉敕如右，牒到奉行。都省前批六月二十六日未时付礼部施行。仍关合属去处主者一依敕命，指挥施行。"此牒文见清代叶德辉《书林清话》及明初吴迁《金匮要略》钞本，他本罕见。

北宋大小字本《金匮要略》均佚，《金匮要略》流传至今，端赖邓珍存亡继绝之功。邓珍，字玉珮，元代樵川人（今浙江南平市），仕履不详。邓珍从江西丘先生处得小字本《金匮要略》，据为底本，于后至元（1340年）刊行之，名《新编金匮方论》，从初刻至邓本相隔244年。

邓珍本流传路径不甚详明，清代大藏书家袁漱六的"卧雪庐"曾收藏之。袁漱六名芳瑛（？—1862），湖南湘潭人，喜藏书，号称当代第一，其藏书室名"卧雪庐"。袁漱六为道光二十五年（1845年）进士，与朱学勤（1823—1875）、丁日昌（1823—1882）并称咸丰三大藏书家。袁漱六的"卧雪庐"藏书之富，可与瞿绍基（1772—

---

① 此文发表于 2018 年 9 月 16 日《中国中医药报》，作者钱超尘（1936—2022），曾任北京中医药大学教授。

1836）的"恬裕斋"、陆心源（1834—1894）的"皕宋楼"、杨以增（1787—1856）的"海源阁"相匹敌。袁漱六所藏十分之三得自乾嘉著名学者孙星衍（1753—1818），袁漱六卒后，其子好饮嗜博，家道败落，鬻书为生，大量藏书包括邓珍《新编金匮方论》在内为清末民初著名藏书家李盛铎（1859—1934）的"木樨轩"购得。李盛铎写有如下题记：

　　题尚书司封郎中充秘阁校理臣林亿等诠次，晋王叔和集，汉张仲景述。半页十三行，行二十四字。标题双行大字。黑口、四周双边。前有高保衡、孙奇、林亿校定序一篇，又后至元庚辰樵川邓珍刊版序。收藏有"五砚楼"朱文长印，"袁印廷梼"白文，"寿阶"朱文二方印，"徐康"白文方印，"孙从添印"白文，"庆增"朱文连珠印，"石芝山房"朱文长方印，"贞节堂图书印"朱文方印。

　　邓珍本《金匮要略》今藏于北京大学图书馆，书号"李3504"，为孤本。2014年，中医古籍出版社影印《仲景全书》，含赵开美翻宋本《伤寒论》、赵开美校定本《注解伤寒论》、宋云公《伤寒类证》《金匮要略》。《金匮要略》正文前载邓珍本序，是赵本《金匮要略》为仿宋本无疑。光绪丁酉年（1897年）三月，杨守敬在上海寄观阁看到邓珍本，欣喜逾常，挥笔写有如下题记，盛赞赵开美本及邓珍本："《金匮要略》以明赵开美仿宋本为最佳，次则俞桥本，然皆流传绝少，《医统》本则夺误至多。此元刊本与赵本悉合，尤为罕有之籍。光绪丁酉三月得见于上海寄观阁。因记。宜都杨守敬。"

　　《金匮要略》与《伤寒论》为从医之津涉，愈病之钤键，医理之渊薮，杏林之玉圃。振兴中医，实赖于此。

目 录

脏腑经络先后病脉证第一

论十三首　脉症二条

便　读

本篇是全书的总纲，概论脏腑、经络先后患病的脉象和症状，概括地介绍了总则、诊断、预防、治疗等内容，具有提纲挈领的意义。

脏腑经络是人体生理、病理变化的基础，脉证是脏腑经络阴阳气血从客观反映病情变化的新久缓急，治疗当分虚实先后，这是本篇名的主要精神。

一、总则

"上工治未病，何也？师曰：夫治未病者，见肝之病，知肝传脾，当先实脾"，即见到肝病为了防止肝病传脾，先采用实脾的方法。这是遇病变发展和防止疾病扩大与恶化的基本原则，即早预防和早期消除疾病。

疾病有三因，分别为："经络受邪，入脏腑"为内因；"四肢九窍，血脉相传，壅塞不通"为外因；"房室、金刃、虫兽所伤"为不内外因。与后世陈无择三因论有别。只要"养慎"，注意不使"形体有衰"，做到"五脏元真通畅，人即安和"，病邪就好治疗，这是对预防疾病的提示。

二、疾病

天时气候有太过及不及，如春季谓未至而气候温和称"未至而至"，已到春令而天未温和为"至而不至"。春天后而大寒不去为"至而不去"；虽是春令，天气热如酷夏五六月时，为"至而太过"。这是自然界现象的变化。

人身阴阳，应该阴阳平衡，不可阴阳偏胜，阴阳离决，有阴无阳。

病者有"脉脱"卒厥时，是从出现的征象上判断的预后，一般讲"入脏即死，入腑即愈"，也就是说根据这一规律"病在外者可治，入里者即死"。

三、治法

表里同病时，治疗有先后之分，如病人有下利清谷且身疼痛者，说明中阳已虚，不能御邪于外，即使有身体疼痛之表证，理应救里，可与四逆辈，待其下利止，再治身体疼痛表证。

对素有痼疾之人，又卒病，当先治卒病、后治痼疾，即急则治其标、缓则治其本。

治病必求其本必察其因，针对病本原因而分析病机，如热与水结者，以猪苓汤利其水，则渴自解。

原文：

第一条 问曰：上工[1] 治未病[2]，何也？师曰：夫治未病者，见肝之病，知肝传脾，当先实脾[3]，四季脾王[4] 不受邪，即勿补之；中工不晓相传，见肝之病，不解实脾，惟治肝也。

夫肝之病，补用酸，助用焦苦，益用甘味之药调之。酸入肝[5]，焦苦入心，甘入脾。脾能伤肾[6]，肾气微弱则水不行，水不行则心火气盛，心火气盛则伤肺，肺被伤则金气不行，金气不行则肝气盛，故实脾则肝自愈。此治肝补脾之要妙也。肝虚则用此法，实则不在用之。

经曰："虚虚实实[7]，补不足，损有余。"是其义也。余脏准此。

注：

（1）上工：古人从医疗技术治疗率上把治疗效果治愈十分之九称为上工，十分之七为中工，十分之六为下工。工，指医生。

（2）治未病：此处为预防之意，但也应用于治疗方面，指疾病尚未形成之前就事先治疗，也就是早期治疗，而不是指一般的预防，以防止病邪的传变。

（3）实脾：指补脾，通过补脾使脾健运起来。

（4）四季脾王：四季末期是脾旺的时候。王，通旺，旺盛。

（5）酸入肝：五味与五脏的配合，酸味走肝，苦味走心，甘味走脾，辛味走肺，咸味走肾。

（6）脾能伤肾：伤，作制约讲，指五行相克。五行分别代表五脏，即金为肺，木为肝，水为肾，火为心，土为脾。

（7）虚虚实实：当为"使虚虚，使实实"，因为实证用补法，是使实邪更实；虚证用泻法，使虚证更虚，见《灵枢·九针十二原》。

语译： 问：上工治未病，这句是什么意思呢？老师答道：治未病的意思，举例来讲：遇到肝病，知道肝病会影响到脾，就应该先补脾，但如果在四季末期脾正旺的时候，脾不会受到肝的侵袭，那就不用补脾的方法。一般医生不知道这相传的道理，则肝之病，也不清楚应当先补脾的方法，片面地只顾治疗肝病。必须明白，治肝实和肝虚是不一样的。治肝虚病，要用酸味药，补已病的肝，加上焦苦药来帮助不病的心，还要用甘味药来调和脾气。因为酸味走肝，焦苦药走心，甘味补脾，脾强了就能治肾。肾气受到削弱，肾水就不充分，这样水火失去平衡，就会使心火旺盛，心火旺盛使肝受伤，肺气的肃降功用也就受到制约影响，那么肝气不受肺（金）的克制，就逐渐得到充实。所以治脾，肝病也就自然会好了。这是补脾治肝的一个重要方法，但是这个方法只适合于治疗肝虚病，肝实病就不适用。

《内经》总结了虚实并治的治疗法则，不能虚证用泻法，否则使虚者更虚；不能实证用补法，否则实者愈实。必须"虚者补之，实者泻之"，才是正治。肝病如此，其他诸脏以此类推。

按语： 肝病实脾，是对已病中防治未病的示范。"四季脾王不受邪，即勿补之"是灵活运用此法的明言。虚实异治是治疗疾病的一大纲要，治已病要分虚实、防治未病也应分虚实。本条告诫医生治病应有整体观念，提出虚证和实证两种不同的治法，运用这些治法时，应注意顾脾，这是治疗肝病的一项重要法则。

第二条 夫人禀五常[1]，因风气[2] 而生长，风气虽能生万物，亦能害万物，如水能浮舟，亦能复舟。若五脏元真⁽³⁾通畅，人即安和。客气邪风⁽⁴⁾，中人多死。千般疢难⁽⁵⁾，不越三条：一者，经络受邪，入脏腑⁽⁶⁾，为内所因也；二者，四肢九窍⁽⁷⁾，血脉相传，壅塞不通，为外皮肤所中也；三者，房室、金刃⁽⁸⁾、虫兽所伤。以此详之，病由都尽。

若人能养慎，不令邪风干忤⁽⁹⁾经络；适中经络，未流传脏腑，即医治之。四肢才觉重滞，即导引⁽¹⁰⁾、吐纳⁽¹¹⁾、针灸、膏摩⁽¹²⁾，勿令九窍闭塞；更能无犯王法⁽¹³⁾、禽兽灾伤，房室勿令竭乏，服食节其冷热苦酸辛甘，不遗形体有衰，病则无由入其腠理。腠者，是三焦⁽¹⁴⁾通会元真之处，为血气所注；理者，是皮肤脏腑之文理⁽¹⁵⁾也。

注：

（1）人禀五常：五常指五行（金、木、水、火、土），此处指人在自然界生活，人体五脏之气与自然相适应，并受五行生化制约。

（2）风气：此处指自然界气候，并不单单指风，而是包括风、寒、暑、湿、燥、火。

（3）元真：指元气或真气，特指正气。

（4）客气邪风：此处指外至曰客，不正曰邪，泛指令人致病的不正常的气候。

（5）疢（chèn 趁）难：病苦。

（6）经络受邪，入脏腑：一般血脉直行的称为经，分支横行为络；脏指肝、心、脾、肺、肾五脏，腑指胆、胃、膀胱、三焦、大肠、小肠六腑。

（7）九窍：包括眼、耳、口、鼻七窍和前、后二阴。

（8）房室、金刃：房室指性交，金刃指刀剑等利器所伤。

（9）干忤：触犯、侵犯。干作"犯"解；忤作"逆"解。

（10）导引：指自我按摩，或古代一种运气法，相当于现代气功疗法。

（11）吐纳：一种自我调节呼吸的养生方法。

（12）膏摩：用药在体外摩擦的治病方法。

（13）无犯王法：遵守国家法规免受刑法。王法，国家法令，古代王法有体罚的规定。

（14）三焦：六腑之一，此处指气血、体液流通的道路。

（15）文理：纹理。

语译：一个人生存在自然界，他的生活节奏是和四季气候息息相关的，气候能够助万物生长，也可以伤害万物，好像水大能使船航行，也会使船淹没，如果五脏的正气充盛，人就不容易得病，不正常的气候则伤害人体，严重的甚至可能致病从而造成死亡。

疾病种类虽然很多，但总不出三类：第一经络受邪，就传入脏腑，此为邪气乘虚而入内；第二是皮肤受邪，仅在血脉传注，使四肢九窍壅塞不通，其病在外；第三是房室、金刀、虫兽所伤。这与上文叙述发病形式及传变方式不同。从以上这三类去推求，一切疾病的病因大致上可以概括了。

如果有病能早治、能内养正气，外慎风邪，不使风邪侵犯经络，那就可以不得病。倘一时不慎，外邪入中，应乘其未传脏腑之时，及早治疗。比如四肢才觉重滞，便用引导、吐纳、针灸、膏摩等方法及早治疗，勿使九窍闭塞不通，还要避免禽兽的伤害，勿要房室过度，不要精气耗竭，起居饮食要冷暖合宜，五味也要调剂恰当，不使人体发生衰弱现象，一切致病因素自然无从侵袭肌腠。腠理是人体的一种组织构成，所谓"腠"是三焦与正气相会的地方，与皮肤、脏腑关系密切，是元真相会之处又是血气流注的通路；所谓"理"是皮肤和脏腑中有的纹路。当人体对外防御能力减弱时，腠理可以成为外邪入侵的门户。

按语：立足于人与自然界的关系，论述致病的原因以及受邪的途径，即重视内因：五脏元真通，人即安和；又不忽视外因：客气邪气伤人。并体现了摄生和预防为主的思想。

第三条　问曰：病人有气色[(1)]**见于面部，愿闻其说。师曰：鼻头色青，腹中痛，苦冷者死**[(2)]——云腹中冷，苦痛者死。**鼻头色微黑者，有水气**[(3)]**；色黄者，胸上有寒**[(4)]**；色白者，亡血也**[(5)]**，设微赤非时者，死**[(6)]**；其目正圆者痉，不治。又色青为痛**[(7)]**，色黑为劳**[(8)]**，色赤为风**[(9)]**，色黄者便难**[(10)]**，色鲜明者有留饮**[(11)]。

注：

（1）气色：五脏六腑的精华藏于内为气，现于外为色，色有五，即青、黄、赤、白、黑。气，光泽油润，五脏六腑病变阴阳气血不足，通过经脉表现在外。

（2）鼻头色青，腹中痛，苦冷者死：印堂光亮为五脏气血充盈之象，鼻旁为肝之位相。鼻头色青，肝有邪克脾土，木克土。腹中痛苦冷者死，脾阳衰败，不能温化寒凝，气滞血聚者，进一步寒凝气血，目窝部凉说明脾阳衰败，进一步寒凝气血，气滞血瘀者死。

（3）鼻头色微黑者，有水气：微黑主水气，肾阳虚，寒凝，此属肾气反侮脾土之象，所以主有水气。

（4）色黄者，胸上有寒：属脾阳衰弱，气血津液来源不足，气血不能输布全身，脾阳不能运化水湿，属中焦阳虚，寒水停在胸膈病证。

（5）色白者，亡血也：失血过多，血不足，不能荣养身面则色白。

（6）设微赤非时者，死：亡血之人阴血伤，天气并不是特别热，阴血不能养阳，虚热虚阳上浮而面微赤的病情很难调治；阴血伤得很厉害，不能濡养经脉，阴血伤甚不养清阳，目系则目正圆，此证难治。

（7）色青为痛：脉络拘急，血行滞涩，脉端直如弦，气血不流畅则出现疼痛。

（8）色黑为劳：色黑为阳虚之人，虚劳病，肾阳虚阴亦不足，阳虚不能温化，热能不足，不能布散全身，阴寒凝聚，水湿不化。

（9）色赤为风：阳热向上则面赤、头晕、头痛，为风热上扰清阳，治疗应清肝热潜肝阳。

（10）色黄者便难：脾气虚、阴血不足不荣其面则色黄，阴血亏不能布润大肠则便难。

（11）色鲜明者有留饮：面明亮光润有水肿，则有水湿痰饮停蓄。

语译：问：看病人面部气色怎样？老师答道：鼻头色青的，为寒凝气血，为腹中痛，若再加上怕冷的可能致死；鼻头微黑，为内有水气；色黄为胸中有寒邪；色白有失血。假设鼻头微发红色而在不应该出现的时候出现，则病人就可能死亡。再说望眼睛：两眼直视不能转动灵活，往往可能是痉病，这种病为风邪独盛，五脏之精气亡绝，病就很难回春了。根据我观察面部颜色经验：青色主疼痛，黑色为劳伤，红色主风热，黄色主大便秘结，面色鲜明为体内停积水饮的病症。

按语：望色是望诊中很重要的内容，面部望诊应清楚辨明分部，同一色显现部位不同，主病有别，故应仔细观察，分辨其不同之处，有助于判断脏腑盛衰。气血有余不足，结合全身症状，依据具体病情病类，综合分析才能比较全面思考，从而诊断疾病，治疗疾病。

第四条　师曰：病人语声寂然[(1)]**，喜惊呼者，骨节间病；语声暗暗然**[(2)]**不彻者，心膈间病；语声啾啾然**[(3)]**细而长者，头中病**——作痛。

注：

（1）寂然：形容寂寞无声。

（2）暗暗然：形容声音低微而不清澈。

（3）啾啾然：形容声音细小而长。

语译：老师说：病人很安静而突然惊呼的，是关节有病；声音低微说话不清澈不透达的，是心膈有病；声音细小而呻吟不断的，是头痛病。

按语：望、闻、问、切，叫作四诊，上条说望，此条举例说闻，说明望色、闻声在临床诊断上是相当重要的。

第五条 师曰：息⁽¹⁾**摇肩者，心中坚；息引胸中上气者，咳；息张口短气者，肺痿**⁽²⁾**唾沫。**

注：

（1）息：一呼一吸叫作息，呼吸间隔亦叫息。

（2）肺痿：病名详见本书第七篇。肺为气之主，肾为气之根，肺主出气，肾主纳气，阴阳相交，呼吸乃和，肺痿、肺虚不能敷布津液，清气输入不够，不能下交于肾而短气。

语译：老师说：病人呼吸时肩部摇耸的，是胸中有实邪阻塞；呼吸时引起胸中气往上冲的，是咳嗽病；呼吸时张口吸气仍感觉气不够而短气，是宗气受限的病。

按语：察呼吸、望形态是仲景诊断疾病的重要方法与手段，是《素问·阴阳应象大论》"视喘息，听音声"，而知病有"所苦"之具体应用。

第六条 师曰：吸而微数⁽¹⁾**，其病在中焦，实也，当下之即愈；虚者不治。在上焦者，其吸促**⁽²⁾**，在下焦者，其吸远**⁽³⁾**，此皆难治。呼吸动摇振振者，不治**⁽⁴⁾**。**

注：

（1）吸而微数：其病在中焦，实也，当下之即愈，虚者不得攻下，虚证不治。

（2）在上焦者，其吸促：肺的呼吸衰竭，气不得入则还，吸气短促，频率高。

（3）在下焦者，其吸远：肺的吸气困难，气向下向长吸，气不纳丹田，肝肺肾衰竭，肾不纳气。吸远，形容吸气深长时引动下腹部的呼吸困难情形。上焦、中焦、下焦，这里指三焦体腔的分布，中焦指膈以下到脐以上的部位，中焦以上的胸腔为上焦，中焦以下的下腹部为下焦。

（4）呼吸动摇振振者，不治：形衰气弱不能起身，虚羸乏气，人体阳气上升，气血开始浮散于表，外有风寒未尽，内有阴寒束恋，则气血不能外浮。

语译：老师说：吸气短浅急促，如果是中焦实邪阻滞，形响肺气不降，治当下其实邪，攻下之后，气机顺利，呼吸自然恢复常态，若吸气短促不因中焦实邪，而属于虚证，即《金匮要略心典》所说"为无根失手之气，顷刻自散"，故云不治。"吸促"即呼吸短促，为宗气化源不足。假如呼吸时全身不断地振振动摇，是虚弱已甚、形色不能自保的危候。

按语：上焦、中焦、下焦病证皆能影响呼吸，呼吸改变特点依次为"促""数""远"。凡虚证造成呼吸改变，无论在上焦、中焦、下焦多难治。《难经·四难》云"呼出心与肺，吸入肾与肝，呼吸之间，脾受谷味也，其脉在中"，将呼吸吐纳功能运转中脏气在内作用理论具体化。本条论述呼吸动态的变化，可以帮助诊断和预测结果。

第七条 师曰：寸口⁽¹⁾**脉动者，因其王**⁽²⁾**时而动，假令肝旺色青，四时各随其色**⁽³⁾**。肝色青而反色白，非其时色脉，皆当病。**

注：

（1）寸口：指两手桡动脉，包括寸、关、尺三部。

（2）王：通"旺"。

（3）四时各随其色：指春青、夏赤、秋白、冬黑。

语译：老师说：寸口部的脉象是随着五脏所旺的季节而有所变动的，假如肝旺的季节是青的，其他的季节表现的颜色也都与五脏旺时有关。春季是肝旺的时候，它的颜色应该是青色，如果反见白色，不是所在旺季节应有的颜色与脉象，这都是有病的象征。

按语：四时气候变化与人体生理功能息息相关，表现在色脉上随着四时变化而改变。临证辨治做到望切结合，色脉相参。

第八条 问曰：有未至而至[1]，有至而不至，有至而不去，有至而太过，何谓也？师曰：冬至[2]之后，甲子[3]夜半少阳[4]起，少阳之时，阳始生，天得温和。以未得甲子，天因温和，此为未至而至也；以得甲子，而天未温和，为至而不至也；以得甲子，而天大寒不解，此为至而不去也；以得甲子，而天温如盛夏五六月时，此为至而太过也。

注：

（1）未至而至：前面的"至"指时令到，后面的"至"指那个季节时令的气候到。

（2）冬至：二十四个节气之一，在农历十一月间。

（3）甲子：古代用天干地支配合起来计算年月日的方法，天干十个（即甲、乙、丙、丁、戊、己、庚、辛、壬、癸），地支十二个（即子、丑、寅、卯、辰、巳、午、未、申、酉、戌、亥）互相配合，共六十个，排列时天干在上，地支在下，甲子是排序的第一个，这里指冬至后第一个甲子。

（4）少阳：古人将一年分为三阳、三阴六个阶段，每个阶段六十天，八十七刻半，从少阳开始，之后依次为阳明、太阳、太阴、少阴、厥阴。

语译：问：有这样几句话，未至而至，至而不至，至而不去，至而太过，是指什么说的？老师答道：冬至节后第一个甲子日的夜半少阳开始，少阳的时候，阳气开始生长，气候逐渐转温，是正常的规律。如果冬至后未到甲子日，而气候变暖，叫作未至而至；如果冬至后已到甲子日，气候还未变暖，叫作至而不至；如果冬至后已到甲子日，气候仍旧非常寒冷，叫作至而不去；如果冬至后已到甲子日，气候变得像夏季五六月那样热，叫作至而太过。

按语：本条阐述气候的正常与反常情况，善于养生治者，当顺应四时气候变化，因时制宜，实际上也有助于预测可能流行的时令病。天道一阳来复于冬至阴气最旺盛的子时，地道一阳来复于大寒最冷的丑行，阳复则生，阴求阳，不变则死。

第九条 师曰：病人脉浮者在前，其病在表；浮者在后，其病在里，腰痛背强不能行，必短气而极[1]也。

注：

（1）极：此处为形容词，形容短气之甚，一说认为极应作为疲劳讲，如肝为罢极之本。

语译：老师说：同一脉象在诊脉部位不同主病也不同，一般情况下，脉浮是邪气在表的表现，病人脉浮在关前寸部为病在表，为正气抗邪于表的表现；浮脉见于关后尺脉，为病在里，因尺部候阴主里，故尺脉浮其病在里，一般是肾阴不足，阴精阳气不能潜藏的表现，故腰痛、脊强、骨痿、不能行走、短气疲劳，是肾虚不能纳气归元所致。

按语：凭脉辨证时，对久病虚证有一定的诊断依据，外感热病查舌验齿，虚证久病凭脉辨证具有一定的诊断意义。

第十条 问曰：经云"厥阳独行"，何谓也？师曰：此为有阳无阴[1]，故称厥阳。

注：

（1）此处"有"或"无"是相对而言的，"厥阳独行"指阳气偏盛，孤阳之气逆行而上。有人认为《灵枢·经脉》中的"厥阳"指阳厥。

语译：问：古代医经上说"厥阳独行"，这句话怎么理解？老师答道：正常情况下，人体的阴与阳总是维持相对的平衡，这是因为阴阳是互根的，假如阴气衰竭，阳气失去依附，有升无降，即可导致"有阳无阴"的"厥阳独行"病变。

按语：本条举"厥阳"为例，寓示阴阳失去相对平衡，是有些杂病的病机。

第十一条 问曰：寸脉沉大而滑，沉则为实，滑则为气，实气相搏，血气入脏即死，入腑即愈，此为卒厥[1]，何谓也？师曰：唇口青，身冷，为入脏即死；如身和，汗自出，为入腑即愈。

注：

（1）卒（cù 促）厥：病名，症状是突然头晕眼花，上重下轻，倒地口不能言，身不能动。这些症状是气与血上走头部所致，故气血自降就有生机，否则可能死亡。卒，通猝。

语译：问：寸口脉沉大而滑，沉则为实，滑为气，实和气相搏，血气入脏就死，入腑就容易好，这就叫卒厥。什么叫入脏、入腑？老师答道：口唇呈现青色，身体厥冷，这是入脏的表现，特别危重，甚至可能引起死亡；如果身体温和有汗，这是入腑的表现，很容易治愈。

第十二条 问曰：脉脱[1]入脏即死，入腑即愈，何谓也？师曰：非为一病，百病皆然。譬如浸淫疮，从口起流向四肢者可治，从四肢流来入口者不可治；病在外者可治，入里者即死。

注：

（1）脉脱：指脉象伏而不见，是邪气阻遏正气、血脉一时不通的现象，这里不是指气血竭的真脱。

语译：问：脉脱这种病，邪气入脏预后不良，邪气入腑容易治愈，这怎么解释？老师说：不仅仅是脉脱这种病如此，各类疾病都是一样的。比如浸淫疮，从口发生蔓延到四肢的就容易治，从四肢发展蔓延到口部的就不好治疗，因为病尚在外部所以就容易治疗；病邪入里，没有及时治疗，常可危及生命。

第十三条 问曰：阳病[1]十八，何谓也？师曰：头痛、项、腰、脊、臂、脚掣痛。

阴病[2]十八，何谓也？师曰：咳、上气、喘、哕、咽、肠鸣、胀满、心痛、拘急。五脏病各有十八，合为九十病。人又有六微[3]，微有十八病，合为一百八病。五劳[4]、七伤[5]、六极[6]、妇人三十六病[7]，不在其中。清邪居上，浊邪居下，大邪[8]中表，小邪[9]中里，槃饪[10]之邪，从口入者，宿食也。五邪中人，各有法度，风中于前，寒中于暮，湿伤于下，雾伤于上，风令脉浮，寒令脉急，雾伤皮腠，湿流关节，食伤脾胃，极寒伤经，极热伤络。

注：

（1）阳病：指属表在经络的病证。

（2）阴病：指属里在脏腑的病证。阴病、阳病原文各指出六种，而阳经、阴经各有三条，所以阳病十八种、阴病十八种。

（3）六微：指六腑而言。

（4）五劳：《素问·宣明五气》和《灵枢·九针论》均以"久视伤血，久卧伤气，久坐伤肉，久立伤骨，久行伤筋"为五劳所伤。

（5）七伤：即大饱伤脾，大怒气逆伤肝，强力举重、久坐湿地伤肾，形寒饮冷伤肺，忧愁思虑伤心，风雨寒暑伤形，恐惧不节伤志。

（6）六极：即气极、血极、筋极、骨极、肌极、精极。

（7）妇人三十六病：《千金》作十二症、九痛、七害、五伤、三痼，共三十六种。

（8）大邪：指风邪。

（9）小邪：指寒邪。

（10）䅽饪：䅽即穀，谷的异体字。饪指熟食。

语译：问：阳病十八种，是指哪些？老师答道：头痛、项、腰、脊、臂、脚挛掣痛等。

问：阴病有十八种，又是指哪些？老师答道：咳、上气、喘、哕、咽（喉中哽噎）、肠鸣腹满、心痛拘急等。五脏各有十八种病，合计为九十种病。人又有六腑，六腑又有十八种病，合计为一百零八种病，而五劳、七伤、六极和妇女三十六种病，还都不包括在内。至于病邪侵袭人体，通常是这样的，如轻清的邪气常侵犯人体的上部，重浊的邪气常侵犯人体的下部，六淫病邪浅中于表，七情内伤则深入在里，饮食失节，可以因消化不良而产生宿食，由此可见，上述清浊、六淫、七情、饮食五种病邪伤人，都有一定的规律可循；风为阳邪，中于清晨及午前，脉多浮缓；寒为阴邪，中于日暮，脉多紧急；湿为重浊之邪，故伤于下而流注关节；雾为轻清之邪，故伤于上而连及皮腠；脾主运化，故饮食不节则伤脾胃。经脉在里为阴，脉络在外为阳；寒气归阴，所以极寒伤经，热气归阳，所以极热伤络。

按语：本条论述病证分类方法及五邪中人的一般规律。本条一开始即将疾病分为阴阳两大类，诊疾按脉，首辨阴阳，了解其致病特性及致病规律，方能审证求因。

本条为古人对病邪特性及中人规律的认识，其中大、小、表、里、上、下、前、暮等都是相对的，而非绝对的。

第十四条 问曰：病有急当救[1]里救表者，何谓也？师曰：病，医下之，续得下利清谷不止，身体疼痛者，急当救里；后身体疼痛，清便自调者，急当救表也。

注：

（1）救：治疗，含有紧急处理的意思。

语译：问：有些病应当首先救里或救表，这是为什么？老师答道：假如一个人病在表，医反用攻下法，造成完谷不化的腹泻，在这种情况下，虽有身疼痛的表证，也要先治疗泻下里证。服药后大便正常，身体疼痛的表证仍然存在，再用治表的方法医治。

按语：本条论述先里后表的治法，则可看作治疗表里同病的变法。无论先表后里还是先里后表，均需要根据表里病情和轻重缓急来决定治则治法。

第十五条 夫病痼疾[1]，加以卒病，当先治其卒病，后乃治其痼疾也。

注：

（1）痼疾：难治的慢性久病。痼，顽固。

语译：有些得了慢性病的患者，突然又得了新病，应当先治疗新得的病，然后再治疗难治的慢性久病。

按语：本条论述新久同病的先后缓急治则。第十四条指出表实加里虚时，当先治疗里虚，后治疗表实。本条指出久病加新病，当先治疗新病，然后再治疗久病，说明同时患病，治法各有先后步骤的不同，在临床上应掌握"急则治其标，缓则治其本"的原则。

第十六条 **师曰：五脏病各有所得者愈，五脏病各有所恶**[1]**，各随其所不喜者为病。病者素不应食，而反暴思之，必发热也。**

注：

（1）得：指适宜病情的饮食。恶（wù悟）：指病人厌恶的饮食。有人认为得与恶包括药物的治疗、居处、环境等。

语译：老师说：五脏得的病，各有它所适合的饮食，病就容易治愈。同样，五脏的病，各有它所不适宜的饮食，如果遇到病人所不喜欢的饮食，就会加重病情，假如病人忽然想吃平时不喜欢吃的食物，食后反助病势，很可能引起发热。

按语：本条论述临床应根据五脏喜恶进行治疗。

第十七条 **夫诸病在脏，欲攻之，当随其所得**[1]**而攻之**[2]**，如渴者与猪苓汤。余皆仿此。**

注：

（1）所得：所合、所依附之意，遵循某些疾病所表现出的假象。

（2）攻之：采取与之相顺从的方法治疗。攻，治疗。

语译：凡病邪在里，痼结不解者，想治疗它，应当依据病邪所依附的邪气性质来治疗，如热与水结而伤阴的口渴，当予猪苓汤利其水热。其余类似该情况的疾病，均可仿此。

结　语

本篇根据《内经》《难经》的概念，以脏腑经络学说为中心，论述脏腑经络先后患病的一般规律以及诊治疾病的法则，对疾病的病因病理、诊断、治法、预后和预防等方面进行举例说明。本篇在全书中具有概括性和纲领性的意义，其中有不少内容与以后各篇互相呼应，故学好本篇对学习全书有很大帮助。

对病因病理，本篇主要从正、邪两方面阐述（见原文第二条上段、第八条、第十三条下段、第十条）。

认为人与自然息息相关，不正常的气候常为邪气侵袭身体的诱因，关键决定于人正气强弱，当五脏元真通畅，人即安和。邪气侵入腠理而经络受邪、深入脏腑的疾病，必有内因，其对"千般疢难，不越三条"的归纳为后世病因学说奠定了基础。本篇举例说明了体内阴阳失去相对平衡，是疾病产生总的病机。

诊断方面，对望色泽、闻音声、视呼吸、问病情、察脉象均做了示范性介绍，主张临床运用，必四诊合参，说明病在表为浅，入里即深，在腑易治，入脏难疗，四时气候变动，影响色脉。其精神启发重视客观诊断，探求病本，判断预后吉凶，治疗针对病情，因人因时而制宜。

治疗方面指虚实并治，表里必分缓急，新久应有先后，攻邪当随其所得，通过具体病例做出原则性指示，对病人的饮食居处，须加以注意。

本篇条文不多，所论述，从预防到治疗，从原则到具体，无不具备，全面阐明，充分体现出祖国医学的辨证施治特点，是全书的总纲，学好本篇对学好后面各篇有很大的启发和启迪。

痉湿暍病脉证治第二
论一首　脉症十二条　方十一首

便　读

　　痉病（柔痉、刚痉）、湿病、中暍都由太阳病引起，又都与湿有关系，所以合为一篇论述。学习本篇，掌握这几种病的概念、基本治法及辨证论治，能正确辨证施治并学会使用常用方剂。

一、痉

　　痉病主要在筋脉，如成无己云：痉为风强病，而筋脉受之。

（一）分类

　　太阳病，发热无汗，反恶寒者，名曰刚痉。

　　太阳病，发热汗出，不恶寒者，名曰柔痉。

（二）致病因素

　　一为太阳病发汗太多，二为风病误下后或复加发汗，三为疮家身疼痛而复加汗。总的说来，都离不开伤津液这个因素。

（三）症状

　　身热足寒，颈项强急，恶寒，时头热，面赤，目赤，独头动摇，卒口噤，背反张，脉弦。

（四）治法

　　柔痉用栝楼桂枝汤主之。

　　刚痉用葛根汤主之。

　　阳明实热痉病可用大承气汤。

二、湿

（一）主要症状

　　"一身尽痛，发热，身色如熏黄"，可分为湿痹、风湿两类。

　　湿痹：太阳病，关节疼痛而烦，脉沉而细，小便不利，大便反快。

　　风湿：一身尽痛，发热，日晡所致。

（二）治法

　　总纲：内湿或内湿重，宜利小便；外湿或外湿重，宜微汗。

　　表实提纲：无汗身烦痛，以麻黄加术汤解表祛湿。

　　表虚湿病：脉浮身重，汗出恶风，以防己黄芪汤鼓动卫阳，祛风化湿。

　　风湿外持：伤寒八九日，身烦疼，不能转侧，不呕不渴，脉浮虚而涩，用桂枝附子汤温经散湿。若大便坚，小便自利，用白术附子汤助阳逐湿。

风湿掣痛——骨节烦痛，不能屈伸，近之痛剧，汗出短气，小便不利，恶风不欲去衣，或身微肿，用甘草附子汤复阳补中散风湿。

三、暍

（一）主要症状

中暍即暑证"发热恶寒，身重而烦痛"。

（二）治法

太阳中暍，汗出恶寒，身热而渴者，用白虎加人参汤清暑热兼养阴液；如（太阳中暍）身热疼痛，脉微弱，此乃夏日伤冷水，水行皮中所致，一物瓜蒂汤主之。

（三）注意

禁用发汗，温针，下法。

原文：

第一条 太阳病，发热无汗，反[1]恶寒者，名曰刚痉[2]。

注：

（1）反：《甲乙经·序》古本作"更"字。吴谦、丹波元简及近代曹颖甫、陆渊雷均认为"反恶寒"句，不当有"反"字。《吕氏春秋·察微》曰："吴人焉敢攻吾邑，举兵反攻之。"高注"反，更也"，按"反"字可作"又"字解，或作"重"字解，与第十一条"脉反沉迟"，第十二条"无汗而小便反少"，第十四条"大便反快"，义同。

（2）痉：《说文解字》释为"强急也"。强是强硬，急乃拘急，故"痉"显然是项背强直、角弓反张、四肢抽搐、两目天吊、唇闭口噤等症。

语译：具有太阳病的脉症，发热无汗，又怕寒的，叫作刚痉。

第二条 太阳病，发热汗出，而不恶寒，名曰柔痉[1]。

注：

（1）柔痉：病名，一般症状和刚痉相似，但以发热表虚汗出不恶寒为特征。

语译：病人具有太阳病的脉症，发热汗出而不怕冷的叫作柔痉。

按语：上述两条论述外感痉病分类及鉴别要点：痉病内因津液不足，由外感所致，初期病在表，故言太阳病风寒表实者发热恶寒无汗，风寒表虚发热汗出恶风。痉病初期兼风寒表实者，名为刚痉；兼中风表虚，为柔痉。

既名痉，须具备项背强急、口噤等筋脉拘急之症，这是古人省文笔法，悉以"痉"字以赅之。

第三条 太阳病，发热，脉沉而细者，名曰痉，为难治[1]。

注：

（1）难治：痉属阳证，阳证而见脉沉细的脉象，脉症不符，故而难治；另一种说法，痉病脉沉细，说明患者阴气不充，或谓患者曾经汗、下等法误治，津伤血耗，又因虚阳外越而假热，治疗既不能解肌发汗，又不能攻下荡涤，故曰难治。伤寒之痉从外来，内伤之痉由内来。

语译：痉病患者，具有太阳病发热等证候，而脉象沉而细的，比较难治。

按语： 以上三条为太阳病伴有痉病症状的几种情况，但原文简略，均未加以详细叙述。

第四条 太阳病，发汗太多，因致痉。

语译： 具有太阳病脉证的病人，如果出汗太多，有可能变成痉病。

第五条 夫风病，下之则痉，复发汗，必拘急。

语译： 太阳中风病，误用攻下症就可能成为痉病，如果再发汗，就会四肢拘挛。

第六条 疮家虽身疼痛，不可发汗，汗出则痉。

语译： 凡是久患疮疡或金刃创伤不愈的人，流脓出血、津液阴血亏损的人，不能发汗，汗出太多会致痉病（本条亦见于《伤寒论》）。

第七条 病者身热足寒，颈项强急，恶寒，时头热，面赤，目赤，独头动摇，卒口噤[1]，背反张者，痉病也。若发其汗者，寒湿相得，其表益虚，即恶寒甚；发其汗已，其脉如蛇[2] 一云其脉浛。

注：

（1）口噤：指牙关紧急。

（2）脉如蛇：脉来坚劲，脉象起伏弯曲如蛇状。一说脉如蛇行属于肝脏之真脉象。

语译： 风寒束表，正邪纷争，营卫失调，故身热恶寒；头为诸阳之会，邪热上壅于头，郁遏阳气，不能通达于下，故身热足寒；风寒郁滞，气不布津，血不濡润，筋脉失养，拘急动风，故颈项强急，头动摇，口卒噤，背反张；风为阳邪，性善上行，与热为伍，两阳相合，上扰头面；又风气通于肝，目为肝窍，故面目俱赤，脉按紧如弦，其上下行，为主要临床表现。如果发了汗，则外寒和汗液相结合，侵犯了肌表，表气因出了汗就更虚，所以更加怕冷，由于出了汗，脉象由通常痉病常见的弦直劲急转变，在寸关尺三部脉动错位，左右摆晃的同时有前行感。

按语： 本条论述痉病证候最详。故《医宗金鉴》列为本篇第一条，认为刚痉、柔痉都是从此条分出来的，在解释这些证候时则谓："病人身热恶寒，太阳证也；颈项强急，面赤目赤，阳明证也。头热，阳郁于上也；足寒，阴凝于下也。太阳之脉循背上头，阳明之筋上挟于口，风寒客于二经，则有头摇口噤，反张拘强之证矣。此皆痉病之形证，故首揭之，以为要领。" 这些证候与当前临床所见的脑膜刺激征症状（由各种原因的脑炎、脑膜炎引起）以及破伤风的一些症状相似。

体会： 仔细观察斑花蛇的行动，匍匐爬行，动态是起伏滑利，在起伏间体态弯曲，突然顿悟，此类脉象曲如蛇行，这是一种奇脉，历代脉学里少有记载，只有《金匮要略·五脏风寒积聚病脉并治》有所提及。由此可见历代脉学专著所论述的脉象，三部九候浮中沉是立体动态，曲如蛇行是横向是线体动态，起伏滑利，此观点供同道参考。

第八条 暴腹胀大者，为欲解。脉如故，反伏弦者，痉。

语译： 患痉病的人，忽然腹部胀大，一般来说是病好转的现象。痉病常见脉象是紧而弦，若脉象反而伏弦者，说明病根未去，痉病未解。

第九条 夫痉脉，按之紧如[1]弦，直上下行 一作筑筑而弦。《脉经》云：痉家其脉伏坚，直上下。

注：

（1）如：古时常与"而"字通用。本条中"紧如弦"是用来形容痉病主脉，弦紧脉。"而"字在《伤寒论》中有强调之义，如"太阳之为病，脉浮，头项强而恶寒"，"而"强调恶寒在太阳病提纲的关键性。

语译：痉病因寒束表，筋脉拘急，故其脉亦现紧张状态，有牵绳转索之感，紧而弦。寸关尺三部均同，即"直上下行"之谓，痉病脉本应"直上下行"，汗之则风去而湿存，故脉不直而如蛇形（是说脉象左右摆晃的同时有前行感）。

第十条 痉病有灸疮[1]，难治。

注：

（1）灸疮：经过火灸而形成的疮疡。

语译：患痉病的人，身上有灸疮的，治疗起来比较困难。

按语：痉病难治的情况，见本篇第三条注。

第十一条 太阳病，其证备，身体强，几几然[1]，脉反沉迟[2]，此为痉，栝楼桂枝汤主之。

栝楼桂枝汤方：

栝楼根二两　桂枝三两　芍药三两　甘草二两　生姜三两　大枣十二枚

右六味，以水九升，煮取三升，分温三服，取微汗。汗不出，食顷，啜热粥[3]发之。

注：

（1）几几（shū 殊）然：南阳方言，形容项背强急、俯仰转动不能自如的样子。对于"几几"二字，自金代成无己之后，读音有"殊殊""团团""紧紧"等，其实"几几"音"shūshū"，南阳方言，副词，并无深义，当地人一直作为口头语沿用，如轻微痛的叫作痛不几几。

（2）脉反沉迟：这里脉迟，不是内有寒，而是津液不足的脉象。一个"脉反沉迟"突出了本方证与太阳中风证的区别，此处脉沉迟，必然弦而有力，与虚寒之沉迟无力不同。

（3）啜热粥：本条为柔痉，风淫于外而津伤于内，治疗不当，防止伤津，即使啜热粥亦不可贸然行事，唯饭后汗不出，食顷，啜以热粥发之；第十二条葛根汤中含有麻黄、桂枝，故不须啜粥。

语译：病人太阳表虚诸症俱备（头项强痛，发热，汗出，恶风，脉浮缓），又出现全身强急，俯仰不利，脉不浮反见沉迟，这是属于痉病，治以栝楼桂枝汤。

按语：本条论述柔痉的证治。栝楼桂枝汤解肌祛邪，生津润燥，方中栝楼根生津润燥，滋养筋脉；合桂枝汤解肌祛邪，调和营卫。本方证与《伤寒论》太阳病桂枝加葛根汤证相似而有别，桂枝加葛根汤证为邪盛于表，兼项背强几几，故以此方以解肌祛邪为主；此为柔痉，素体津伤于里，故重用栝楼根，且将栝楼根置于桂枝汤之前，提示生津柔筋的必要性。

第十二条 太阳病，无汗而小便反少，气上冲胸，口噤不得语，欲作刚痉，葛根汤主之。

语译：患太阳病，没有出汗，小便反而减少，自觉有气上冲胸口，牙关紧闭而不能说话，这是刚痉发作的先兆，治以葛根汤。

葛根汤方：

葛根四两　麻黄三两，去节　桂枝二两，去皮　芍药二两　甘草二两，炙　生姜三两，切　大枣十二枚，擘

右七味，㕮咀，以水一斗，先煮麻黄、葛根，减二升，去沫，内诸药，煮取三升，去滓，温服一升，覆取微似汗，不须啜粥，余如桂枝汤法将息及禁忌。

药物分析：

《神农本草经》言葛根："味甘平，主消渴，身大热，呕吐，诸痹，起阴气，解诸毒。"胡

希恕先生在《伤寒论》讲座上说："葛根有治疗项背强直的特殊作用。"从《神农本草经》所述主"诸痹，起阴气"及《伤寒论》中用其治项背强直来看，葛根主要为解表药。如《伤寒论》用其治太阳、阳明合病选半斤葛根以解表，可为葛根能解表之佐证。同时，葛根味甘平，并主消渴，呕吐，解诸毒而宜于阳明，一物而兼治表里之阳证，故而《伤寒论》用之治太阳、阳明合病。

方解：本方既有麻黄汤去杏仁发汗解表，又含桂枝汤，全方调和营卫，健胃生津液以解肌，并加葛根治项背强。读《伤寒论》葛根汤方时常想，既是伤寒表实类方，何不以麻黄汤加葛根，反而用桂枝汤加葛根？反复学习理解原文后方有所悟。

葛根汤证原文所列症状大致分类：《伤寒论》"太阳病，项背强几几，无汗恶风，葛根汤主之"；"太阳病与阳明病合病者，必自下利，葛根汤主之"。本条"太阳病，无汗而小便反少，气上冲胸，口噤不得语，欲作刚痉，葛根汤主之"。

将原文所列症状大致分类可得：

六经归属：太阳病及太阳、阳明合病。

葛根特有症状：项背强几几，口噤不得语，欲作刚痉。

表实证：无汗。

表虚证：恶风，小便反少，气上冲胸。

阳明症状：自下利。

通过以上分析归纳，葛根汤条文中所列症状有以下特点：

一是以太阳表实证为主，太阳、阳明合病表证明显时可用，如《伤寒论》。

二是表证中既有表实麻黄汤证，亦有表虚桂枝汤证，这点与《伤寒论》桂枝麻黄各半汤极其相似，《伤寒论》及本条均有此特点。

三是项背强、抽搐为葛根特有的药证，但不是判断用葛根的唯一标准，如《伤寒论》条文中无项背强。

按语：葛根汤证为表不解，项背强，喘不剧，发汗而不伤津（痉病病因素体津伤），解肌而不增表实。

结合以上分析葛根汤方证，葛根汤为麻黄汤中以葛根易杏仁，合桂枝汤减量而成，即桂枝麻黄各半汤而增加剂量加入葛根，故而言之其为桂枝麻黄各半汤亦不为过，与条文述证方证相合。方为太阳证方，发汗力介于麻黄汤与桂枝汤之间，为至平至稳发汗方，有发汗而不伤津液、解肌而不增表实之优点。其方证辨识的眼目，除项背强而喘不剧外，既有麻黄证又有桂枝证。但表证明显而桂枝麻黄各半汤不足以治之者，胡希恕先生曾说："依据经验，感冒、咳嗽须发汗者，与本方较麻黄汤为优，尤其发热无汗而恶寒剧甚者，不问项背强急与否多宜本方治之。"根据经验之谈，结合实践得出结论，葛根汤已有麻黄、桂枝，故不须啜粥。

第十三条 痉为病—本痉字上有刚字，**胸满口噤，卧不着席，脚挛急，必齘齿**[1]，**可与大承气汤。**

大承气汤方：

大黄四两，酒洗 厚朴半斤，炙去皮 枳实五枚，炙 芒硝三合

右四味，以水一斗，先煮二物，取五升；去滓，内大黄，煮取二升；去滓，内芒硝，更上微火一二沸，分温再服，得下止服。

注：

（1）齘（xiè 械）齿：指上下牙齿相磨，切磋有声。

语译：痉病发作，有胸满、牙关紧、角弓反张而不能平卧、脚拘挛很厉害、牙齿相磨有声音等症状，可用大承气汤。

按语：本篇治痉只有三方：柔痉用栝楼桂枝汤，刚痉用葛根汤，燥屎内结可用大承气汤。"可与"而非"主之"，寓有斟酌、慎重之意。栝楼桂枝汤治疗柔痉，方后注中云"取微汗。汗不出，食顷，啜热粥发之"；葛根汤治疗刚痉，方后注中云"覆取微似汗，不须啜粥"；大承气汤治疗痉病，方后注云"得下余勿服"，这表明治疗痉病都是治标就急而非治本，因为痉病多属津液暗伤，应禁用汗法和下法。

第十四条 **太阳病，关节疼痛而烦，脉沉而细**一作缓**者，此名湿痹**(1)《玉函》云中湿。**湿痹之候，小便不利，大便反快，但当利其小便。**

注：

（1）湿痹：病名，为风、湿、寒三痹之一。

语译：病人有太阳病的症状，并有关节疼痛而烦，脉沉细的，叫作湿痹。湿痹如果有小便不畅利，大便反而见爽快的症状，应该以通利小便作为治疗方法。

按语：本条论述湿病的治则，应当利小便。

第十五条 **湿家**(1)**之为病，一身尽疼**(2)一云疼烦，**发热，身色如熏黄也。**

注：

（1）湿家：久患湿病的人。

（2）尽疼：《玉函》作"疼烦"，指关节疼得不可忍受。

语译：湿家的症状是浑身疼痛，发热，身上有好像烟熏似的黄色。

按语：本条论述湿病的证候。上下肢痛不等于全身痛，即一身尽痛。一身尽痛多见于伤寒、伤湿、阴阳毒等，不需要通经和络；上下肢痛多偏在关节方面，应祛邪与活络结合。两者的病机和治法根本不同。

第十六条 **湿家，其人但头汗出，背强，欲得被覆向火。若下之早则哕**(1)**，或胸满，小便不利**一云利**，舌上如胎**(2)**者，以丹田**(3)**有热，胸上有寒，渴欲得饮而不能饮，则口燥烦也。**

注：

（1）哕（yuě）：有声无物谓之哕，即打嗝。

（2）胎：同"苔"，指病人舌上所起的垢腻。

（3）丹田：此处指脐下三寸，泛指下焦，与胸上对举。

语译：患湿病的人，只有头部出汗，背部强直，愿意盖被或烤火；这本来是寒湿在表的证候，如果过早使用下法，势必打嗝，表寒内陷到上部就会感到胸满；津液暗伤，小便就不畅利。舌上起了垢腻苔，这是由于上焦的阳气下陷转变为丹田有热；同时表寒入里转变为胸上有寒，下热要求水救，所以口渴想喝水，上寒又不能消水，所以又不能喝。因为口渴不能饮，就感到口干而烦躁。

按语：本条论述湿病之误治变证。

第十七条 **湿家下之，额上汗出，微喘**(1)**，小便利**(2)一云不利**者死；若下利不止者，亦死。**

注：

（1）额上汗出，微喘：是阳气上越的证候。

（2）小便利：此处指失禁，是阴气下脱的证候。

语译：患湿病的人，误用下法，额上出汗，有轻微的气喘，小便失禁为死症，腹泻不止也是死症。

按语：本条论述湿病之误治坏证。

第十八条　风湿相搏，一身尽疼痛，法当汗出而解；值天阴雨不止，医云此可发汗，汗之病不愈者，何也？盖发其汗，汗大出者，但风气去，湿气在，是故不愈也。若治风湿者，发其汗，但微微似欲出汗者，风湿俱去也。

语译：风湿相合侵袭人体，浑身疼痛，按理应该微微出汗，使风湿逐渐消除，但正巧遇到阴天下雨，患者疼痛症状更为加重。在这种情况下，医生一般都认为应该用汗法治疗，但发汗后病情仍然没有好转，这是什么缘故？这是因为发汗不得法，出了很多汗，只是风邪已随汗解，湿气仍然存在，所以病没有治好。凡治疗风湿病，发汗时只微微的像有汗出就可以，这样风与湿都可以逐步祛除。

按语：本条论述风湿治则为微发汗。治风湿在表，虽宜汗但忌大汗，不单纯治湿，即便治疗伤寒太阳病的麻黄汤、桂枝汤、葛根汤，仲景亦指出应"微微似欲出汗"。凡需要发汗的病，切忌大汗淋漓。另外，"值天阴雨不止"提示治疗湿病要注意气候变化，外湿影响治疗内湿的疗效。

第十九条　湿家病，身疼发热，面黄而喘，头痛鼻塞而烦，其脉大，自能饮食，腹中和无病，病在头中寒湿，故鼻塞，内药鼻中则愈。《脉经》云：病人喘，而无"湿家病"以下至"而喘"十一字。

语译：湿留中焦，郁而化热，湿热相兼可致发黄；湿与寒合，伤于头部，上窍不利出现身疼发热，面黄而喘，头痛鼻塞而烦，脉大，谓之头中寒湿；自能饮食，腹中和无病（没有小便不利，大便反快之症），故治之但治其头而勿犯其腹，只不过是头部受到了寒湿，所以只要一些辛香开窍的药塞到鼻孔里，鼻塞一通病可能就好了。

按语：本条论述头中寒湿的证治。可治之以瓜蒂散，使黄水出则寒湿去而愈，不必服药以伤脾胃。

第二十条　湿家身烦疼[1]，可与麻黄加术汤发其汗为宜，慎不可以火攻[2]之。

麻黄加术汤方：

麻黄三两，去节　桂枝二两，去皮　甘草二两，炙　杏仁七十个，去皮尖　白术四两

右五味，以水九升，先煮麻黄，减二升，去上沫，内诸药，煮取二升半，去滓，温服八合，覆取微似汗。

注：

（1）身烦疼：身疼痛不可忍，为湿兼寒在表，素有内湿复感寒邪，寒湿在表，为寒湿痹症。

（2）火攻：指火熏、温针等。这种治法易伤津液，用于本条病情，则寒湿更不易驱除。

语译：患湿病的人，身体关节疼痛不可忍可以麻黄加术汤治疗，这种病可以通过汗法治疗，但是应该注意不能用火攻的方法发汗（这也是治湿热黄疸的变法）。

方解： 本条论述寒湿表实的证治。麻黄加术汤为麻黄汤中再加白术一味，以麻黄汤发汗，白术健脾化湿，寒湿同治，重在微汗。喻嘉言云："麻黄得术，则虽发汗而不至多汗，而白术得麻黄，兼可行表里之湿。"

第二十一条 病者一身尽疼，发热，日晡所剧[1]者，名风湿。此病伤于汗出当风，或久伤取冷[2]所致也，可与麻黄杏仁薏苡甘草汤。

注：

（1）发热，日晡（bū 逋）所剧：发热在每天的申时（约 15:00—17:00）比较厉害。

河南中医院的梁华龙认为：《伤寒论》中的"日晡所发潮热"，指的是"晡时"和"下晡"。"日晡所"的"所"，是表示大约是"日晡"以后的一个时段内，即 14:15—17:15。

日晡并非申酉时。关于《伤寒论》中的"日晡"，大多数医家及著作都笼统地解释为"下午申酉时分"，虽然时间上没有太大差别，但概念截然不同。要了解"日晡"到底是哪一个时段，首先需要了解各种不同的计时方法：有起源于埃及的十二时制，有开始于西周时期的十二时辰，还有形成于西汉的十六时段，均系根据不同的自然现象或不同习惯，对一昼夜进行等时划分，并形成作息制度。以下对这三种计时方法进行阐述：

十二小时制起源于埃及，将从黄昏到黎明分为 12 个小时，从黎明到黄昏也分为 12 个小时。早期的罗马人一开始使用 12 小时制，是将全天平均分为 12 个小时，因此一年中，因白天和夜晚的长短不同，所以各天的长度是不尽相同的，甚至还有将夜间分为 3 个小时的情况。这是因为在钟表发明之前，人们使用太阳作为计时工具，所以没有办法准确地划分时间。钟表被发明后，昼夜被划分为各 12 小时，且其长度也变得相等并固定下来，并不因为季节不同，白天、夜晚的长短而改变，这就是现在的 24 小时制。

十二时辰，也称为十二地支。古人将木星运行一周的轨道分为 12 个等份，木星的公转周期大约为 12 年，所以中国古代用木星来纪年，称为岁星。后来，又将这 12 个部分命名，这就是十二地支。地支循环使用，一周期为 12 个，分别为子、丑、寅、卯、辰、巳、午、未、申、酉、戌、亥，经常与天干的甲、乙、丙、丁、戊、己、庚、辛、壬、癸配合使用。从甲子到癸亥，用来记录年、月、日、时辰。纪年时，每个地支对应一个属相，也叫十二生肖。纪月时，每个地支对应二十四节气自某节气（非中气）至下次节气，以交节时间决定起始的一个月，不是农历某月初一至月底。许多历书注明某阴历月对应某干支，只是近似而非全等对应。纪时时，每个地支对应固定的一段时间，称为一个时辰。中国古时把一昼夜分为 12 段，每段为一个时辰，约合现在的 2 个小时。

十六时段是汉代以前依照进餐的时间，分划一昼夜为 16 个时段。《白虎通德》言："诸侯三饭，卿大夫再饭。"按照当时的礼制，一般老百姓一日只能用两餐，而诸侯王公一般为一日三餐，中午饭更为隆重。历史资料里有时有"日中饱食"的记述，就是指三餐制的中餐。而天子的饮食，按礼制为每日四餐。根据皇帝一日四餐的时间，将一日划分为 16 个时段，这16 个时段分别为：夜半、鸡鸣、辰时、平旦、日出、蚤时、食时、东中、日中、西中、晡时、下晡、日入、黄昏、夜食、人定。

日晡究竟是何时？

将现在的一日 24 小时划分为十六段，每个时段约为 90 分钟，所以"晡时"时段是14:15—15:45，"下晡"时段是 15:45—17:15。

《伤寒论》中的"日晡所发潮热",指的是 16 个时段中的"晡时"和"下晡"。"日晡所"的"所",在这里是虚词,即表示大约是"日晡"以后的一个时间段内,即 14:15—17:15。以"日晡"表示时间的文献记载,如《史记·吕太后本纪》云:"日晡时,遂击产,产走。《风俗通·怪神·世间多有精物妖怪百端》云:"日晡时到亭,勃前导人。""日晡"是一个时段而不是一个时辰,虽然与十二地支计时的申时有所重叠,但并不是后世医家所说的申时。由于"晡时"时段(14:15—15:45)和下晡时段(15:45—17:15)是一天中温度最高、阳气最旺的时段,人体的阳气也是最高涨的时段,故而能够与邪气相争,尤其是发热性疾病,在这个时段发热就更为明显,被称作"日晡所发潮热"。

临床上"日晡所发潮热"的疾病很多,除了《伤寒论》中提到的阳明腑实证、结胸证、少阳气结证以外,尚有湿温、黄疸、风湿、虚劳等疾病也可见到潮热。分析《伤寒论》提到"日晡所"的有四处,即柴胡加芒硝汤证、大陷胸汤证各一处,大承气汤证两处,均为阳热实证,我们可以得出以下结论:潮热是阳明病的发热特征,但有潮热的并非都是阳明病,其他一类热证如结胸证、湿温、黄疸等也可见到潮热,甚至并非实热证的少阳气结证、风湿、虚劳等疾病也可见到潮热。阳明腑实证易见潮热,但阳明病见潮热也不一定就是腑实证,只要邪居阳明,不管其是否形成腑实证,均有可能出现潮热,这是阳明经的特点决定的,所以阳明气郁证即使大便溏,也仍有发潮热。

综上,笔者认为,十二时辰中的申时指 15:00—17:00,而"日晡所"是 14:15—17:15,虽然二者时间相差不大,但不可将"日晡所"解释为申时,更非一些医家所说的酉时。临床上也许区分并不明显,但概念一定要区分开来。

(2)取冷:贪凉的意思。盖汗出则腠理开泄,当风则腠理闭塞;长期受风则肌肉收缩,皆使汗不易外泄而留湿为病。

语译:病人浑身都疼,发热到了下午更加厉害,这叫作风湿病。这是由于出汗受了风,或者素日过分贪凉所引起的,这种病可以用麻黄杏仁薏苡甘草汤治疗。

麻黄杏仁薏苡甘草汤方:

麻黄去节,半两,汤泡　甘草一两,炙　薏苡仁半两　杏仁十个,去皮尖,炒

上到麻豆大,每服四钱匕[1]**,水盏半,煮八分,去滓,温服,有微汗,避风。**

注:

(1)钱匕:通常一钱匕的剂量是指用五铢钱抄满药物(以不落为度)为准。

《外台》卷三十一记载:"钱匕者,以大钱上全抄之,若云半钱匕,则是一钱抄取一边尔,并用五铢钱也。"一钱匕折合现在的药量(十六两为一斤)约为五分六厘,或相当于 2g。

根据以上五铢钱的单面面积,"以不落为度"实测一钱匕散剂体积约为 0.8～1.5ml。实测一钱匕所盛草木类散剂体积约为 1ml 时,药物的重量约为 0.4g。故认为钱匕、半钱匕应该多用于量取毒性较大的药物,如甘遂等,其量很小。一钱匕植物药的重量不会大于 0.5g,半钱匕的重量仅 0.2～0.3g,而五钱匕的重量为 0.1～0.2g。

方解:麻黄杏仁薏苡甘草汤治疗素有内热、复感外邪所致的风湿热痹,方中麻黄、杏仁宣肺气以祛风,薏苡仁、甘草健脾胃以化湿,表里双解,风湿并治。

病案举例:赵某,男,56 岁。2017 年初秋,汗出淋雨半时许,以致身体重着,日久湿郁汗出不彻,每遇阴雨天发作,两月不解,昼日浙浙恶风,午后关节重着,日晡时加重。他医治以独活寄生汤，服之多日无效，来我院求治。全身酸痛，关节重着，日晡所剧，舌苔白腻，脉濡缓，诊断风湿化热痹证，脉证合考，与麻黄杏仁薏苡甘草汤加味：麻黄 9g，炒杏仁 10g，薏苡仁 30g，甘草 6g，秦艽 10g，白豆蔻 10g，甘松 10g。给予 5 剂，首剂见效，继服之，因病程一年，继服 20 剂，嘱其药后汗出，周身微微汗出，汗出持续和缓，汗出时间不宜过长。一年后追访，病已经康复，未有复发。

第二十二条 风湿，脉浮身重，汗出恶风者，防己黄芪汤主之。

语译： 患风湿病、脉现浮象、身体沉重、出汗怕风的，用防己黄芪汤主治。

防己黄芪汤方：

防己一两 甘草半两，炒 白术七钱半 黄芪一两一分，去芦

上剉麻豆大，每抄五钱匕 [1]，生姜四片，大枣一枚，水盏半，煎八分，去滓，温服，良久再服。喘者加麻黄半两，胃中不和者加芍药三分 [2]，气上冲者加桂枝三分，下有陈寒者加细辛三分。服后当如虫行皮中，从腰下如冰，后坐被上，又以一被绕腰以下 [3]，温令微汗，差。

注：

（1）方子药量的轻重不一致，显然为后人窜改。《备急千金要方·风痹》所载此方为：汉防己四两，甘草二两，黄芪五两，生姜三两，白术三两，大枣十二枚，当是原方。

钱匕：见第二十一条。汉唐时用量取药物时，钱匕有时也略称为钱。这一点需要加以注意。汉唐时期使用钱匕的目的是精确控制有毒药物的用量，而宋代使用钱匕是为了称量药物的方便；汉唐钱匕的量小，宋代钱匕的量相对较大。这个可以从《金匮要略》防己黄芪汤的相关记载中得到佐证。《金匮要略》防己黄芪汤有可能是张仲景的方剂，但是它可能被宋人修订过，其中的"白术七钱半"和方后注的"每抄五钱匕"就是明证。从"每抄五钱匕"还可以看出，宋代医家在取散药时，一定有一种容积为一钱（重约 3.75g）的药勺，不然文中不会曰"抄"。故此，每次用药五钱匕。

（2）胃中不和者加芍药三分：腹中满痛在血多用白芍，腹中满胀在气多用厚朴，大柴胡、抵当、乌头桂枝等汤是这种情况，心下满痛则不用白芍，胸痹之桂枝枳实汤、乌头赤石脂丸、九痛丸等方皆如此。使用白芍需掌握宜忌之旨。

（3）腰下如冰，后坐被上，又以一被绕腰以下：指仅温覆局部助阳，取微汗以逐皮间之湿。

方解： 防己祛风利水，黄芪益气固表，白术、甘草健脾和中，诸药配合则正气充足、风邪自去。

按语： 本条论述风湿兼气虚的证治。《绛雪园古方选注》认为，汉防己太阳经入里之药，泄腠理，疗风水，通治风湿皮水二证。张仲景认为，汗出恶风者，似以白术治水气在表，皮肤中聂聂动者，佐桂枝，一以培土，一以和阳，同治表邪，微分标本，治太阳腰髀痛，审证参用两方。

第二十三条 伤寒八九日，风湿相搏，身体疼烦，不能自转侧，不呕不渴，脉浮虚而涩者，桂枝附子汤主之；若大便坚，小便自利者，去桂加白术汤主之。

语译： 伤寒病到了第八九天，因为风湿袭击，而致身体疼痛而发烦，并明显地影响身体的转侧与翻身，患者不吐也不口渴，脉象浮虚而涩，应该用桂枝附子汤主治。如果在上面所讲的脉症外，还有大便秘结、小便不利的，可以用前方去桂枝加白术汤主治。

桂枝附子汤方（温经散湿之法）：

桂枝四两，去皮　生姜三两，切　附子三枚，炮，去皮，破八片　甘草二两，炙　大枣十二枚，擘

右五味，以水六升，煮取二升，去滓，分温三服。

方解：风湿在表，可用桂枝加白术汤主治。方中桂枝去风邪，附子化寒湿，佐以甘草、生姜、大枣，外和荣卫，内健脾胃，而驱逐风湿。

白术附子汤方：

白术二两　附子一枚半，炮，去皮　甘草一两，炙　生姜一两半，切　大枣六枚，擘

右五味，以水三升，煮取一升，去滓，分温三服。一服觉身痹，半日许再服，三服都尽，其人如冒状，勿怪，即是术附并走皮中，逐水气，未得除故耳。

方解：注家有谓此证湿也入里，有谓此方驱表湿于里，实则此证病机与方功效后注之甚明：白术、附子并走皮中逐水气，说明本证邪仍在表，本方为走表之剂，《神农本草经》谓白术主风寒、湿痹、死肌，为风寒、湿痹稽留肌表之要药；而附子汤温经助阳取微汗，以逐皮间之湿并走皮中逐水气，适用于大便由溏变硬、小便由不利变自利之轻症。

两方证均由风寒湿邪兼阳虚引起，其中桂枝附子汤为风邪偏重，故用桂枝祛风；白术附子汤证是湿邪偏盛，故去桂枝改为白术。此外，白术附子汤中附子、生姜、大枣、甘草的用量均较桂枝附子汤减半，前方风邪较盛易于速去，后方证湿邪偏重，病情缠绵，需小剂量长期应用方可收功。

按语：对于张仲景方中药物的炮制、煎服法，李时珍论述亦有精义。《本草纲目》曰："附子生用则发散，熟用则峻补。生用者，须如阴制之法，去皮脐入药；熟用者，以水浸过，炮令发坼，去皮脐，乘热切片再炒，令内外俱黄，去火毒入药。又法：每一个，用甘草二钱，盐水、姜汁、童尿各半盏，同煮熟，出火毒一夜，用之则毒去也。""又凡用乌附药，并宜冷服者，热因寒用也。盖阴寒在下，虚阳上浮。治之以寒，则阴气益甚而病增；治之以热，则拒格而不纳。热药冷饮，下嗌之后，冷体既消，热性便发，而病气随愈。不违其情而致大益，此反治之妙也。"

第二十四条 风湿相搏，骨节疼烦掣痛，不得屈伸，近之则痛剧，汗出短气，小便不利，恶风不欲去衣，或身微肿者，甘草附子汤主之。

语译：受到风湿侵袭的骨节疼痛不可忍，并有抽掣性疼痛发作，肢体不能随意屈伸，如果按摩痛处则疼痛加剧。患者汗出短气，小便不利，恶风不能去衣，或身有微肿者，甘草附子汤主之。

甘草附子汤方：

甘草二两，炙　白术二两　附子二枚，炮，去皮　桂枝四两，去皮

右四味，以水六升，煮取三升，去滓。温服一升，日三服，初服得微汗则解，能食，汗出复烦者，服五合。恐一升多者，服六七合为妙。

方解：甘草补正气、附子壮肾阳，使里气充足，则风湿易于外泄，佐以桂枝祛风、白术化湿，扶正托邪，表里兼治。

按语：本条论述湿盛阳微之证，治以助阳散湿。治湿以利小便为法则，兼风的当汗出而

解，风湿兼表实的用麻黄加术汤发汗以祛风湿；风湿兼表虚，用防己黄芪汤益气以祛风湿；风湿内外兼见，素有内热，复感外邪，风湿热痹以麻黄杏仁薏苡甘草汤表里兼治；风湿相搏偏阳虚在表，可用桂枝附子汤；或偏阳虚在里的，可用桂枝加术汤；如果属阳气与正俱虚兼风湿的，可与甘草附子汤，表里同治。总之，表实的发汗而不忘利湿，表虚的微汗不忘益气，阳虚的补阳，正虚的扶正，根据这样的原则随证治疗，就能获得良好的疗效。

第二十五条 太阳中暍[(1)]，发热恶寒，身重而疼痛，其脉弦细芤迟[(2)]。小便已，洒洒然毛耸[(3)]，手足逆冷，小有劳，身即热，口开，前板齿燥[(4)]。若发其汗，则恶寒甚；加温针，则发热甚；数下之，则淋甚。

注：

（1）中暍（yē 椰）：即夏季伤暑病，亦即中暑。暍，暑气。

（2）弦细芤迟：弦细为阴虚，芤迟为阳虚。

（3）洒洒然毛耸：洒洒然形容寒栗貌，毛耸形容毫毛竖起。

（4）口开，前板齿燥：根据《伤寒论》应改作"口前开，板齿燥"。板齿，指门齿。暑邪为六淫之一，侵犯人体先伤肌表，固有寒热身重而疼痛等表证，因暑为阳邪，易耗伤人体津液，故"口开，前板齿燥"；脉弦细为阴虚，芤迟为阳虚，阴损及阳，阳气内虚，故有"小便已，洒洒然毛耸"；阳气不能温养四末，故"手足逆冷"；阳气者烦劳则张，故小有劳，身即热，脉迟。

语译： 由中暑而引起的太阳病，有发热、怕冷，身体重着而且疼痛的症状，脉象弦细兼芤迟，如果小便以后身上感觉寒冷，毫毛竖起，四肢发凉，稍微活动，发热更严重，病人张着嘴，门牙干燥。在这种情况下，若用发汗法则怕冷会加重；如加温针，则发热加重；如果用下法，就可能发生小便淋漓。

按语： 本条论述既感暑邪又挟湿邪的症状。暍病每因阴虚而致热邪，如弦细芤迟、脉气衰弱。本条既感暑邪，又挟湿邪，暑湿相合，暑居湿之中，阳包于阴。气虚症状非常明显（小有劳，身即热），故治疗可选用东垣清暑益气汤一方，方中以生脉散加黄芪、白术、升麻、葛根、苍术、泽泻、炒神曲、橘皮、当归、炙甘草、青皮、黄柏（酒洗）。方中看似杂乱，实有章法，治平素气虚，感受暑湿，脾湿不化身热头痛，口渴，自汗，四肢倦怠诸症，可补仲景之不足。

第二十六条 太阳中热[(1)]者，暍是也。汗出恶寒[(2)]，身热而渴，白虎加人参汤主之。

校勘：

《伤寒论》无"白虎加人参汤主之"，并以此条揭中暍之首，《玉函》《脉经》无"加人参"三字。

注：

（1）中热：中暑。

（2）恶寒：此处不是指太阳表未解，也不是少阳里阳虚，而是指阳明里热太盛、毛窍开的缘故。

语译： 由中热引起的太阳病，就是中暑的病症。其症状表现为汗出则怕冷、发热则口渴的，用白虎加人参汤主治。

白虎加人参汤方：

知母六两　石膏一斤，碎　甘草二两　粳米六合　人参三两

右五味，以水一斗，煮米熟，汤成，去滓，温服一升，日三服。

方解：治疗中暑无湿、气阴两伤，用白虎汤清解暑热，加人参益气生津。

第二十七条　太阳中暍，身热疼重，而脉微弱，此以夏月伤冷水，水行皮中所致也，一物瓜蒂汤主之。

语译：由于中暑后产生的太阳症，病人身体发热而疼痛重着，脉搏微弱，这是因为夏季贪凉，接触冷水太多，以致水湿郁于肌肤而发病，用一物瓜蒂汤主治。

按语：本条论述中暑有湿的证治。暑为夏月主令，夏季天暑下逼，地湿上蒸，人在气交之中，故暑热必湿，身热疼重，而脉微弱，暑邪伤人，阴虚而多火，暑邪寓于火之中，临证汗多而烦渴；阳虚挟湿的，暑邪伏于湿之内，为身热而疼痛，所以暑病必兼湿，治湿可以治暑。《伤寒论》《脉经》等无"一物瓜蒂汤主之"。

一物瓜蒂汤方：

瓜蒂二十个

上剉，以水一升，煮取五合，去滓，顿服。

方解：瓜蒂长于涌吐，借吐法得汗以去除肌表之水湿，寓有自然发汗的用意。

李时珍将张仲景《伤寒论》《金匮要略》中所有瓜蒂散条文汇集在一起讨论，并加以发挥。《本草纲目》曰："张机曰：病如桂枝证，头不痛，项不强，寸脉微浮，胸中痞硬，气上冲咽喉，不得息者，此为胸中有寒也，当吐之；太阳中暍，身热疼重而脉微弱，此夏月伤冷水，水行皮中也，宜吐之；少阳病，头痛发寒热，脉紧不大，是膈上有痰也，宜吐之；病胸上诸实，郁郁而痛，不能食，欲人按之，而反有浊唾，下利日十余行，寸口脉微弦者，当吐之；懊侬烦躁不得眠，未经汗下者，谓之实烦，当吐之；宿食在上焦者，当吐之，并宜瓜蒂散主之。惟诸亡血虚家，不可与瓜蒂散也。"李时珍认为"瓜蒂乃阳明经除湿热之药，故能引去胸脘痰涎，头目湿气，皮肤水气，黄疸湿热诸证。凡胃弱人及病后、产后用吐药，皆宜加慎，何独瓜蒂为然"。

按语：一物瓜蒂汤证明确指出为夏月伤冷水，其病为夹有湿邪可知，后世宣化水湿、芳香化湿、淡渗利水等方，其周密稳妥有效，远较仲景为胜，丰富了治疗经验，拓宽了治疗思路。

结　语

本篇论述痉、湿、暍三病，病因都是由外感六淫所致，病情变化都从太阳开始，先见表证，这是与伤寒相同之处，但仍各有特点，而且三者之间各有区别。

痉病外感侵袭，内因津液不足，伤及筋脉所致。如病邪在太阳，属于表虚而筋急者为柔痉，治疗用栝楼桂枝汤；属于表实无汗而筋急者为刚痉，治用葛根汤；若病邪在太阳未解内传阳明、化热成实者，可用大承气汤解其痉。在治疗中必须辨证施治，始终以顾护津液为要，此为治痉重要治则。

至于内伤痉病的证治，本篇虽有论及，但误治成痉三条条文明确提出了阴血亏虚、津液耗伤是反生痉病的主要因素，从而为后世养血润燥、生津增液的治则奠定了基础。

　　湿病亦有外湿和内湿之别，本篇论述重点在前者，外湿为病，多挟风寒，侵犯肌肉关节，以发热、身重、骨节疼烦为主症，治以汗解散结之法。但湿性黏腻重着，难以骤泄，故发汗只宜微汗而切忌大汗，这是治疗外湿的一个原则，务必特别注意。其表实无汗，若偏于寒湿则用麻黄加术汤；偏于风湿者，则用麻黄杏仁薏苡甘草汤；表虚有汗，宜用防己黄芪汤；进而出现表陷见证者，则以桂枝附子汤、白术附子汤温经助阳祛湿，前者偏于祛风，后者重在祛湿；如表里阳气俱虚，又当用甘草附子汤以振表里之阳，兼祛风湿于表。

　　总之，湿为阴邪，易伤阳气，无论外湿内湿，都应顾护阳气。本篇对内湿提出利小便原则，目的是通阳气以利气化。过汗误下都能导致亡阳虚脱，发生不良反应。

　　辨证暍病，则从暑热偏盛和暑湿偏盛着眼，暑热盛者易耗气伤津，暑湿盛者易阻遏阳气，故治疗暑热、暑湿时当顾护正气，禁用汗、下、温针诸法。

　　至于一物瓜蒂散的疗效，临床验证亦可见殊功。

百合狐惑阴阳毒病脉证治第三

论一首　症三条　方十二首

便　读

百合病多见于伤寒病前后，狐惑、阴阳毒则由伤寒转归，三者都与伤寒有关，却都不按六经施治，和伤寒不同，故列入杂病合为一篇。

一、百合病

（一）病名

有谓"主治药物为百合而得名"。

（二）病因

伤寒病后，余邪未清所致。历代医家对百合病的认识可归纳为病后体虚、情志所伤、误治所成、房劳所致、遗毒所变、伤寒热病后继发，并认为外感热病是导致百合病发生的主要原因。

1. 病后体虚

《诸病源候论》曰："百合病者，谓无经络，百病一宗，悉致病也。"孙思邈认为伤寒虚劳大病之后，人体正气虚弱，营卫气血失调，余邪留恋，百病不和，变成此病。

2. 情志所伤

仲景在描述百合病时，未论及情志与此病的关系，吴谦等人认为百合病可有"平素多思不断，情志不遂或偶触惊疑，卒临景遇，因而形神俱病"。从临床看，因情志因素导致百合病的病例确实存在。

3. 误治所成

有些医家认为该病是治疗不当所致，如明代吴绥云百合病，"大抵伤寒汗、吐、下之后，元气虚劳，多变此证"。

4. 房劳所致

日本人饭田鼎认为是房劳之病，"盖有百合病者，本是血液亡脱所作，大率此篇所论，属失血者居多，可以征也，失血之暗脱者，房劳过度之所致，其实与诸失血同义"。此论说明房劳过度精血暗耗为导致该病的病因之一。

5. 伤寒热病后继发

汉代以后许多医书，如《小品方》《千金》《外台秘要》《太平惠民和剂局方》《类证活人书》《圣济总录》《普济方》《证治准绳》等都将百合病归于伤寒门类，称之为伤寒百合，或百合伤寒，认为其病与伤寒密切相关，有的文献更指出百合病系伤寒病之继发病。《太平惠民和剂局方》云："其病亦有始中伤寒，便成斯疾，或患经多日，方始变为此证。"

（三）症状

欲食不食，欲卧不卧，欲行不行，饮食或咸味，或不欲闻食臭如寒无寒，似热无热，口苦小便赤，得药则吐，身形如和，其脉微数。

（四）治疗原则

见于阴者，以阳法治之；见于阳者，以阴法治之。

（五）正治法

以养阴清热为主，未经汗、吐、下者用百合地黄汤。

二、狐惑病

（一）病名

症状恍惚不定，使人惑乱狐疑，故称为狐惑病。

（二）病因

以湿热停滞、气血瘀浊而成。

（三）症状

如伤寒，默默欲眠，目不得闭，卧起不安，蚀于喉为惑，蚀于阴为狐，不欲饮食，恶闻食臭，其面目乍赤、乍黑、乍白。

（四）治法

湿热向上侵蚀于喉则声喝，用甘草泻心汤；湿热侵于前阴，除局部疾患外，又见咽干，用苦参汤煎汤外洗；蚀于肛门，宜用雄黄外熏。

三、阴阳毒

（一）病名解释

此处阴阳非指表里寒热，而是凡病情较显著的称为阳毒，病情较为隐晦的叫阴毒。

（二）症状

阳毒"面赤斑斑如锦纹，咽喉痛，唾脓血"，阴毒"面目青，身痛如被杖，咽喉痛"。

（三）治法

应及时治疗，阳毒用升麻鳖甲汤，阴毒则用此方减蜀椒、雄黄，以防温燥伤阴。

原文：

第一条　论曰：百合病者，百脉一宗[1]，悉致其病[2]也。意欲食复不能食，常默默，欲卧不能卧，欲行不能行，饮食或有美时，或有不用闻食臭时，如寒无寒，如热无热，口苦，小便赤，诸药不能治，得药则剧吐利，如有神灵者，身形如和，其脉微数。每溺时头痛者，六十日乃愈；若溺时头不痛，淅然[3]者，四十日愈；若溺快然，但头眩者，二十日愈。其证或未病而预见，或病四五日而出，或病二十日，或一月微见者，各随证治之。

校勘："不用闻食臭"的"用"字，徐本作"欲"字。

注：

（1）一宗：陶葆荪《金匮要略易解》释为"使整体的一个主宰常失去调节和制约作用"，切合百合病的病机。

（2）悉致其病：指百合病不分哪一经，由于影响整体似乎是无所不病的。

（3）淅（xī息）然：形容怕风，如冷风吹在身上怕冷的感觉。

语译：谈起百合病，我们要把它和百脉联系起来看，因为人体千百条脉络同出于一个根源，而百合病的发病和脉有关，百脉因为使整体失去调节和制约作用，百合病不分哪一经，由于影响整体似乎是无所不病，全身都感觉到不舒服。百合病的主要症状是想吃东西又吃不下，经常精神不振，寂然不语，想睡觉又睡不稳，想走路又走不动，饮食方面有时食欲很好，有时又不想吃，而且怕闻到饮食的气味，身上似乎怕冷，但又不怕冷，似乎有热，又不发烧，嘴里很苦，小便颜色发红，很多药都治不好这种病；有时服了药还会呕吐或腹泻得很厉害，这些症状好像有神灵作祟似的，捉摸不定；在外表看来并没有显著的病象，脉搏稍快。根据临床观察体会，如果病人在小便时同时有头痛感觉的，预计六十天左右病可以好；如果在小便时头不痛但怕风的，大概四十天可以好；假设小便很顺畅即无任何不适，只稍微有些头晕的，到二十天左右就好了。以上是百合病的症状，或者是患伤寒病之前预先出现，或者是得伤寒病后四五天出现，或者到病后二十天或一个月才稍微出现一些症状的，可以根据不同病情辨证治疗。

按语：从"论曰……悉致其病也"，讲的是病因病位；"意欲食复不能食……其脉微数"，讲的是症状及诊断；"每溺时头痛者……各随证治之"，讲的是预后。

体会：仲景从患者小便时所出现的现象来诊查病情和推断病人的预后，一条见于痉湿暍病脉证治篇中，太阳中暍的症状为"太阳中暍，发热恶寒，身重而疼痛，其脉弦细芤迟。小便已，洒洒然毛耸"；另一条见于本文叙述百合病预后，是谓百合病患者小便时有头痛或不头痛，或溺时快然，但头晕，二者的预后不同，都是从小便的情况来推断病情。仲景两次提出这个问题，说明临床有一定的实用意义。人在小便时，气从下泄，常人无异常感觉，但对一些已阳虚以及气阴双亏的病人来讲，如因暑热汗多而伤阳气，小便后阳气下泄，是可以出现淅淅然冷意感，这种情况同样出现在久病及老年患者身上，临床常遇到如痰饮、胸痹、水肿、眩晕（高血压）等病患者诉说这种情况，但往往未引起我们的注意。仲景以此条推断患者正气的盛衰，证明他在诊断和辨证方面的细微精确。至于小便时头痛、头眩、淅然是仲景以此作为辨证上细微精确的证据，这是他临证观察所得，告诫后人，牢记之。

百合病是形神俱病，可抓住口苦、小便赤、脉微数等症状，有时面色如醉，但身无热；有时蒙头盖被，而不恶寒，或默默无言对外界反应迟钝；或兴奋多言，有欣快感；或沉卧终日，不语不食；或时卧时起，欲行不行；或其行若恐，持物如御敌；或疑衣物有毒而脱弃，一般午后稍差，傍晚则剧，入夜则静，仲景形象的叙述可谓惟妙惟肖。

百合病是一种心肺阴虚有热的典型病证，多见于伤寒病前后，尤以伤寒病后居多，杂病中也间或有之，它的传变只有阴阳表里区别，不能用六经症状来划分，治疗以百合病为要。除了精神不定和神志恍惚的症状外，还有口苦、小便赤、脉微数，这都是阴虚有热的表现。有些注家根据"肺朝百脉"的理论，认为百合病为肺病，肺病影响到气，气病影响于脉，肺主一身之气当然影响百脉而"悉致其病"，《医宗金鉴》则指出百合病为"形神俱病"。至于"六十日乃愈""四十日乃愈"等推断预后的说法是个大概的估计，不可拘泥。

第二条 百合病发汗后者，百合知母汤主之。

语译：百合病误用汗法治疗后，用百合知母汤主治。

百合知母汤方：

百合七枚，擘 知母三两，切

上先以水洗百合，渍⁽¹⁾一宿，当白沫出，去其水，更以泉水二升，煎取一升，去滓；别以泉水二升煎知母，取一升，去滓；后合和，煎取一升五合，分温再服。

注：

（1）渍：浸泡在水里。

方解：方中清润的百合补肺益气安神益志，知母生津润燥，泉水调中除热，三者相合，补虚、清热、养阴、润燥。

第三条 百合病下之后者，滑石代赭汤主之。

语译：百合病误用下法后，用滑石代赭汤主治。

滑石代赭汤方：

百合七枚，擘　滑石三两，碎，绵裹　代赭石如弹丸大⁽¹⁾一枚，碎⁽²⁾，绵裹⁽³⁾

上先以水洗百合，渍一宿，当白沫出，去其水，更以泉水二升，煎取一升，去滓；别以泉水二升煎滑石、代赭，取一升，去滓；后合和重煎，取一升五合，分温服。

注：

（1）如弹丸大：约鸡蛋黄大小。

（2）碎：打碎。

（3）绵裹：用细绵包裹着煎。

方解：本方有养阴止泄泻的作用，以百合、泉水为主，佐滑石利小便。

第四条 百合病吐之后者，百合鸡子汤主之。

语译：百合病误用吐法后，用百合鸡子汤主治。

百合鸡子汤方：

百合七枚，擘　鸡子黄，一枚

上先以水洗百合，渍一宿，当白沫出，去其水，更以泉水二升，煎取一升，去滓，内鸡子黄，搅匀，煎五分⁽¹⁾，温服。

注：

（1）煎五分：煎剩十分之五。

方解：方中鸡子黄佐百合，泉水养阴降逆止呕，以泉水煮药取润肺清心、凉血清热之效。

按语：第二至第四条论述百合病经汗法、下法、吐法误治之后的辨证治疗。依据仲景治病规律"各随证治之"是不论误治的方法如何，应依据误治后所具有的证候而定治法。以上三条就是误治的后果仍然存在，所以症状从略。百合知母汤治疗误汗后伤津化燥，滑石代赭汤治疗误下后仍有腹泻，百合鸡子汤治疗吐后中虚。

第五条 百合病，不经吐、下、发汗，病形如初⁽¹⁾者，百合地黄汤主之。

注：

（1）病形如初：症状和本篇第一条所述百合病的症状差不多。

语译：百合病未经吐法、下法、汗法误治，病情和发病初期一样的患者，用百合地黄汤润养心肺，凉血清热。

百合地黄汤方：

百合七枚，擘　生地黄汁，一升

上以水洗百合，渍一宿，当白沫出，去其水，更以泉水二升，煎取一升，去滓，内地黄汁，煎取一升五合，分温再服。中病勿更服⁽¹⁾。大便当如漆⁽²⁾。

注：

（1）中病勿更服：如药力已够，亦即已经有效，则剩下来药可以不必再服，因生地黄汁有泻利作用。

（2）大便当如漆：形容服药后大便的颜色，《外台秘要》说大便当出黑沫，这是因为内服生地黄汁的缘故。

方解：病本心肺阴虚内热，由于肺合皮毛，其气相通，生地黄汁合百合、泉水，养血、滋阴、清热。本方皆以泉水煎药，取其下热气的功效。

第六条 百合病，一月不解，变成渴者[(1)]**，百合洗方主之。**

注：

（1）变成渴者：邪热蕴肺、津液耗伤所致。

语译：百合病经过一月之久而不愈，增加口渴的变证，用百合洗方主治。

百合洗方：

上以百合一升，以水一斗，渍之一宿，以洗身[(1)]**，洗已；食煮饼**[(2)]**，勿以盐豉**[(3)]**也。**

注：

（1）以洗身：即温以洗身，省"温"字，此处指将浸泡过一夜的百合水煮后趁温给患者洗浴。

（2）煮饼：熟面饼。

（3）勿以盐豉：不加盐的豆豉。

方解：百合清凉解热，用以渍水外洗，可以通肺气，使留聚在肺的邪热得以清泄。病本心肺阴虚内热，由于肺合皮毛，其气相通，用药汁洗其外亦可通其内，也能达到清热养阴润燥的效果。

第七条 百合病，渴不差者，栝楼牡蛎散主之。

栝楼牡蛎散方：

栝楼根　牡蛎，熬，等分

上为细末，饮服方寸匕，日三服。

方解：栝楼根清热生津止渴，牡蛎清虚热除烦，如洗方无效，再佐以本方内服。

第八条 百合病变发热[(1)]一作发寒热**者，百合滑石散主之。**

注：

（1）变发热：指阴虚发热，但肌表也有热象。

语译：百合病本来没有真正发热而现在变成发热的，说明里热较盛，用百合滑石散主治。

百合滑石散方：

百合一两，炙　滑石三两

上为散，饮服方寸匕，日三服。当微利者，止服，热则除。

方解：滑石甘寒，开窍利尿，使热从小便排出，佐百合以退热。

第九条 百合病见于阴[(1)]**者，以阳法**[(2)]**救**[(3)]**之；见于阳**[(1)]**者，以阴法**[(2)]**救之。见阳攻阴**[(4)]**，复发其汗，此为逆；见阴攻阳**[(4)]**，乃复下之，此亦为逆。**

注：

（1）见于阴、见于阳：这里的阴阳指表里而言，如第六条"百合病，一月不解，变成渴者"的"渴"就是热入于里的症状。"百合病变发热者"的"发热"即病见于表的症状。一说"见于阴"是指见症以阴虚为主，"见于阳"是指见症以阳亢为主。

（2）阳法、阴法：指从表治及里治而言，徐彬曰此即《内经》用阴和阳、用阳和阴的道理，如前文"变成渴者"用百合洗方治疗，就是从表治而清泄留聚在肺的邪热的方法，"变发热者"用百合滑石散治疗，使邪热从小便排出，就是从里治的方法。一说"阳法"是指用一些养阳的温药，"阴法"是指用一些养阴的凉药。

（3）救：作"治"字解，《春秋·劝学》是救病而依之以堇也，堇即乌头，高诱注：堇毒药也，能毒杀人，何治之有？

（4）攻阴、攻阳：攻阴指攻下法，攻阳指发汗法。

语译：患百合病，若有热入里的症状，应当用外洗的方法以表治疗；若有身热见于表的症状，应当用滋阴的方法从里治疗。假如是见于表的症状而用攻下法治疗，又再发汗，就会变成逆症；同样，如果是见于里的证候而采用发汗治疗，再攻下，一样也会成逆症。

按语：将本条与本篇有关条文对照来看，就比较容易理解了，因为它们是互相呼应的。

百合病多见于伤寒病前后，为虚证，不可直攻其病，也不可以误攻其无病。百合洗方是见阴者，以"阳法救之"的例子；百合滑石散是"见于阳者，以阴法救之"的例子。"百合病，渴不差者，栝楼牡蛎散主之"是洗方不效，再加内服药，内外兼治。百合地黄汤具有清养的作用，所以说是百合病的正治方。

体会：百合味甘、平，主邪气腹胀，心痛，利大小便，补中益气。《神农本草经》认为邪气者乃心肺阴虚有热形神俱病。百合又清膀胱与大肠热，则大便自利，百合味甘补中元，心肺阴虚之热清则元气生，自然身轻有力，所谓补中益气。概言之，百合味甘、平，性微寒，可以清泄心肺、肾、胃之郁热，通调水道，清心安神，滋养肺胃。

临床常见神经衰弱者、精神紧张焦虑者、性情抑郁者、男女更年期综合征患者、精神分裂症长期不愈者，又患感冒风热、暑热、湿热等温热病，初起咳嗽咽痛，发热口苦，治疗失当，病情迁延，有类似仲景所谓百合病者。其证虚火上逆，自汗不止，疲惫不安，坐卧不宁，心神恍惚，口苦咽干，欲食不能食，睡则噩梦纷纭，小便涩黄，大便燥结，或头晕，或阵阵恶风恶寒，用药多难适当，检验无结果。仲景百合地黄汤法，予清润之剂，可取稳妥效果。曾治女性更年期思虑太过，又感暑热月余未塞，虚火实热并行，咽干口燥，心烦意乱，诸事怀疑，哭泣吵闹，情绪已然烦极。用百合50g，沙参、麦冬、芦根、小麦各30g，甘草15g，服数剂暑热渐愈，更年期症状也明显减轻。又治精神分裂症狂躁年余，精神体力消耗过大，逐渐安静，哭笑异常，面色暗红消瘦，时有低热，口渴饮冷，整夜失眠。知其五志内火，消灼阴液，脏腑枯燥，邪正相干，乱于胸中所致，以仲景百合地黄汤加枣仁、龙齿、北沙参、莲米甘润滋养，渐取良效。

余治常人感冒暑热、风热证，用清热消炎、解毒除湿少效者，情绪烦躁，坐卧不宁，体力精神皆疲乏，无论舌红或淡，少苔或苔腻，均加较大剂量百合于当用方中，可有良效。知百合并非尽用于阴虚燥火，其利大小便，可以去湿浊，故热病夹湿者也多可用之，并不碍邪。急性肾炎水肿，咽痛舌红，小便赤涩，用百合50g、新鲜白茅根150g，水煎当茶饮，有迅速利尿消肿之功；燥热大便秘结者用百合所提取之淀粉调服亦有良效。

仲景论治百合病有百合地黄汤、百合知母汤、滑石代赭汤、百合鸡子汤、百合洗方、百合滑石散方，所治皆心肺阴气不足，百脉俱受累，虚火郁热为病。习得仲景诸方，则百合之用途略尽。然咳嗽痰中带血，以百合、款冬花蜜丸；支气管扩张咯鲜血，以百合、白及、蛤粉、百部蜜丸，或予新百合捣汁和水饮之；心前胸肺有热，咳嗽咽痛，咯血恶寒，百合固金汤为良方，皆可效法，其大约也从《本经》所论，仲景所用方法中来。

百合用于热病后、余热未尽及虚劳心神不宁症，是不可缺少的要药。余尝以自拟的百合益阴汤加减治疗顽固性失眠、多梦症，每每奏效。1999 年 8 月治疗 45 岁女性患者。患者病缘于热病余热未尽，虚劳心神不宁，不思饮食，顽固性失眠，舌质红，苔薄黄少津，小便赤涩，脉细数。投以百合益阴汤：百合 50g，大生地黄 20g，生甘草 10g，黑玄参 30g，淡竹叶 10g，知母 15g，石膏 40g。3 剂，水煎服。服药次日，睡眠好转，意欲饮食，诸症悉减。再服 3 剂，寐安，神清气爽，纳谷馨香病愈。李某，女，34 岁，2017 年 6 月初来诊时，舌质红，苔薄黄，脉细数，自拟百合安神汤投之。处方：生百合 50g，黑玄参 25g，大生地黄 25g，生甘草 10g，淡竹叶 10g，生石膏 20g，京知母 10g，广香附 5g，灯心草 6g。3 剂，水煎服。服药次日睡眠见好，诸症减轻。上方连服几剂，诸症消失，食欲大增而痊愈。

第十条 狐惑[1] 之为病，状如伤寒，默默欲眠，目不得闭，卧起不安，蚀于喉为惑，蚀于阴为狐，不欲饮食，恶闻食臭，其面目乍赤、乍黑、乍白。蚀于上部则声喝[2]一作嗄，甘草泻心汤主之。

注：

（1）狐惑：病名或谓本病有狐疑惑乱不定的症状，故名。一说"惑"即"蜮"传写之误，蜮又有两种解释，有人认为是一种含沙射人（或射人影）的动物，有人根据《吕氏春秋·任地》"又无螟蜮"认为"蜮"是食禾叶的善虫，将本病的"蚀于喉""蚀于阴"与之相联系，以解释此症。而《医宗金鉴》认为"狐"为下疳、惑为牙疳一类的病。

（2）喝（yè 夜）：声音嘶哑。

语译： 狐惑病症状类似伤寒，沉默想睡又不能睡，不能闭目入寐，无论躺下或起床，都神志不安，有似伤寒少阴热症。惑、狐的区别是：咽喉部蚀烂的称为惑，前后阴部蚀烂的称为狐。病人不想进食，怕闻到饮食的气味，似阳明实证。面目一阵红、一阵黑、一阵白。蚀烂于上面喉部的则声音嘶哑，用甘草泻心汤治疗。

甘草泻心汤方：

甘草四两　黄芩三两　人参三两　干姜三两　黄连一两　大枣十二枚　半夏半升

右七味，水一斗，煮取六升，去滓再煎，温服一升，日三服。

方解： 黄连、黄芩清热燥湿解毒，干姜、半夏蠲饮温中散寒化湿，甘草解毒，大枣、人参扶正气。这是一首以清热化湿、温中解毒为主的方剂。

第十一条 蚀于下部[1] 则咽干，苦参汤洗之。《巢源》在"咽干"后有"此皆由湿毒气所为也"。

注：

（1）下部：包括前阴、后阴，这里单指前阴。

语译： 前阴蚀烂又见咽干的症状，可以用苦参汤外洗。

苦参汤方徐镕据庞安时《伤寒总病论》补入[1]：

苦参一升

水一斗，煎取七升，去滓，熏洗，日三服。

注：

（1）徐镕：明朝应天府人，与吴勉同学时，曾对《金匮要略方论》进行过校勘，并无医著传世。

方解： 苦参燥湿杀虫，疗治疮疡。

第十二条　蚀于肛者，雄黄熏之。

语译： 肛门部蚀烂的，用雄黄熏治局部。

雄黄熏方：

雄黄

右一味为末，筒瓦二枚合之⁽¹⁾**，烧，向肛熏之**《脉经》云：病人或从呼吸上蚀其咽，或从下焦蚀其肛阴，蚀上为惑，蚀下为狐，狐惑病者，猪苓散主之。

注：

（1）筒瓦二枚合之：如竹筒半圆形两块，合拢成圆形。

方解： 雄黄燥湿杀虫解毒，治恶疮。

第十三条　病者脉数，无热，微烦，默默但欲卧，汗出，初得之三四日，目赤如鸠眼⁽¹⁾**；七八日，目四眦**—本此有黄字黑⁽²⁾**。若能食者，脓已成也**⁽³⁾**，赤豆当归散主之。**

注：

（1）目赤如鸠眼：表明血中之热，随肝经热上注于目，蓄血不去即成痈脓的征象。

（2）四眦（zì自）黑：眦即眼角；四眦即两眼内外眼角；黑说明瘀血内积，脓已成熟。

（3）若能食者，脓已成也：脓成则热毒独聚于疡部，肝胃调和，所以能食。

语译： 病人脉数，但并不发热，微微有些发烦，但神情沉默，只想躺在床上，身上还经常有汗，在刚得病的三四日，两眼红赤像鸠的眼睛，到了七八天眼角有些发黑。这时候如果病人的食欲还好，说明这些症状的产生主要是因为局部溃脓、热毒侵袭，宜用赤小豆当归散主治。

按语： 本条论述之病，有的注家认为是狐惑病所致，有的认为是阴阳毒所致，总之是湿热蕴毒所致。不发生在身面，则发于肠脏，是病机自然形成的病势，仲景意谓与狐惑、阴阳毒同源而异流，故特罗列在此论述。

赤豆当归散方：

赤小豆三升，浸，令芽出，曝干⁽¹⁾**　当归**⁽²⁾

右二味，杵为散⁽³⁾**，浆水**⁽⁴⁾**服方寸匕，日三服。**

注：

（1）浸，令芽出，曝干：将豆子浸入水中待出芽后再捞出晒干。

（2）当归：据《千金》当归作三两；《金匮要略今释》当归作十两。

（3）杵为散：捣成粉末。

（4）浆水：将粟米煮熟，放在冷水里浸五六日，上生白花，颜色像米浆，称为浆水。

方解： 赤小豆清热排痈肿，散恶血；当归祛瘀生新治恶疮；浆水清凉解热，调和脏腑。

按语： 狐惑为湿热蕴毒，治法宜清湿热解蕴毒，外治法较为简洁，所以用苦参洗剂及雄黄熏洗来治；但蚀于喉部的外治比较困难，所以用清热解毒的内服方甘草泻心汤来治疗。赤小豆当归散证，也是狐惑病一类的病证，即湿热蕴毒所致病证，但蕴毒不蚀于上下而成脓疡，所以当从疡证治疗。

有关仲景用浆水、清浆水、醋浆水等条文，姚文轩、贾延利在《再议"几几"之音义》一文中进行了详细统计，此不再赘述，仅就仲景《伤寒论》中用百姓浆线的水煎煮枳实栀子豉汤做如下说明。

其一，依《伤寒论》原文分析，仲景既言"大病瘥后"，定指伤寒病久病、重病初愈，机体尚处在康复阶段，此时五脏六腑、四肢百骸均处在相对虚弱状态，又因劳作而复发，选用枳实栀子豉汤，一则清宣郁热，透邪外出，再则宽中健脾和胃培补后天生化之源，进而达到邪出正复之目的。仲景在《金匮要略·禽兽鱼虫禁忌》中明确指出"脾病禁酸"，而本条要求在大病劳发、脾胃虚弱之时用清浆水煎药，因此，若把清浆水误认为酸浆水实属违背仲景原意。

其二，仲景时代人们习惯把酸类饮品称为苦酒或醋浆水，《伤寒论》《金匮要略》中不少条文曾选用本品或作为煎料或直接入药，此处直言清浆水而不言苦酒、醋浆水等，仲景又何以故设玄机呢？因此，清浆水实属浆水、醋浆水、苦酒之外的其他物品。

其三，仲景用水十分考究，各种水的选用均具有很强的针对性，若将苦酒、醋浆水、浆水、清浆水混同一种，不符合仲景遣方用药准则。

其四，仲景选用百姓浆线的水煎煮枳实栀子豉汤，不仅属易取之物，尤其符合病证所需。笔者多年来，每用枳实栀子豉汤时，就用该浆线水煎药，事半功倍，收效极佳。

其五，姚文轩、贾延利推测清浆水是河南人做浆面条用的浆水，进而推测该浆水是做绿豆凉粉的副产品。绿豆，又称青小豆，是一种豆科蝶形花亚科豇豆属植物，原产于印度、缅甸等地，隋唐之后才引入我国。绿豆之名最早载于《开宝本草》一书，仲景所处时代中原尚无此物种。在交通不便、信息相对闭塞的东汉末年，异国他乡的绿豆不太可能被百姓广泛使用，更谈不上人们对其药用价值的认知，因此，我国第一部药学专著《神农本草经》便无此品种。再有，早生于仲景71年的南阳人张衡在《南都赋》中对当时南阳田园的多种植物进行了详细记载，同样并无绿豆。鉴于历史客观存在，若将清浆水误认为做绿豆凉粉的副产品，着实令人无法认同。

另外，关于《再议"几几"之音义》一文，提到的"几几"前加"不"或没有加"不"的问题，不过是人们语言习惯而已，无论加与不加均不影响语句中痛、痒、强等意思的表达。

关于方中的溶媒"清浆水"，性凉善走，具有调中宣气、通关开胃、解烦渴、化滞物的作用。然而清浆水究系何物？有多种说法，如酢浆水说、米泔水说、米浆水说、菜浆水说、食用浆澄清液说、浆线水等。

要了解清浆水，需先了解南阳大众食品浆面条：用发酵的酸浆水下面条，再放些豆芽、芹菜、韭菜或其他青菜，就是浆面条了。浆面条吃到嘴里，首先的感觉是酸，这和醋的酸味截然不同，是一种淡淡的、绵绵的酸味。浆面条当属发酵食品，像酸奶一样有营养，容易被消化吸收，里面的芹菜或其他蔬菜，含多种维生素，营养丰富，搭配合理。

做浆面条的主料，是将用水泡过的绿豆加入适量的水粉碎后，经放置发酵而成酸浆水。未经发酵的、上部比较澄清的、不带绿豆淀粉的就是清浆水。在炎热的夏天，南阳农村至今还有磨绿豆浆水喝的习惯，用来清火解热，其实就是取绿豆能祛火除烦、生津止渴的作用。中国式绿豆的原产地，古代叫菉豆，西汉司马相如的赋里就提过菉豆。

本证是伤寒病后劳复，虚热（非阴虚有热）再生，故以清浆水煎药，增加药物的清热除烦作用，至于为什么长时间煎煮，大概是担心过于寒凉，遏阳内热外散。

清浆水见于《伤寒论》枳实栀子豉汤方下，系枳实栀子豉汤方所取的煎料。原文说："大病瘥后劳复者，枳实栀子豉汤主之。枳实三枚（炙），栀子十四个（擘），豉一升（绵裹）。上三味以清浆水七升，空煮取四升，内枳实、栀子，煮取二升，下豉，更煮五六沸，去滓。温分再服。覆令微似汗。若有宿食者，内大黄如棋子大五六枚，服之愈。"

清浆水究竟何物？千百年来，学者们的见解可谓见仁见智。归纳起来，概有如下几说：一是酸浆水说。如唐代孙思邈在《千金翼》卷十中作"酢浆"，他认为清浆水即酸浆水。清代吴仪洛在《伤寒分经》中说："清浆水，一名酸浆水，炊粟米熟，投冷水中，浸五六日，味酢生花，色类浆，故名。若浸至败者，害人。其性凉善走，能调中气，通关开胃，解烦渴，化滞物。"与吴仪洛同一时代的徐灵胎在《伤寒论类方》中说："浆水即淘米泔水，久贮味酸为佳。"历史上持上述观点的还有许多医家，如元代朱丹溪、明代王肯堂等。近代不少学者多持这一观点，如著名伤寒学家聂惠民教授在《聂氏伤寒学》中指出："清浆水，即淘米泔水，久贮味酸为佳。"二是酢说。如明代李时珍在《本草纲目》中指出，"浆，嘉谟曰，酢（嘉谟，宋代人）"。三是泥浆水说。如清代程知在《伤寒经注》中说："清浆水乃泥浆水之清者，盖欲借土气以入胃耳。"除以上三说之外，还有医家认为清浆水系南方少数民族经常食用的酸菜汤。

经考证，仲景所指的清浆水实指老百姓用以浆线的水，该"浆"字为名词，应读去声。取小麦面粉若干，制成小麦面团后，放置在清水中，两只手不停地抓挪，将面筋挪出，这时的水就叫清浆水。小麦秋季播种，冬日孕育，春天生长，夏天收割，秉四时之气，得土气最厚，为五谷之首。味甘，性平，微寒，通心、脾二经，具有健脾益气、养心除烦、清热止咳之功。仲景在大病瘥后，劳复之时，取清浆水作为枳实栀子豉汤之煎料，既有健脾益气、清热除烦之利，又无滞脾腻胃之弊，正所谓恰到好处，用心良苦也。

体会：狐惑病以口腔、咽喉、眼部、前后阴症状为主，兼见神志、饮食等方面的全身表现。临床见到的病人，状如伤寒，不一定有恶寒发热的体征，而是一种自我感觉，也有不发烧的，此须与百合病结合起来分析研究，如素体阳盛之躯，外感湿热邪毒，两阳相搏，火热上攻，可见"目赤如鸠眼"。"如鸠眼"不是一般所说气轮充血，而是指虹膜附近的"抱轮红"，如失于治疗，热毒亢盛，则容易腐而成脓。

"蚀于喉"不仅指咽喉，当包括口、唇、舌体等处的溃疡。

关于狐惑病病机，《金匮要略》未明确论述，应参考后世医家的见解综合分析，如《诸病源候论》《千金方》认为：由温湿毒气所为，可见该病由湿热邪毒所致，多侵犯肝、脾、胃等脏腑，肝、胃二经循行路线湿热邪毒蕴结日久，则蒸腐气血，化为瘀浊，循肝、脾、胃经，上则蚀于咽喉、口唇、舌、目，下则蚀于前后二阴；眼胞属脾，面主阳明，故见目四眦黑，其面目乍赤、乍黑、乍白，病在肝脾胃。若见精神情志及饮食等方面的表现，若经久不愈，湿热化燥，多损伤肝肾之阴，肝主筋、开窍于目，肾藏精、主骨生髓，肝肾阴亏，其临床表现常见咽干、口燥、两目干涩、视力减退，神志恍惚，虚烦不安，腰酸骨痛，病变后期，阴损及阳，脾肾阳虚，而见脘腹冷痛胀满，神疲食少，形寒肢冷，小便清长、频数等症。

狐惑病应辨证施治：狐惑病以湿热为主，化燥伤阴不明显者，溃疡部位渗出物多，甚则有膜状物复于溃疡之上，兼见口苦而黏、不欲饮水、便溏、溺赤，舌苔腻，脉濡数。治疗宜清热解毒燥湿为主，内外治法兼施，内服药以调理脏腑功能，祛除病邪，用甘草泻心汤加减，常加用苦参、黄柏、败酱草、土茯苓、地肤子、炒槐角、密蒙花、决明子等，与甘草泻心汤苦辛合用，寒热并投，共奏辛开苦降、清热解毒燥湿之功。

前阴溃疡者加地肤子，肛门溃疡者加炒槐角，眼部损害明显加密蒙花、决明子等。苦参味极苦而性寒，具有清热燥湿杀虫作用，《名医别录》称其"安五脏，利九窍，疗恶疮"，其功效与黄连、黄芩、龙胆草相近，外用药作用局部，其力专一，直达病所。再以冰蛤散撒于患处，以清热燥湿、止痛敛疮；亦可选用雄黄配土茯苓、枯矾、石榴皮煎水熏洗患处，可治阴毒内注的阴痒（包括滴虫性阴道炎、霉菌性阴道炎）。上药加马齿苋可治带状疱疹。

口腔溃疡可外用冰硼散或锡类散。若病变经久不愈，湿热化燥，损伤肝肾之阴，可酌选一贯煎、杞菊地黄汤。若病至后期，阴损及阳，脾肾阳衰者，亦应首先顾及阳气，法随机转，可选用参桂理中汤、肾气丸等方。

第十四条 阳毒之为病，面赤斑斑如锦纹，咽喉痛，唾脓血，五日可治，七日不可治，升麻鳖甲汤主之。

语译： 阳毒这种病，面部有赤色斑点，如织锦上面鲜红的花纹，咽喉部疼痛，吐脓血。这种病在五天之内比较容易治疗，过了七天，邪毒深入于里就不容易治了，可用升麻鳖甲汤主治。

第十五条 阴毒之为病，面目青，身痛如被杖，咽喉痛。五日可治，七日不可治，升麻鳖甲汤去雄黄、蜀椒主之。

语译： 阴毒这种病，颜面及眼睛发青，身体像被棍棒打了似的那样疼痛，咽喉感觉疼痛。这种阴毒的病症和阳毒一样，应该抓紧在发病五天内治疗为好，过了七天邪毒深入于里，就很难治疗了，宜用升麻鳖甲汤去雄黄、蜀椒主治。

升麻鳖甲汤方：

升麻二两　当归一两　蜀椒炒去汗，一两　甘草二两　雄黄半两，研　鳖甲手指大一片，炙

右六味，以水四升，煮取一升，顿服之，老小再服，取汗。《肘后》《千金方》：阳毒用升麻汤，无鳖甲，有桂；阴毒用甘草汤，无雄黄。

方解： 升麻解毒，治时气毒戾咽痛；当归活血，甘草解毒，鳖甲配当归逐瘀行血。阳毒症面赤，吐脓血，是热壅于上，所以用蜀椒导火归元，下达命门；阳毒是邪毒重于阴毒，所以再配雄黄以解其毒。阴毒没有热壅于上的现象，邪毒也略轻于阳毒，所以减去辛温之雄黄和蜀椒。总之，阴阳毒的治法，以解毒行血养血为主，不同于发汗、清热、攻下等类治法的病证。

按语： 阳毒属阳热，偏表，在上，在气分；阴毒属阴寒，偏里，在下，在血分。阳毒解毒活血剂中加辛散之品，阴毒不用辛散，直入血分解其邪毒。该病种极少见，甚至个别病例属之，如斑疹伤寒或更严重的毒血症属之。

结　语

本篇论述百合、狐惑、阴阳毒三种疾病的证治。

百合病是一种心肺阴虚兼有内热的疾患，多见于热病之后，亦可由情志内伤，误治所成，房劳所致，遗毒所变，并认为外感热病是导致百合病的主要原因。临床症状以神志恍惚不定，语言行动饮食感觉失调及口苦、小便赤、脉微数等为特征，亦为辨证前提依据。治疗原则是养阴清热，以百合地黄汤清养为主，如经误汗误下或误吐产生变证，可以分别选用百合知母汤、滑石代赭汤、百合鸡子汤。如不经误治，日久变渴，配合百合洗方或栝楼牡蛎散；如变

发热，用百合滑石散。总之，应从具体病情出发，随证施治。同时思想劝导，精神调摄，亦很重要。

狐惑病是一种感染虫毒所引起的疾患，临床症状是以咽喉及前阴、后阴溃疡及目赤为特征。该病是一个独立的疾病，应与喉科、眼科及外科的相似病证鉴别。治疗原则以清利湿热、解毒杀虫为主。内治法用甘草泻心汤、赤小豆当归散，并配合外洗法、雄黄熏法，内外同治，效果更好。

阴毒、阳毒所指的阴阳，既不是寒热，也不是指表里，是一种感受疫毒所致的疾患，临床症状面部红赤为阳毒，面青的为阴毒，两病同出一源，为毒疠之气，蕴于血脉，用升麻鳖甲汤根据症状出入酌情使用。

百合、狐惑、阴阴毒常见问题及解答如下：

1. 试述百合病病因、病机及主症。

答：百合病是一种由于热病过后，余热伤阴或情志不遂、五志化火引起的疾病。

百合病的病机是心肺阴虚内热所致形神俱病，《金匮要略》云："百合病者，百脉一宗，悉致其病。"因心主百脉，心主神志，肺朝百脉，若心肺一病，则百脉受累，症状百出，药以百合为主，故曰"百合"。

其症状可分为主观症状和客观症状。在主观症状中，一组为精神恍惚不定的症状，包括常默然，如寒无寒，如热无热；一组为饮食失调的症状，包括意欲食复不能食或有美时，或有不闻食臭时，欲卧不能卧，欲行不能行。在客观症状中，有口苦、小便赤、脉微数等阴虚内热的症状。

2. 百合病如何辨证治疗？

答：百合病证属阴虚内热，治宜养阴清热，若患者见到百合病本证上述症状，可用百合地黄汤治疗。若误汗伤津则口渴心烦者，宜用百合知母汤养阴清热，除烦止渴；若误下伤胃，气冲上逆而见呃逆、尿少者，宜用滑石代赭汤养阴清热，降逆和胃；若误吐伤阴，胃气失和，而见烦躁不食者，又宜百合鸡子汤养阴清热，安中和胃。

若百合病日久失治，往往变证丛生，则须随证施治。若邪热聚肺见口渴不甚时，当以百合煎洗肌肤，取"洗甚外而通甚内，肺主皮毛之意"，使肺中津液得以宣发敷布则口渴自止；若邪热灼胃阴而口渴不止者，当栝楼牡蛎散清养胃阴；若热较甚，内热外达而见身热者，又当以百合滑石散清热养阴，使热降阴复，发热遂止。

3. 狐惑病的病机、症状是什么？怎样治疗？

答：狐惑病是由于湿热内蕴而引起的疾病，其症状可分为二组：一组为咽、眼及前阴、后阴溃疡，由湿热蕴蚀所致；一组状如伤寒，默默欲眠，目不得闭，卧起不安，有似伤寒少阴热证，不欲饮食，恶闻食臭，似阳明实证，甚面目乍赤、乍黑、乍白等湿热内扰的症状。

治疗狐惑病总宜清热化湿，一般来讲，湿热上蚀咽喉者，当以甘草泻心汤，清热燥湿，解毒扶正；湿热蚀于前阴者，当以苦参汤外洗，以清热燥湿；湿热蚀于后阴者，又宜用雄黄外熏，以解毒燥湿；若湿热酿脓者，治用赤小豆当归散解毒渗湿，活血排脓。

4. 简述阴阳毒的病因、病机和主症治疗。

答：阴阳毒是由于感受疫毒所致的疾病，其中阳毒病机为血分热毒，上犯头面，热伤血络，伤于表则症见"面赤斑斑如锦纹，咽喉痛，唾脓血"；阴毒为血分热毒，阻塞血脉，瘀血凝滞偏于里、偏于下，见"面目青，身痛如被杖，咽喉痛"等症状。由此观之，邪气蕴结不解为毒，阳毒并非极热，阴毒并非极寒，邪气在阳者为阳毒，邪气在阴者为阴毒。这里所说的阴阳，既不是寒热，也不是指气血，亦不是指表里，仅仅是因为面色赤斑斑如锦纹，咽喉痛，吐脓血，在表的症状显著为阳毒；面色青，身痛如被杖，咽喉痛，不吐脓血等现象，邪气隐藏在里，谓之阴毒。因为同为邪毒疫毒，病因血分热毒，偏表为阳毒，偏里者为阴毒。阳毒者用升麻鳖甲汤，偏在表，加辛温升散之品，有利于发散蕴蓄不解之邪；阴毒不须辛散，直入血分解其郁毒，故升麻鳖甲汤去辛散之蜀椒、雄黄，防辛散之药伤及血分。

疟病脉证并治第四

证二条 方六首

便 读

本篇专论疟病的脉象、症状和治疗方法。

本篇论述的疟疾，从范围上看，包括现代医学所指的疟疾。

一、疟病的脉象

疟病位于半表半里，属少阳病位，感受病邪，故脉象出现弦脉，但是疾病的性质不同，症状各异，脉象有弦数（多热）、弦迟（多寒）、弦紧、弦小紧和弦浮大等不同脉象。

二、疟病的症状和治法

疟母：疟母是疟病经久不愈，病邪依附人体痰血，结为癥瘕，积为胁下而成，宜急治，用鳖甲煎丸，宜空腹服七丸，一日三次。

瘅疟：发热，呼吸乏力，烦躁冤闷，手足热欲呕，可治以清热养阴的药方。

温疟：脉平，身无寒但热，骨节烦痛，时呕，治以白虎加桂汤，用白虎汤甘寒清热以养阴，又配桂枝调和营卫。

牡疟：多寒（或无热或少热），这是阳气被痰饮遏阻，不得外出肌表，治以蜀漆散。

原文：

第一条 师曰：疟⁽¹⁾脉自弦，弦数者多热，弦迟者多寒，弦小紧者下之差，弦迟者可温之，弦紧者可发汗、针灸也，浮大者可吐之，弦数者风发也，以饮食消息止之⁽²⁾。

注：

（1）疟：病名，症状为寒热往来，按时发作。

（2）饮食消息止之：《外台秘要》无"止"字，似比较恰当，这里指给病人适当的饮食调理。

语译：老师说：患疟病的人，脉自然会出现弦脉，脉象数的多热，脉象弦迟的多寒。从治疗大法来说，如果脉象弦兼小紧，为内有实邪，用下法可使病情好转；脉象兼迟的，为内有寒，可用温法治疗；脉弦而紧的，为表有寒，可用汗法或针灸治疗。另一种属于风邪外发，邪气比较轻微，也可以弦数脉，可以用饮食的方法调理。

按语：仲景指出"疟脉自弦"，在诊断上是有帮助的，发热时脉浮或浮紧是太阳病，脉弦而不是浮缓或浮紧的应考虑是疟脉。

第二条 病疟以月一日发，当以十五日⁽¹⁾愈；设不差，当月尽解⁽²⁾；如其不差，当云何？师曰：此结为癥瘕⁽³⁾，名曰疟母⁽⁴⁾，急治之，宜鳖甲煎丸。

注：

（1）十五日：古历以五天为一候，三候为一节，十五日就是一个节气，一般天气十五日为更。

（2）当月尽解：人与天气自然相应，天气更移，人体之气亦随之更移，更移时正气旺而胜邪气，则病易愈，病经过一个节气如果没有好，到第二个节气末了，天气与人气都变旺的时候，病即可以解除，故云"当月尽解"。

（3）癥瘕（zhēngjiǎ 征钾）：即痞块，腹中积块形坚不变的为癥、聚散不定的为瘕。

（4）疟母：病名，即因久疟而致肝脾肿大，在左胁下面。

语译：患疟病的，如果在一个月的初一那天发病，通常到十五那天病愈；如果到了那个时候不见好，病到了月末就应当解除；如果仍然不好，又怎么解释？老师说：这是腹中已经结成痞块，病名称为疟母，应该赶紧治疗，可选用鳖甲煎丸。

按语：本条论述疟母的形成和治法，治宜鳖甲煎丸。

鳖甲煎丸方：

鳖甲十二分，炙　乌扇⁽¹⁾三分，烧　黄芩三分　柴胡六分　鼠妇⁽²⁾三分，熬　干姜三分　大黄三分　芍药五分　桂枝三分　葶苈一分⁽³⁾，熬　石韦三分，去毛　厚朴三分　牡丹五分，去心　瞿麦二分　紫葳三分　半夏一分　人参一分　䗪虫五分，熬　阿胶三分，炙　蜂窠四分，炙　赤硝十二分　蜣螂六分，熬　桃仁二分

右二十三味，为末，取锻灶下灰⁽⁴⁾一斗，清酒⁽⁵⁾一斛⁽⁶⁾五斗，浸灰，候酒尽一半，着鳖甲于中，煮令泛烂如胶漆⁽⁷⁾，绞取汁，内诸药，煎为丸，如梧子大，空心服七丸，日三服。

注：

（1）乌扇：射干。

（2）鼠妇：地虱。

（3）一分：古时一两为四分，一分为六珠。

（4）锻灶下灰：煅铁灶中的灰。

（5）清酒：糯米酒上层清澈的部分。我国至今流传做糯米酒的习惯，这种酒做成后放入器皿中，上面部分清澈微微透明，也比较清稀，就是所谓的清酒；下面的部分较稠浊，颜色白而不透明，即所谓的白酒，又称浊酒，即无灰酒，味甘辛，色如琥珀。

（6）斛：剂量名，古时十斗为一斛。

（7）胶漆：胶和漆都是黏腻的东西，这里用来形容煎药至黏稠，药物从液态稠黏近似于固态状。

方解：鳖甲煎丸主治寒热痰湿之邪气血相结于胁下而成癥块，重用鳖甲攻坚散结以消疟母，加桃仁、䗪虫、牡丹皮、大黄、蜣螂、赤硝、鼠妇、紫葳、蜂窠等以破血，消瘀软坚，厚朴以理气破滞，半夏、葶苈、乌扇、石韦、瞿麦以化痰行水，佐以人参、阿胶、芍药调和气血，干姜、黄芩止其寒热，桂枝、柴胡和解表里，利用灶灰消导，清酒行速，用丸代煎，徐除癥瘕。

第三条　师曰：阴气孤绝，阳气⁽¹⁾独发，则热而少气烦冤⁽²⁾，手足热而欲呕，名曰瘅疟⁽³⁾。若但热不寒者，邪气内藏于心，外舍分肉⁽⁴⁾之间，令人消铄⁽⁵⁾脱肉。

注：

（1）阴气：此处指津液。阳气：此处指邪热。

（2）少气：邪热伤气的表现。烦冤：形容心中烦躁，郁闷不舒。

（3）瘅（dān 丹）疟：病名，症状以发热不怕冷为主，或认为瘅疟是温疟的一种。

（4）心：胃脘。分肉：皮内近骨的肌肉。

（5）消铄：消损。

语译：老师说：津液极亏和邪热旺盛的病人，发热高感觉气短得很，胸中感到烦躁郁闷，手脚发烧，恶心，这种病叫作瘅疟。假如主要的症状是只有发烧而不怕冷，是因为邪气结于胃脘部位，在外则熏蒸于皮内近骨的肌肉间，所以能使人的肌肉消损。

第四条 温疟者，其脉如平 [1]，身无寒但热，骨节疼烦 [2]，时呕 [3]，白虎加桂枝汤主之。

注：

（1）其脉如平：指脉不弦，且不慢不快。

（2）疼烦：形容疼痛难以忍受，说明表邪未解。

（3）时呕：时时恶心，即连续恶心不止。

语译：患温疟病的人，尽管脉象和平常人差不多，但只发烧而不怕冷、关节剧烈疼痛难以忍受、恶心不止等症状的，用白虎加桂枝汤主治。

按语：《素问·疟论》以先热后寒为温疟，但热不寒为瘅疟，本条以温疟为无寒但热，似与瘅疟没有区别，根据临证经验，温虐为热多寒少，瘅疟才是但热不寒。故有的注家认为"身无寒但热"当为先热后寒。

白虎加桂枝汤方：

知母六两 甘草二两，炙 石膏一斤 粳米二合 桂枝三两，去皮

上剉，每五钱 [1]，水一盏半，煎至八分，去滓，温服，汗出愈。

注：

（1）每五钱：存疑，汉时医方权衡只有两和铢，不用钱。

方解：温疟的临床特点是先热后寒，热多寒少，以其里有热，所以用白虎汤主治，而骨节烦痛，为表有寒，所以另用桂枝开泄肺卫。

第五条 疟多寒 [1] 者，名曰牡程本作"牝"字疟 [2]，蜀漆散主之。

注：

（1）多寒：指阳气被痰饮所闭，不得外出肌表，故形寒而非真正有寒。疟邪阴气偏盛，故多寒。

（2）牡疟：病名，一种解释认为心为牡脏，痰伏于心而致疟，故名牡疟。另一种解释认为牡属兽类阳性，牝属兽类阴性，疟多寒属阴，当是"牝疟"。又据《外台秘要》引《伤寒论》原文，亦为"牝疟"。

蜀漆散方：

蜀漆，洗，去腥 云母，烧二日夜 龙骨等分

右三味，杵为散，未发前 [1] 以浆水服半钱 [2]。温疟加蜀漆半分，临发时 [3] 服一钱匕。

一方"云母"作"云实"。

注：

（1）未发前：指疟疾没有怕冷发烧之前。

（2）半钱：应作"半钱匕"。

（3）临发时：指将要开始发作时。

方解：蜀漆即常山苗，生用截疟邪，吐顽痰；云母升举，逐邪外出于表；龙骨潜降，直达病所，并能引痰外出，以为疟邪之出路；浆水调服，取其能调和脏腑。

按语：第五条论述牡疟的证治。牡疟多内有痰饮，阳气被痰饮所阻，疟邪侵入人体阴分导致，病性偏阴偏寒，故发病，以寒多热少为特征。蜀漆散乃祛痰截疟之剂，方中蜀漆生用截疟疾，祛顽痰为主药；云母按方后小注为云实更为切中病机，因云实擅长祛痰，《神农本草经》载其"主泄痢肠癖"；龙骨在《神农本草经》中是一味"主咳逆，泄痢肠癖"的常用药，与云母配合，增强祛痰截疟的作用。浆水调服，取其能调和脏腑。

体会：蜀漆散方截疟疗效与服药时间有关，方后云"未发前""临发时"提示须在疟疾未发作前1～2小时服药。过早、过迟均难奏效，与桂枝汤服药病常自汗出当先其时发汗则愈的宗旨相同，体现了仲景重视服药时间，有利于提高疗效。

附《外台秘要》三方

牡蛎汤：治牡疟

牡蛎四两，熬 麻黄四两，去节 甘草二两 蜀漆三两

右四味，以水八升，先煮蜀漆、麻黄，去上沫，得六升，内诸药，煮取二升，温服一升。若吐，则勿更服。

方解：上方是仿蜀漆散的原意，更改一些药味，又变散为汤。蜀漆散对内有痰而表热轻的疟疾比较适宜，而此方适用于内有痰而表热重的疟疾，为治牡疟方。

柴胡去半夏加栝楼汤：治疟病发渴者，亦治劳疟。

柴胡八两 人参三两 黄芩三两 甘草三两 栝楼根四两 生姜二两 大枣十二枚

右七味，以水一斗二升，煮取六升，去滓，再煎，取三升，温服一升，日二服。

方解：柴胡祛少阳半表半里之邪，黄芩清少阳半表半里之热，生姜、大枣调和表里，人参、甘草扶正祛邪，因口渴，故去半夏之辛，加栝楼之寒以生津止渴，煮药方法与一般不同，是将药物先煮去滓，然后再煎，意在和解。劳疟为疟疾愈后，因过劳复发，可用本方和法治疗。

柴胡桂姜汤：治疟寒多微有热，或但寒不热。服一剂如神。

柴胡半斤 桂枝三两，去皮 干姜二两 栝楼根四两 黄芩三两 牡蛎三两，熬 甘草二两，炙

右七味，以水一斗二升，煮取六升，去滓，再煎，取三升，温服一升，日三服，初服微烦，复服汗出便愈。

方解：病症为阳虚阴气有余，必偏寒多热少，与柴胡桂姜汤。方中柴胡、黄芩和解少阳，桂枝、干姜温化寒邪，牡蛎散结，栝楼止渴，甘草调和诸药。初服微烦是正邪相争、汗未出的反应；复服汗出便愈，是正能胜邪的效果。尤在泾引赵氏曰：此与牡蛎相类而实非，牡疟邪法心下，此风寒湿痹于肌表，肌表既痹，阳气不得通于外，遂郁伏于营血之中，阳气化热，血滞成瘀，着于其处，遇卫气行阳二十五度及之，则病作。其邪之入营者，既无外出之势，而营之素痹者，亦不出而与阳争，故少热或无热也，阳虚阴气有余，必偏寒多而热少，治柴胡桂枝汤主之。

按语：弦脉是疟病的主脉，往来寒热是疟病的主症，小柴胡汤是治疗疟疾的主方，偏于

寒多热少的用柴胡桂姜汤，偏于热多寒少的用白虎加桂枝汤，但热不寒的瘅疟可用白虎汤，但寒少热的牡疟可用蜀漆散，牡蛎汤治内有痰兼表邪，鳖甲煎丸治腹有疟母。后世治疟虽方诸多，大致还是依据这些原则衍化而来。

结　语

　　本篇为疟病专篇，首条即对疟病提出纲领性论述，指出"疟脉自弦"，并由脉象论述病根，提出疟病有偏于表、里、寒、热、在上、在下等不同，在治疗上故有温、清、吐、汗等的区别，从而为疟病辨证施治确定了基本原则。

　　本篇论述疟病以寒热多少为依据，将疟病分类为但热不寒的瘅疟、热多寒少的温疟、寒多热少的牡疟三种证型。这三种疟病如迁延日久，疟邪深入血络，假血依痰，均可结为疟母。在治疗上应根据不同证型，采用不同的扶正祛邪的方法达到治疟的目的，如白虎加桂枝汤清热生津、解表和营以治温疟，蜀漆散祛疟止疟、扶正助阳以治牡疟，鳖甲煎丸扶正祛邪、消癥化积以治疟母。至于瘅疟，从证候分析，当属于温疟一类，仅病情轻重而已，篇中虽未出方，但后世多以人参白虎汤或白虎汤、竹叶石膏汤加减，清热养津以解疟邪，确有一定疗效。篇中提出蜀漆散、鳖甲煎丸等方药以及服用方法，饮食调理等辅助治疗，迄今仍然为治疗疟病的有效方法。

中风历节病脉证并治第五

论一首，脉症三条，方十一首

便 读

本篇论述中风和历节二病，脉症虽不同，病因均由风湿引起，所以合为一篇，不过风邪挟寒挟湿的病情，则以历节病多见。

（一）中风病因

血虚，脉络空虚，外邪乘血络空虚而侵袭于或左或右的虚处。

（二）中风症状

寸口三部脉出现浮紧，口眼歪斜，肢体不自如。根据病邪缓急及侵袭部位的深浅，分中络、中经、中腑、中脏：中络最浅，仅感觉皮肤麻木；中经则筋骨不胜其重；中腑则神志昏迷而目不识人；中脏则舌强难言，口吐涎沫。

（三）风痹辨别

风证是半身不遂（较重），痹是但臂不遂（较轻）。

（四）治疗

防己地黄汤宜于"病如狂状，妄行，独语不休，无寒热，其脉浮"的症状，病因是血虚生热、邪聚于阳分，故用生地黄汁为君，凉血清热以养血。亦可对症使用风引汤、侯氏黑散。

原文：

第一条 夫风 [1] 之为病，当半身不遂，或但臂不遂者，此为痹 [2]。脉微而数，中风 [3] 使然。

注：

（1）风：此处指杂病范围的中风病症，多由脑血管发生意外引起。

（2）痹：经脉痹阻所致肢体麻木或重着不能移动等症状，从"中风使然"来看，此处指风痹。

（3）中风：此处指感受风邪。

语译： 中风病的症状，往往有半边身体不能活动，如果只是手臂不能活动，经脉痹阻，瘀塞不通，这叫痹症。脉象所以微而数是正虚感受风邪所引起。

按语： 本条论述中风的脉症以及与痹的区别。原文提出中风与痹症的病因虽然类似，但症状不同。本篇所说的中风与太阳伤寒太阳中风不同：伤寒中风的症状是发热、恶风、有汗等，本篇中风（即后世所说的杂病中风）的症状是突然跌倒、半身不遂、口角歪斜等。

体会： 痹症是肌肉与关节疼痛、肿大、重着的疾患，风病是以肢体不遂为主证。本条所指"但臂不遂"，应仍属风病范围。"痹"是指中风病机而言，本条说明中风病之脉证，中风的主要症状是突见左侧或右侧半身不能随意运动，若病变较轻者，可能会出现一臂或两臂不能随意运动，乃由于经脉痹阻，瘀塞不通，以致气血不能畅行，筋脉失去濡养。"此为痹"一句，明确指出本病的病机由于经脉痹阻。"脉微而数"是气血亏虚的现象，说明本病的根本原因在于脏腑功能虚弱。"脉微而数，中风使然"是总结上文。

第二条　寸口脉浮而紧，紧则为寒，浮则为虚；寒虚相搏，邪在皮肤；浮者血虚，络脉空虚；贼邪 [1] 不泻 [2]，或左或右；邪气反缓，正气即急 [3]，正气引邪，㖞僻不遂 [4]。邪在于络，肌肤不仁；邪在于经，即重不胜；邪入于腑，即不识人；邪入于脏，舌即难言，口吐涎。

注：

（1）贼邪：统指风邪。

（2）不泻：邪留于内，不能向外排泄。

（3）邪气反缓，正气即急：指受邪的一侧，经络失掉作用，反而松懈；无邪的一侧因正气不受邪，相对而言显得有些紧急。

（4）㖞（wāi 歪）僻不遂：指口眼歪斜、半身不遂同时并见的现象。

语译：寸口脉象浮而紧，紧是感受到外邪的表现，浮脉重按无力为气血不足的虚象，寒邪乘虚袭入，最初只是在肌表，这是由于血虚。大经小络就可能由于某处空虚，而使风寒等外邪易于侵入而不易外泄。拿面部来说，不论在左侧或在右侧，凡受到邪气侵袭一侧的经络往往表现为弛缓状态；没有受到邪气侵袭那一侧，因该侧经脉肌肉的功能正常，反而似乎显得紧急，这种情况也就是所谓的正气牵引邪气，结果是眼睛和口角歪向不病的一侧，同时出现偏瘫，患侧肢体不能随意运动。如果风邪侵犯于络，皮肤的感觉就会消失；风邪侵犯于经，身体就感到重着不能举起东西，显得不灵活；风邪侵犯于腑，神志就不清楚；如风邪侵犯于脏，说话不便且吐涎沫。

侯氏黑散：治大风 [1] 四肢烦重，心中恶寒不足者《外台》治风癫。

菊花四十分　白术十分　细辛三分　茯苓三分　牡蛎三分　桔梗八分　防风十分　人参三分　矾石三分　黄芩五分　当归三分　干姜三分　芎䓖三分　桂枝三分

右十四味，杵为散，酒服方寸匕，日一服，初服二十日，温酒调服，禁一切鱼肉大蒜，常宜冷食，六十日止，即药积在腹中不下也。热食即下矣，冷食自能助药力。

注：

（1）大风：指风邪直侵脏腑，出现突然昏倒的病症。

方解：本方用菊花、防风驱表里之风，佐人参、茯苓、当归、芎䓖补气血之虚，白术化湿，桔梗涤痰，牡蛎开结，矾石固涩填窍，借桂枝引导诸药达于四肢，以温酒助药力并引导至经络，黄芩泄热，干姜、细辛温化，助桂枝以开寒热之痹。

按语：侯氏黑散表里通治，温酒冷食交替，借温酒迅行通达而速效，靠冷食行迟化渐而长效。

喻嘉言称侯氏黑散为"中风门第一方"。需要明确的是，古代医家对风病是从广义的角度去认识的，即因外感风邪而发病的称为风病，凡属病起急骤，见症多端，与自然界中风性善行而数变特征相似的，均认为属于风病。本篇所述中风主要以体虚外风入中立论，与金元时期单纯以内风立论有所不同。侯氏黑散虽以体虚外风入中立论，但是仲景亦兼顾到内风因素在其中的影响。

1. 脉证显示正虚邪痹

关于本篇第一条的理解，河北中医学院吕志杰从文理语释、临床实践以及西医学三个方面论证了"但臂不遂"是属于中风的表现，即"但臂不遂"与半身不遂均为经脉被瘀阻所致，而非风、寒、湿三气杂至所致的痹证。不同的是，半身不遂为中风病典型重证，而"但臂不遂"为中风病不典型的轻证。

从脉来看，"脉微而数"既是言脉象，又是以脉概理。吴谦说："微者，正气虚也；数者，邪气胜也。"脉微是气血不足、正气亏虚所致，脉数是邪气痹阻之象。张仲景以脉象概括了中风病的病机，即正虚邪痹。

2. 邪在络、在经、入腑、入脏

本篇第二条说，邪在于络是络脉受病，营气不能运行于肌表，以致肌肤不仁。若病变较重者，则可致主要经脉阻滞，气血不能运行，以致肢体重滞少力，不易举动；若病邪深入脏腑，脏腑气血痹阻，患者出现昏仆而不识人，待清醒后有"舌即难言，口吐涎"的表现。

3. 治疗中风邪在于经

侯氏黑散所主之"大风"，历代文献多指病风，即麻风病。笔者认为，此处"大风"亦可理解为中风病。"四肢烦重"是由于经脉阻滞，气血不能运行，以致肢体重滞少力，不易举动。而"心中恶寒不足"可以理解为心下胃脘部怕冷伴空虚感。《伤寒杂病论》中所涉及"心"多指胃脘，如诸泻心汤类，《金匮要略》附方之九痛丸亦多为胃痛，心痛病在《灵枢·厥论》称为真心痛。由上文分析可知，侯氏黑散证的主症当是四肢重滞少力、不易举动，与第二条"邪在于经"的表现相对应，因此笔者认为侯氏黑散可治疗中风"邪在于经"者。

4. 病机分析

土虚木旺，风痰阻经。土者，中焦脾胃也，为气血生化之源。今土虚则气血生化不足，气血生化不足则无以充养肝血，《素问·阴阳应象大论》云"阳在外，阴之使也"，肝阴血不足则肝阳偏亢。脾胃化生营卫，脾胃虚则营卫化生不足，一者卫气不足则无以充肌固表、客气邪风则易中人，二者营血不足则无以濡养脏腑经络。又脾为太阴湿土，脾虚则运化无权，易生湿聚痰，机体处于内有痰湿、肝阳上亢、正虚易感的状态；外内风相合，与痰搏结，流窜阻滞于经络，发为侯氏黑散证。

5. 方药解析

（1）菊花、桔梗平制风木

侯氏黑散主治大风，风木过亢，当制之以金，故本方重用菊花、桔梗。菊花用量最大（四十分），九月开花，得秋金之气，《本经》谓其"主治风，头眩"，在此方中为制肝木之君药。桔梗用八分，其味辛、色白，采于秋季者佳，是秉秋金之气，金可平肝木之亢。黄芩，《本经》谓其"主治诸热"，与菊花相配以清热凉肝。牡蛎，《本经》谓其"主惊恚怒气，除拘挛"，怒气通于肝，而拘挛亦是肝风的一种表现，且牡蛎具有沉降之性，可防风木升发太过。

防风用十分，《本经》谓其主治"大风，头眩痛，恶风，风邪……风行周身"，能通治一身之风，如薯蓣丸用防风疏散风邪以治风气百疾。桂枝祛风开腠理，《伤寒论》曰"桂枝（汤）本为解肌"，可见桂枝辛温发散之性，能调和腠理，可治疗在表之证；又《本经》谓其"辛、温……利关节"，其亦具温经通脉、通利关节之功，如桃核承气汤用桂枝温通经脉以行瘀，且制大黄、芒硝之寒；桂枝附子汤中用桂枝温经助阳、祛风化湿以利关节。当归，《本经》谓其主"妇人漏下、绝子"，妇人以血为用，血和则漏下止，能生子，故当归能养血和血。川芎，《本经》谓其主"中风入脑，头痛，寒痹，筋挛，缓急"。张仲景用其外散风邪，内和气血，既能协助菊花、防风、细辛、桂枝疏散外风，又能配当归养血活血，达到血行风自灭的效果，且肝体阴而用阳，当归川芎相伍，养肝血以涵肝阳。

（2）人参健运中土

人参，《本经》谓其主"补五脏……除邪气"，具有扶正祛邪之功，如治疗"虚劳诸不足，风气百疾"的薯蓣丸，用人参来益气扶正祛邪。白术用十分，益气健脾，《本经》谓其主"死肌"，脾主肌肉，白术通过健脾燥湿来使死肌恢复。干姜，《本经》谓其主"温中"，与人参、白术相合益气温中。此为风木过亢，健运中焦，培土宁风之意。

（3）茯苓化湿消痰

茯苓，《本经》谓其"利小便"，《名医别录》谓其长阴，益气力，实际上是说茯苓具有利湿健脾之功。张仲景用其治疗脾湿证，如当归芍药散用茯苓配合白术、泽泻健脾利湿。细辛，《本经》谓其"味辛、温"，治"百节拘挛，风湿，痹痛"，辛温之性能温化水饮，如小青龙汤中用细辛。矾石，《本经》谓其治寒热、泄利、白沃，盖寒热泄利皆湿热所为（《本草经疏》），因此有清热燥湿的功效，且矾石具有沉降之性，一者可防风木升发太过，二者可下气坠痰。

侯氏黑散以温酒冷食交替送服，以酒性走窜，引诸药至于周身经络。迅行通达而速效，靠冷食行迟化渐而长效。禁一切鱼肉大蒜者，恐其生痰生湿助热。全方寒热并用，攻补兼施，共奏平肝祛风散邪、补虚化痰通经之功。

6.治中风验案

刘某，男，64岁，初诊自述半月前开始无明显诱因出现口角不自觉流口水，伴左侧脸麻木感，左上肢麻木。晨起较重，活动后减轻，后背部发沉疼痛，上窜至颈，下午头昏沉重，持续数分钟，心下闷塞感不适，喜温喜按。胃纳一般，大便每日两到三次，质溏，夜尿一次，解后再难入睡，右侧鼻唇沟变浅，体质略胖，面黄，脉弦滑，右寸有上溢感，左寸沉。舌淡红略暗，苔白，过往高血压史、糖尿病史。

辨证为土虚木亢，风痰阻经。

处方以侯氏黑散加减：杭菊35g，黄芩6g，细辛3g，党参10g，干姜6g，茯苓15g，炒白术15g，桔梗10g，防风10g，天麻10g，生牡蛎15g，当归6g，川芎6g，桂枝6g，枯矾3g（研末，冲服）。14剂。水煎服，每日3次，饭后半小时温服，并停服脑心康胶囊，仅服降压药和降糖药。

复诊：大便干结，左上肢已不疼痛，不流口水，心下闷塞感全部消失，原方炒白术易生白术15g，加大黄6g，继进7剂。再复诊述服上方后大便通畅，每日一次，精神状态恢复良好，故予上方加减制作散剂，巩固疗效，方便服用。

按：本案患者出现的口角不自觉流口水，伴左侧脸麻木感，左上肢麻木，后背发沉疼痛，头昏沉重等症状都表现在上半身。上为阳位，此为风木上扰。心下闷塞感不适，喜温喜按，为中焦脾胃虚寒。结合患者舌淡红，左寸沉，为气血亏虚之象，脉弦滑主风主痰，证属土虚木亢，风痰阻经，治以侯氏黑散，培土制木，化痰通经。

临证心悟：根据以上分析，可知侯氏黑散治疗中风邪在于经者，主要症状为四肢重滞少力，不易举动。然而此症似乎局限了侯氏黑散的运用。

笔者查阅相关资料发现，中风邪在于经者除出现四肢烦重、心中恶寒不足，亦可常见肢体麻木、肢体少力、眩晕、舌强语謇、口歪舌偏、饮食发呛等。其诊断要点是病人以中老年人为主，平素饮食肥甘、嗜好烟酒、喜卧少动、情志失调、生活失节等，既往常有高血压病、糖尿病、高脂血症、脑动脉硬化症等病史。凡是临床见以上情况而属土虚木亢、风痰阻经者，均可应用。

侯氏黑散历来争议颇大，许多医家认为这不是张仲景所创的方剂。但笔者认为此争议无关紧要，关键是临床有效，就应该学习应用。侯氏黑散治疗中风邪在于经者，证属土虚木旺、风痰阻经，具有平肝祛风散邪、补虚化痰通经的功效。

第三条 寸口脉迟而缓，迟则为寒，缓则为虚；营缓 [(1)] 则为亡血，卫缓 [(2)] 则为中风。邪气中经，则身痒而瘾疹 [(3)]；心气不足 [(4)]，邪气入中，则胸满而短气。

注：

（1）营缓：指脉沉缓，说明营气不足。

（2）卫缓：指脉浮缓，表示卫虚中风。

（3）瘾疹：时发时止的皮疹，血为风动，病机与正气不足有关。此处指风疹块等一类疾病，来去无定，亦有如风之突然而至者，故在本篇屡次述及，其严重者往往伴有胸闷，因胸闷而感觉呼吸困难，故曰"邪气入中，则胸满而短气"。

（4）心气不足：此处指正气虚。心气，原文泛指正气，说明风疹伴见胸闷短气的病机往往与正气不足有关。

语译： 寸口脉象迟而缓，脉迟说明有寒，脉缓表示卫虚；营行脉中，营缓是失血于内；卫行于脉外，卫缓是风中肌表。如果是经气不足而风邪侵入，可以周身发痒，或出现风疹；假使心气不足而风邪深入，可致胸中满闷且呼吸窘迫短气。

风引 [(1)] 汤：除热瘫痫 [(2)]

大黄四两　干姜四两　龙骨四两　桂枝三两　甘草二两　牡蛎二两　寒水石六两　滑石六两　赤石脂六两　白石脂六两　紫石英六两　石膏六两

右十二味，杵，粗筛，以韦囊 [(3)] 盛之，取三指撮，井花水 [(4)] 三升，煮三沸，温服一升。治大人风引，少小惊痫瘛疭，日数十发，医所不疗，除热方。巢氏 [(5)] 云"脚气宜风引汤"。

注：

（1）风引：抽风，因邪郁化热生惊，因惊而甚。

（2）瘫痫：指惊痫、抽搐。

（3）韦囊：皮革所制的盛药器。古无瓷瓶装散，药盛韦囊，便于携带。

（4）井花水：为井水平旦最先汲者，取清凉洁净之意，具有重镇潜阳、清热息风之效。

（5）巢氏：指巢元方《诸病源候论》。

方解： 汤名风引，重在息风，汇集六种石药，清热镇降以息风，佐以龙骨、牡蛎介类潜纳。龙骨、牡蛎同用，也是治痰之神品，若认为二药性涩收敛还很不全面，因为治痰作用主要在具有引逆上之升火及泛滥之水（随火上升作痰）归宅的妙用，使大黄导热下行，桂枝、干姜辛通以复脉。以井花水煎药方可收重镇潜阳、清热息风全效。

关于该方的主治证候，诸书见解不一。《金匮要略》云"除热瘫痫"，《医学纲目》则作"除热癫痫"，《外台秘要》引崔氏云："疗大人风引，少小惊痫瘛疭，日数十发，医所不能疗，除热镇心，紫石汤（与本方同）……永嘉二年，大人小儿频行风痫之病，得发例不能言，或发热，半身掣缩，或五六日，或七八日死。张思惟合此散，所疗皆愈。忌海藻……"遗憾的是，后医鲜有用者。殊不知，风引汤用大对寒性、重镇之品为主，以潜偏亢之肝阳，清上炎之肝火，辅以龙牡石脂之潜纳，更用大黄釜底抽薪，使热极上盛之风得以平息，更佐以桂枝、干姜之温，既以制诸石之寒，又可取其辛温以疏通经络，可见立意用药之巧。以药测证，可知该方当主治瘫痫之因于热者，其旨在清热泻火、潜阳息风。笔者用于临床，体会风引汤对肝阳上亢、肝火夹痰热横窜经络所致诸症者有良效。然临床还应根据见症不同而灵活加减，若肝阳上亢、肝风内动者，当去桂枝加生石决明、灵磁石、地龙、钩藤等以潜阳息风；经络不通、肢体活动受限、言语不利者，当加当归、赤芍、川芎、鸡血藤、路路通、菖蒲、葛根等以活血通络，开窍解语；癫痫当加用二陈、胆星、雷争蚕、全蝎等化痰镇痉息风。上述诸症在临床治效之后，还应根据病因，用汤剂或丸剂治本缓图量善其后，方能得收全功。

防己地黄汤：治病如狂状，妄行，独语不休[1]，无寒热，其脉浮。

防己一分　桂枝三分　防风三分　甘草二分

右四味，以酒一杯，浸之一宿，绞取汁，生地黄二斤，㕮咀[2]，蒸之如斗米饭久，以铜器盛其汁[3]，更绞地黄汁，和，分再服。

注：

（1）独语不休：形容自言自语，说个不停。

（2）㕮（fǔ府）咀：把药切碎。

（3）以铜器盛其汁：生地黄忌铁，宜用铜器。

方解：此方重用生地黄二斤之多，且蒸绞取汁，是侧重养血大剂，其余防己等四味药，分量极轻又系渍取清汁，即轻之又轻，将祛风药放在养血药中，养血以息风，与治外风的方法完全不同。

头风摩散方：

大附子一枚，炮　盐等分

右二味为散，沐了[1]，以方寸匕，已摩疾上[2]，令药力行。

注：

（1）沐了：即洗头完毕。

（2）已摩疾上："已"作"只"解，只摩患痛部位。

方解：附子通阳散寒，食盐去皮肤风邪，用于阳虚头痛疗效好。

按语：上文介绍《金匮要略》中风的主要症状为歪斜不遂，故仲景将这两种不同的中风，一列在《伤寒论》中，主要症状为发热恶风；一列在《金匮要略》中，主要症状为"喎僻不遂"。

第四条　寸口脉沉而弱，沉即主骨，弱即主筋，沉即为肾，弱即为肝。汗出入水中，如水伤心，历节黄汗[1]出，故曰历节。

注：

（1）历节黄汗：历节是病单纯发生于一些关节的部位，多由气血虚弱为风寒侵袭，血气凝痹，关节诸筋无以滋养，所谓"所历之节，悉皆疼痛"，故名。黄汗多因风湿相搏所致，其症状为汗出沾衣如黄柏汁，并非身目发黄，故与黄疸不同。历节与黄汗两证鉴别如下：历节主证为关节肿痛发热，或足独肿大，汗在痛处；黄汗主证为肿，客证为痛，肿遍全身，汗遍全身。

语译：寸口脉象沉弱，脉沉主病在骨，在脏为肾；脉弱主病在筋，在脏为肝。当正出汗的时候到水里去，汗为心之液，汗水相搏，就能影响到心，同时汗为水所阻，流入筋骨，则关节部位发生疼痛又出黄汗，所以叫作历节病。

按语： 肾主骨，藏精，脉沉为肾气不足；肝主筋，藏血，脉弱为肝血亏虚，"寸口脉沉而弱"，当知肝、肾亏损之候，故历节病病因：内因为肝肾不足，是主要的；外因"汗出入水中"或"饮酒汗出当风"等风寒湿热只是导致本病的诱发因素。肝肾亏虚为病变之本，而心阳复伤水邪，水寒之气从汗孔入侵心脏，外风内火，郁为湿热，浸渍筋骨，而得历节病，即历节病多从虚而得之。

第五条 趺阳脉[(1)] 浮而滑，滑则谷气实，浮则汗自出。

注：

（1）趺阳脉：为胃脉，在足背上相当于冲阳穴部位，右关脉候胃气。

语译： 趺阳脉的脉象浮而滑，滑为肠胃里有食积发热，浮为外有风邪故汗出。

第六条 少阴脉[(1)] 浮而弱，弱则血不足，浮则为风，风血相搏，即疼痛如掣。

注：

（1）少阴脉：为肾脉，在足踝后跟骨上动脉陷中，寸口脉左手尺部可候肾气。

语译： 少阴脉的脉象浮而弱，弱脉是血虚的脉象的征象，浮脉说明有风邪，血虚外加风邪侵袭，就会发生抽掣样的疼痛。

第七条 盛人脉涩小，短气，自汗出，历节痛，不可屈伸，此皆饮酒汗出当风所致。

语译： 形体肥胖、肌肉丰满的病人，脉象却涩而小，短气，自汗出，关节疼痛不能屈曲伸直，这是由于喝酒后出汗又感受风邪引起的。

第八条 诸肢节疼痛，身体尪羸[(1)]，脚肿如脱[(2)]，头眩短气，温温[(3)]欲吐，桂枝芍药知母汤主之。

注：

（1）尪（wāng 汪）羸：形容身体瘦削。

（2）脚肿如脱：形容脚肿之甚，外观如瓜熟将落之状，故名。

（3）温温：作"蕴蕴"解，一说心中郁郁不舒；一说温温，泛呕恶的形状。

语译： 全身关节都疼痛，身体很瘦弱，脚肿得很厉害，头晕，短气，心中郁郁，胃内不舒服，总想呕吐，用桂枝芍药知母汤主治。

按语： "尪"字与"尩、尫、鬼兀"通，其意为足跛不能行，胫曲不能伸，身体羸弱。考"尪"字，《说文解字》段云裁注云"凡尢之属皆从尢"，说明凡是以尢字做偏旁之字多与"一胫偏曲"有关，显示"尪"字亦不例外；又在"偻"字条下注云："盖是曲胫之名，外申曲脊之名，所以必释为曲胫者。由其字作大，以尢而偏曲其足。"由此可见，"尪"字应释为肢体因关节肿胀变形而弯曲，从而说明仲景用"身体尪羸"描述望诊所见的全身情况，一是肢体弯曲，二是肌肉消瘦。这样文章通顺与临床所察一致。

"脚肿如脱"，考"脚"字，《说文解字》曰"脚，胫也"，"腨也"，"腨，胫腨也"。段云裁注云"胫近膝着曰腨"。由上可知，"脚"可指膝关节部位，这与风湿历节的常见病位正好相合，如将"脱"字解为"脱离"似嫌牵强。考"脱"字之义，《古汉语常用字字典》记载："脱出，说出，冒出。"可见"脱"字的古义还有"冒出"。仲景用"脚肿如脱"来描述膝关节肿胀突出的形态，正与风湿历节的主证吻合，如本条释为"身体瘦弱，肢体弯曲，关节肿大突出"更符合仲景原意。

桂枝芍药知母汤方：

桂枝四两　芍药三两　甘草二两　麻黄二两　生姜五两　白术五两　知母四两　防风四两　附子二枚，炮

右九味，以水七升，煮取二升，温服七合，日三服。

方解：此方富有深意，以桂枝通达四肢，芍药缓急定痛，知母滋阴消肿为主，佐以麻黄、防风以祛风，生姜、附子以散寒，白术健脾渗湿，甘草和中，因脚肿如脱所以重用白术，因温温欲吐所以重用生姜。脉弦滑舌淡红胖，舌苔微黄不腻，舌苔微黄但不苦、口干，但觉口中和、口干无味觉，可用桂枝芍药知母汤治疗。

体会：桂枝芍药知母汤含有桂枝附子汤（桂枝、附子、生姜、大枣、甘草）、白术附子汤（附子、白术、生姜、甘草、大枣）、甘草附子汤（甘草、附子、白术、桂枝）三方的主要成分。这三个方子均以"风湿相搏，身体疼烦"为主证。所不同的是桂枝芍药知母汤加入麻黄、防风、芍药、知母增强了祛风通络滋阴的作用。有的医书谈及知母，只言"和阴阳"、清热而不言其消肿作用。《神农本草经》言知母"主消渴，热中，除邪气，肢体浮肿，下水，补不足，益气"。陈修园《神农本草经读》曰："金匮有桂枝芍药知母汤，治肢节肿痛，身体尪羸，脚肿如脱，可知长沙诸方皆从《本经》来也。"故此，临床应用桂枝芍药知母汤应重视知母在方中重要的治疗作用。临床将桂枝、附子、芍药、知母、白术作为祛风散寒药，配有养阴清热药、健脾益气药（白术、防风、甘草）。其综合药力在皮毛有麻黄、在肌肉有白术、白术、麻黄配伍化皮里肉外之湿，在里有附子温少阴之寒。附子功效的生理基础是：经络非阳气不得运转，气血非阳气不能敷布，手、足、小腹非温热回阳不能提升品质，脾经及五脏非阳气不能运转，这是附子回阳救急、温经散寒配合调节五脏功能并升阳镇痛、治疗尪痹的性味基础所在，其综合配伍的药力、辛温燥热性能比较强。清酒过轻，恐有伤阴耗气之弊，应用桂枝芍药知母汤治疗痹症，在上方基础上加大知母用量，必须对其方证与药性有细心入微的体会和理解，并结合临床实践去使用。

若按汉代"两"折合现代 15.62g 计算，桂枝芍药知母汤总剂量为 492.98g，其中知母为 62.48g，芍药 46.86g，两味药共计 109.34g，药占总剂量 22.2%，从侧面反映桂枝芍药知母汤的药性是比较温热甚至燥烈的。而它对应的证候是风寒湿或寒湿性突出，因举桂枝芍药知母汤以名其方，以桂枝行阳，知母、芍药和阴，阴阳调和，而风寒湿热杂糅之邪自不能留，而正气可复。

第九条　味酸则伤筋，筋伤则缓，名曰泄[1]。咸则伤骨，骨伤则痿，名曰枯[2]。枯泄相搏，名曰断泄[3]。营气不通，卫不独行，营卫俱微，三焦无所御，四属[4]断绝，身体羸瘦，独足肿大。黄汗出，胫冷。假令发热，便为历节也。

注：

（1）泄：肝的作用主收敛，多吃酸则伤肝，肝病则筋缓不收，肝气不敛，易于外泄，所以叫泄。

（2）枯：肾的作用主藏精，多吃咸则伤肾，肾病则不能生精髓、营养骨骼，骨内必然干枯，所以叫枯。

（3）断泄：肝不能收敛，肾不能生骨髓，人体生机日衰，来源逐渐断绝。

（4）四属：此处指皮、肉、脂、髓四种。

语译：酸味的东西吃得太多会伤筋，筋受伤则走路会受到影响，这叫作泄。咸味的东西

吃得太多会伤肾，肾受伤则腿软无力，这叫作枯。枯、泄两种情况都存在，说明营卫虚竭，这种筋骨两伤可以称为断泄。由于营气循行失常，卫气也就不能独行，营卫都病了，则三焦不能统摄水道、运输精气，供养四肢皮、肉、脂、髓的来源断绝，所以患者身体极为消瘦而独见两脚肿大，又出黄汗，两胫发冷。假若出现发热又发黄汗，则属于历节病。

按语： 本条论述过食酸、咸内伤肝、肾导致历节的病症、证候。肝、肾不足是形成历节病的主要病机，但肝、肾两亏未必会形成历节病。本条列举过食酸、咸可损伤肝、肾，说明饮食不节为杂病病因之一。肝、肾不足导致筋骨不健，是历节病的关键，故防治历节病当注意滋补肝、肾，强筋健骨。

第十条 病历节不可屈伸，疼痛，乌头汤主之。

语译： 患历节病的人，关节疼痛部位、不能随意弯曲或伸直，用乌头汤主治。

按语： 本条论述寒湿历节证治。

乌头汤方：治脚气疼痛，不可屈伸。 尤本在"治"上有"亦"字，恐系后人所加。

麻黄三两　芍药三两　黄芪三两　甘草三两，炙　川乌五枚，㕮咀，以蜜二升，煎取一升，即出乌头

右五味，㕮咀四味，以水三升，煮取一升，去滓，内蜜煎中，更煎之，服七合。不知[1]，尽服之。

注：

（1）不知：有药力不够、效果不太明显的意思或没有效果。知，服药后知道效果。

方解： 此方重用川乌，温散内寒，佐以麻黄解表寒，芍药、甘草缓急止痛，黄芪补诸虚不足，托邪达表，驱逐寒湿，寒湿排出，则病自愈。

按语： 川乌、乌头、附子药性相同，居中间部位而大的为乌头，旁出而小的为附子；产于四川的为川乌，野生的为草乌。

此方用的川乌，不是生用，也不是熟用，而是川乌用蜂蜜合煎，煎后去川乌存蜜汁，利用川乌的温、蜂蜜的守，使温热药能在关节有相当时间逗留，使川乌疗效持久。

现代药理学报道：与制川乌水煎液，配伍白芍能够增加各组中酯型生物碱的含量，升高幅度达到 7.8% ～ 21.7%。各配伍组中，酯型生物碱含量在制川乌：白芍 =2：3 时，最高；在 2：1 时，最低。各组酯型生物碱含量大小为：制川乌：白芍 2：3>1：1>1：2>2：1。酯型生物碱包括单酯型生物碱和双酯型生物碱，单酯型生物碱仅为双酯型生物碱毒性的 1/5 ～ 1/10。合理药物比例能提高酯型生物碱的含量，临床可提高疗效。

矾石汤：治脚气冲心。

矾石二两

右一味，以浆水一斗五升，煎三五沸，浸脚良。

方解： 矾石汤为历节外治浸洗方法，矾石即明矾，能收敛除湿。

〔附方〕**《古今录验》续命汤：治中风痱**[1]**，身体不能自收，口不能言，冒昧不知痛处，或拘急不得转侧。** 姚云[2]：与大续命同，兼治妇人产后出血者及老人小儿。

麻黄　桂枝　当归　人参　石膏　干姜　甘草各三两　芎䓖一两　杏仁四十枚

右九味，以水一斗，煮取四升，温服一升，当小汗，薄覆脊[3]，凭几坐，汗出则愈；不

汗，更服。无所禁，勿当风。并治但伏不得卧，咳逆上气，面目浮肿。

注：

（1）痱（fèi 废）：多指症状表现以肢体痿废不用为主的风病言，楼英《医学纲目》云"痱，废也，痱即偏枯之邪气深者"，可见痱属杂病中风的一种。

（2）姚云：指姚僧垣《集验方》。

（3）薄覆脊：指脊背部要薄薄地盖些衣被，以免汗出受风。脊，脊背。

方解： 方中麻黄、桂枝用量相等，祛外表风寒使出微汗，佐人参、甘草补气，当归、芎劳补血，补气与补血药同用，有扶正托邪的作用。有喘者加杏仁，有热者加石膏，胃、脾有寒加干姜，随症加减，据证加减用药。

体会： 笔者运用该方治疗多种急慢性疾病，有的病例获得不可思议的优良疗效，深感仲景制方之奥妙。《绛雪园古方选注》评注该方："续命者有却病延年之功。"

续命汤的组成：麻黄、桂枝、杏仁、干姜、当归、甘草各 9g，党参 15g，生石膏 30g，川芎 6g。

本方是把大青龙汤中生姜改为干姜，去大枣，加党参、当归、川芎组合而成。大青龙汤为表里双解之重剂，并有清热除烦之功，是在麻黄汤原方中加重麻黄用量，再加石膏清肺热，以利胸中阳气运转，解除心烦躁扰，加生姜、大枣调津养液，解表邪而和胃气。《医宗金鉴·删补名医方论》云："仲景于表剂中加大寒辛甘之品，则知麻黄证之发热，热全在表；大青龙证之烦躁，兼肌里矣。初病太阳即用石膏者，以其辛能解肌热，寒能清胃火，甘能生津液，是预保阳明存津液之先着也。"

张仲景为了治疗各种不同的寒热错杂症，提高对复杂病、疑难危重病的疗效，创制许多适合病情的攻补药、寒热药并用的方子。攻补兼施、寒热并调是张仲景治疗杂病独具匠心的特点之一，对后世产生了深刻的影响。疾病的发生和发展，取决于邪正双方力量的对比，"正气存内，邪不可干"，只有在正气衰退时，邪气才会乘虚而入，因而产生疾病。

内伤杂病，往往病程迁延，每多虚实夹杂，如病程日久，气血运行不畅，水湿、痰饮、瘀血等实邪结聚，耗伤气血，或脾胃升降失职，化源不充，气血不足，则由实而致虚；若脏腑功能衰弱，气化不及，水湿、痰饮、瘀血等亦可因之而内停，则由虚而致实。

对于虚实夹杂之证，自当攻补寒温并用。本方之所以能够治中风痱获得卓越良效，正如尤在泾《金匮要略心典》所说："痱者，废也，精神不持，筋骨不用，非特邪气之扰，亦真气之衰也。麻黄、桂枝所以散邪，人参、当归所以养正，石膏合杏仁助散邪之力，甘草合干姜为复气之需，乃攻补兼行法也。"

谢观《中国医学大辞典》亦有精辟的论证："此为治中风之主方。中风有虚有实，虚者自饮食房劳七情感之，实者自风寒暑湿感之。治法不可稍误，今言中风痱，是荣卫之实邪也。主以此方者取其祛风走表，安内攘外，旋转上下也。方中麻黄、桂枝、干姜、杏仁、石膏、甘草以发其肌表之风邪，兼理其内蕴之热，又以当归和血，人参益气，川芎行血散风，领麻黄、石膏等药，穿筋骨，通经络，调荣卫，达肌表之邪，使从内达外，驱邪开痱，无有不利。称续命汤，用意良深。其可兼治咳逆上气、面目浮肿者，亦疏解肺经之意也。"

大青龙汤、小青龙汤是麻黄汤的变方，皆有表里双解的作用：大青龙汤主治表寒外束，里有郁热；小青龙汤主治外有寒邪，内有水气。小青龙加石膏汤即兼有热象、出现烦躁者。

《古今录验》续命汤兼有大青龙汤、小青龙汤、越婢汤、桂枝二越婢汤诸证之外，特别能对待寒热错杂、虚实宜见、阴阳紊乱等错综复杂的疑难病症。

张仲景在《内经》的思想指导下，理论联系实际，杰出地发展了六经辨证于临床，巧妙地运用攻补兼施、寒热并用的治则，使之达到"阴平阳秘"的境地。

《诸病源候论·风偏枯候》云："风偏枯者，由血气偏虚，则腠理开，受于风湿。风湿客于半身，在分腠之间，使血气凝涩，不能润养，久不瘥，真气去，邪气独留，则成偏枯。"

《素问·调经论》云："病在脉，调之血；病在血，调之络；病在气，调之卫。"《古今录验》续命汤符合这一气血治法。

今引验案一则，以印证该方疗效："桔川书影云：某氏之室，得外感，表证解后，右脚拘急肿痛，不能起步，脉浮数。与余诊曰：热虽解而脉浮数，此邪气下注，筋脉不能流通也，与《金匮要略》续命汤，四五日而愈。汤本氏云：余每以续命汤治前证及历节风，越婢汤之证而兼血虚者，又用于后世五积散之证，皆有速效，古方之妙，不可轻视。"

《金匮要略今释》云："北条氏，年七十余，平日肩背强急，时觉臂痛。一日，右肩强急甚，方令按摩生疗之，忽言语謇涩，右身不遂，惊而迎医，服药四五日，自若也。余诊之，腹候快和，饮食如故，他无所苦，但右脉洪盛耳，与《金匮要略》续命汤，四五日而言语利，偏枯少差，脉不偏胜，得以杖而起步矣。"

验案：痹证（类风湿性关节炎）。患者庞某，男，40岁，工人。患痹证5年，证见手足小关节红肿灼热，疼痛难忍，手如鸡爪，不能伸张，双下肢亦疼痛，膝、踝关节红肿灼热，活动受阻，发热恶寒。西医诊断为类风湿性关节炎活动期，血沉90毫米/小时，抗链球菌溶血素O偏高，曾用多种抗生素、激素等治疗，未能控制。

初诊（1964年7月18日）：症如上述，外见身重强直，转侧维艰，口干烦渴，大便结，发热，舌质红，苔薄白，亦请中医治疗，服过桂枝芍药知母汤等，症状仍如故。

笔者用《古今录验》续命汤，剂量同上，加蜈蚣2条，全蝎3g，服2剂后热退，恐再反复，嘱连续服至7剂，手指能伸开如常人，红肿消退，行动自若，血沉、抗链球菌溶血素O均正常，再拟独活寄生汤小剂量缓服以巩固之。

按语：《素问·痹论》云："痹在于骨则重，在于脉则血凝而不流，在于筋则屈不伸。"本例气血瘀阻，寒湿稽留经脉，寒主收引，致使气滞而血凝，以致手如鸡爪不能伸张；湿性黏滞，故身重强直，转侧维艰，符合《内经》病机；又因邪郁病久，风变为火，寒变为热，湿变为痰，寒热交错，治当养血祛瘀，驱邪开痹，加全蝎、蜈蚣者取其窜筋透骨，蠲痹通络，获得显效。

《千金》三黄汤：治中风，手足拘急，百节疼痛，烦热心乱，恶寒，经日不欲饮食。

麻黄五分　独活四分　细辛二分　黄芪二分　黄芩三分

右五味，以水六升，煮取二升，分温三服，一服小汗，二服大汗。心热加大黄二分，腹满加枳实一枚，气逆加人参三分，悸加牡蛎三分，渴加栝楼根三分，先有寒加附子一枚。

方解：麻黄祛表寒，黄芩清里热，生黄芪走肌表，独活祛风湿，细辛辛温散邪使辛热透达肌表，重在使里寒透达于外。

《近效方》[1] 术附子汤：治风虚[2] 头重眩，苦极[3]，不知食味，暖肌补中，益精气。

白术二两　甘草一两，炙　附子一枚半，炮，去皮

右三味，剉，每五钱匕，姜五片，枣一枚。水盏半，煎七成，去滓，温服。

注：

（1）《近效方》：唐代方书，作者不详。

（2）风虚：指阳虚于下、风袭于上。

（3）头重眩，苦极：形容头昏沉较重。

方解： 附子温肾，白术温中健脾强饮食，甘草补中益气，加姜、枣以益脾之元，化脾之湿，内和脾胃，外调营卫。本方适用于阳虚挟风寒的头重、头晕。用温补脾肾为主，以达到驱邪的目的，故与一般外感风寒、外感风湿引起的头重、头晕的治法大不相同。

崔氏八味丸 (1)：治脚气上入 (2)，少腹 (3) 不仁。

干地黄八两　山茱萸四两　薯蓣四两　泽泻三两　茯苓三两　牡丹皮三两　桂枝一两

附子一两，炮

右八味，末之，炼蜜和丸，梧子大。酒下十五丸，日再服。

注：

（1）崔氏八味丸：崔氏指唐代崔知悌，据《唐书·经籍志》载有《崔氏纂要方》十卷，所收载的方子有些是前人的效方，如崔氏八味丸即张仲景的肾气丸（即金匮肾气丸，或名桂附肾气丸）是后人给予命名的，实非崔氏方。

（2）上入：指足部湿气上冲腹部。

（3）少腹：通常指脐以下小腹两旁。

方解： 此方为治肾阴阳两虚、以肾阳虚为主的方剂，亦即遵内经之旨：益火之源以消阴翳，方中地黄、山茱萸、薯蓣、泽泻、茯苓、牡丹皮补肾阴，附子、桂枝补肾阳，合用阴阳双补，偏于益阳。

体会： 此方主治病症颇多，主要用于慢性肾炎、糖尿病、水肿、肾虚风寒腰痛、腰膝冷痛、少腹拘急、痰饮咳嗽、转胞不得溺等症，用酒为引。《医宗金鉴》则将肾气丸易桂枝而用肉桂，名桂附地黄汤，以淡盐汤送服，主治肾阳虚弱之腰膝寒冷，脐腹疼痛，夜间多尿或遗溺或阳痿、精冷、精少、滑精等证。两方虽一药之变，而主治迥异，殊不知，肉桂、桂枝二味本为一体却作用不同：桂枝善于通阳，其性走而不守，故治水湿，水饮停聚有效；肉桂善于纳气，其性守而不走，故为命门火衰功著。因此两方的方名及主治易混为一谈，毫无区别则误矣。

《千金方》越婢加术汤：治肉极 (1)，热则身体津脱 (2)，腠理开，汗大泄，厉风气 (3)，下焦脚弱。

麻黄六两　石膏半斤　生姜三两　甘草二两　白术四两　大枣十五枚

右六味，以水六升，先煮麻黄，去上沫，内诸药，煮取三升，分温三服。恶风加附子一枚，炮。

注：

（1）肉极：六极之一，表现为肌肉极度消瘦，脾主肌肉，故主要属于脾经的病症。

（2）津脱：汗为阳津，汗过多则津脱。

（3）厉风气：指风邪入营化热。

方解：以越婢加术汤治肌肉风热，白术祛肌肉风湿，风热、风湿被驱除则汗止而肌肉不再被消烁。

结　语

本篇论述了中风、历节发病的原因及脉症，对历节提出具体的证治，对中风的发病原因着重指出是以内因虚损为主，从"脉微而数"和"紧则为寒，浮则为虚"等分析，得知中风是脏腑虚弱，气血双亏，经脉痹阻，偶有外因诱发，即可发病。中风症状是口眼歪斜，半身不遂，根据病情轻重，有中风于经络和邪入脏腑的区别，如"邪在于络，肌肤不仁；邪在于经，即重不胜；邪入于腑，即不识人；邪入于脏，舌即难言，口吐涎"。

历节病以肝肾气血不足为内因，风寒湿热为外因。症状以关节剧烈疼痛为主，若属风湿引起，见脚肿如脱、头眩短气、温温欲吐的用桂枝芍药知母汤；如属寒湿，见关节疼痛不可屈伸的用乌头煎汤来治疗。

本篇附方较多，总结治法如下：

中风有表证的，应当先治表，宜《古今录验》续命汤或《千金》三黄汤；中风无表证的，重在治里，宜侯氏黑散或风引汤；中风偏于血虚的，宜防己地黄汤；中风偏于头痛重的，阳虚头痛，内服宜《近效方》术附子汤，外治用头风摩散。

历节偏于寒湿的，宜乌头汤；偏于阴虚风湿的，宜桂枝芍药知母汤。历节外治法，宜矾石汤。

此外，脚气有肾虚（肾阴阳两虚的）治宜崔氏八味丸，肉极治宜《千金方》越婢加术汤。

血痹虚劳病脉证并治第六

论一首　脉症九条　方九首

便　读

血痹和虚都属于体力衰退性疾病，故合为一篇论述。

一、血痹

（一）病因

一些外表丰满而不从事劳作的人，稍稍劳作则汗出很多，再加卧时不安、感受微风而成，即血痹病机为气血不足，易感外邪，凝滞皮肤，引起肌肉麻木不通。

（二）脉证及治法

脉微（阳气微）涩在寸口部（血滞）关部小紧（挟有外邪）宜针法通引阳气，使阳气敷布经络通达，令脉和自愈。

阴阳脉俱微，寸口关上微，尺中小紧，身体麻木不仁，如风痹一样，用黄芪桂枝五物汤。此病不用针刺而用汤药，如《灵枢·邪气脏腑病形》云"阴阳形气俱不足，勿取以针，而调以甘药"。

二、虚劳

（一）脉象

外表无病而脉出现"大"或"极虚"的现象：脉大是大而无力，为有形于外、不足于内；极虚是轻按则软、重按则无力，为精血内夺的脉象。

（二）虚劳证治

肾虚（阴阳俱虚）：腰痛，少腹拘急，小便不利，用八味肾气丸。

肝肾阴虚，阴损及阳：素有遗精病人，见少腹板硬，阴茎龟头寒，眩晕，发落，脉极虚芤迟，并下利清谷，失血失精等症，此为精液耗失太过，用桂枝龙骨牡蛎汤。

阴血阳气不足：虚劳里急，悸、衄、腹中痛，梦遗精，四肢酸痛，手足烦热，咽干，口燥，用小建中汤。

阴阳气血俱不足：虚劳里急，诸不足，用黄芪建中汤（小建中汤加黄芪）。

肝血亏虚：火旺不眠，烦而不能安眠，宜用酸枣仁汤，以酸枣仁为主药，补肝敛气，安宁神志。

干血虚劳：形体极度瘦弱，服满不能食，肌肤不润泽如鱼鳞般干枯粗糙不平，眼睛发黑（内有干血所致），用大黄䗪虫丸。此方均为破瘀通痹之品，瘀不去，则新血无以生长，由于病久体虚，故以蜜为丸，取峻药缓攻之意。

原文：

第一条 问曰：血痹⁽¹⁾病从何得之？师曰：夫尊荣人骨弱肌肤盛，重因疲劳汗出，卧不时动摇，加被微风，遂得之。但以脉自微涩，在寸口、关上小紧⁽²⁾，宜针引阳气⁽³⁾，令脉和紧去则愈。

校勘："遂得之"下《千金》有"形如风状"四字，"紧"上无"小"字。

注：

（1）血痹：病名，虚体受风，血滞于表不得畅行，现麻痹不仁的证候。

（2）寸口、关上小紧：因邪中较浅，所以紧脉只现于寸口和关上，因受风寒所以现紧脉。

（3）针引阳气：用针刺法刺激引动人体正气恢复。阳气指正气。尤本云："阳气者，卫外而为固也，乃因疲劳汗出，而阳气一伤，卧不时动摇，而阳气再伤，于是风气虽微，得以直入血中而为痹。经云：邪入于阴则痹也。脉微为阳微，涩为血滞，紧则邪之征也。血中之邪，始以阳气伤而得入，终必得阳气通而后出。而痹之为病，血既以风入而痹于外，阳亦以血痹而止于中，故必针以引阳使出，阳出而邪去，邪去而脉紧乃和，血痹乃通，以是知血分受痹，不当独治其血矣。"

语译：问：血痹病是怎么得的？老师答道：凡是好逸恶劳、养尊处优的人，肌肉虽然丰满，其实筋骨脆弱，腠理不固，因而抵御病邪能力下降，不耐劳苦，这种外强中干的体质，如果复因疲劳出汗或睡卧时肢体辗转动摇等因素，以致受了风寒，风寒之邪乘表虚凝滞于肌表血分，足以引起血痹病，血痹即感受风邪，血行不畅所致。脉微为阳微，涩为血滞，紧为外感风寒，由于受邪较浅，所以紧脉仅出现寸口和关上，血痹既然是血行不畅所致，但血行不畅实则由于阳气痹阻，所以宜用针刺，以引动阳气，阳气行则邪气去，邪去脉自和而不沉紧脉，如此则血痹可愈。

按语：本条论述血痹的病因及脉象。由上所述血分凝滞之病，不当独治血分，应当先引阳气，亦即气行则血行之意。

第二条 血痹阴阳俱微，寸口关上微，尺中小紧，外证身体不仁，如风痹状，黄芪桂枝五物汤主之。

语译：血痹病患者，营卫气血都不足，寸口关上的脉现小紧，局部的肌肉麻木，如受邪较重有酸痛感像得了风痹，用黄芪桂枝五物汤主治。

黄芪桂枝五物汤方：

黄芪三两　芍药三两　桂枝三两　生姜六两　大枣十二枚

右五味，以水六升，煮取二升，温服七合，日三服。一方有人参。

方解：此方固护卫气，向外发散防止津液损伤。桂枝温阳通阳，配黄芪运行气血，芍药酸敛阴气，生姜散风寒，大枣调脾胃、生气血，生姜、大枣配合使用，益脾之元，化脾之湿，血痹病位在表，故倍用生姜以益气走表。诸药配合，使气血行，血不滞而痹除。不用甘草，防甘草缓之，气壅滞，不利脉道营卫气血畅达。

按语：第一条感邪较轻，脉只寸口、关上小紧。第二条论述血痹的证治，虚的程度较重，受邪亦较深，所以说"阴阳俱微"，又说"尺中小紧"，治以黄芪桂枝五物汤温阳行痹，即《灵枢·邪气脏腑病形》"阴阳形气俱不足，勿取以针，而调以甘药"之意。此方治疗血痹上肢偏重加地龙、蕲蛇，腰膝下肢偏重加木瓜、续断。

体会：本条病症偏虚，阳气不足，气不推血，阴无法升降流转，则引起阴血虚涩。上条讲主要病证，气血不畅，本条讲身体不仁。阳虚不能推动阴血周流全身，轻者麻木，重者酸胀（病言酸胀）在全身各部分。

第三条　夫男子平人⁽¹⁾，脉大为劳，极虚亦为劳。

注：

（1）平人：这里指从外形上看好像无病，高矮胖瘦均平，但是细查其脉，其实内脏气血已经虚损，即《难经》云"脉病人不病者"。《医宗金鉴》云"男子平人，应得四时五脏平脉，今六脉大而极虚，非平人之脉也"。

语译：男子从外形上看好像没病，而脉象大而无力，即有形于外、不足于内，是虚劳病；脉象虚，轻按则软，重按极无力，也是虚劳病。

按语：本条论述虚劳病总的脉象。气血阴阳损伤严重的病症有三种情况：一为阴血虚不能润养五脏。二为寒热上冲的倾向，阴血亏虚，阳气亦不足，虚阳向上，向外则脉大；阴血不足，加强功能活动，制造阴血，有虚阳外浮的一方面，阴血不足，不能布达周身，有虚病症，虚热向上或向下，有低烧倾向。三为阴血亏虚，肾经不足，肝阴不足，不能敛阳，精血阴血均不足。

虚劳病以阴阳气血为纲，五脏六腑为目，虚劳病脉象不论大或极虚都与肾脏亏损有关，因此本篇所举的脉象，凡属于真阴不足、虚阳外浮的脉大，属于元阳不充的，脉多极虚，或沉迟或紧。本条即以"大""极虚"概括虚劳病总的两大脉象，作为虚劳脉象的开端。

"脉大为劳"为烦劳伤气，脉"极虚"亦为劳，为精血内夺。治疗脉大当推建中，脉虚则投复脉。

第四条　男子面色薄者，主渴⁽¹⁾及亡血，卒喘悸⁽²⁾，脉浮者，里虚也。

注：

（1）渴：失去大量血液、体液而口渴。

（2）卒喘悸：病人稍一动作就突然气喘、心悸，面色易潮红、易枯白。

语译：男子面色薄，应当见口渴和失血，突然呼吸加快、心跳加快，脉浮，这是里虚所致。

按语：本条"脉浮""里虚"与《金匮要略·脏腑经络先后病脉证》中的"浮者在后，其病在里"之意相近，可以互参。

本条论述阴血不足的虚劳脉症。仲景以二十字阐明机体大失血引起贫血所产生的代偿能力和反应性，《素问·五脏生成》云："心之合脉也，其荣色也。"阴虚血少，气浮血亦浮，气沉血亦沉，故面色一阵潮红、一阵枯白；血少阴亏，进一步产生阴虚内热，热伤津液则口渴；阴虚血亦上浮，稍有烦热，血亦浮于外，阳气向上则动血；心肺阴虚不能向上润泽于肺，肺经燥热，肾主纳气，肾虚不能纳气，故气喘，阴虚血亏，血虚不能养心故心悸；阴血亏虚，则阳气浮越于上，故里虚也可是浮脉，但此浮脉为大而无力，不同于表证的浮紧或浮缓，还需注意久病或亡血之后出现浮脉与气喘，心悸诸虚证兼见的，才能认为是虚证。

第五条　男子脉虚沉弦⁽¹⁾，无寒热⁽²⁾，短气里急，小便不利，面色白，时目瞑⁽³⁾，兼衄，少腹满，此为劳使之然。

注：

（1）脉虚沉弦：里虚证，气血俱虚。

（2）无寒热：指不兼有外感证。

（3）目眩：形容因眩晕眼睛看东西不清楚。

语译： 男子脉象虚而兼沉弦又无外感发热的症状，但是有短气，腹中拘急，小便不利，面色苍白，经常有头晕眼花，并有鼻子流血、少腹胀满等里虚症状，都是劳损所致。

按语： 本条论述气血两虚的虚劳脉症。

第六条 劳之为病，其脉浮大，手足烦，春夏剧，秋冬瘥⁽¹⁾**，阴寒**⁽²⁾**精自出，酸削**⁽³⁾**不能行。**

注：

（1）春夏剧，秋冬瘥：阴虚的虚劳证，即阴虚内热之体遇天气温热则加重，寒凉则减轻。

（2）阴寒：阴指前阴，这里"寒"字应理解为肾功能减弱。

（3）酸削：指两腿酸病消瘦。

语译： 男子阴虚则阳浮于外，故脉浮大；阴虚生内热，四肢为诸阳之本，故手足心烦热。证本阴虚阳亢，春夏木火正盛，阳气外浮，则阴愈虚，故春夏加重；秋冬金水相生，阳气内藏，故病减轻。由于阴虚不能内守，易患遗精，肾藏精而主骨，精失则肾虚，肾虚则骨弱，故两腿酸痛瘦削，不能行动，此即《难经》所说"骨痿不能起于床"之旨。

按语： 本条论述阴虚的虚劳证与季节的关系。真阴亏损的脉象，多沉弦，沉数，沉涩，甚少。例如阴虚肺劳多见上述的阴亏脉象，若见虚浮豁大的脉象，则不仅阴损及阳，实际上已到了阴阳离决的时候，性命危在旦夕，但此种情况必兼酸瘦削无力，多痰喘息，眼光浮散，而此节症状和阴阳交错的脉浮大有所不多，故诊断有时凭脉辨证，有时见证辨脉。

第七条 男子脉浮弱而涩，为无子，精气清冷。

语译： 男子真阳不足，脉浮而弱，精少清冷则脉涩。脉见浮而无力兼不利之象，是精气交亏的反应，所以精清不温，不能受胎。

按语： 本条论述虚劳无力脉象。条文以脉断无力之证，强调脉诊精细。

第八条 夫失精家⁽¹⁾**少腹弦急，阴头寒，目眩**一作目眶痛**，发落，脉极虚芤迟，为清谷，亡血，失精。脉得诸芤动微紧，男子失精，女子梦交**⁽²⁾**，桂枝加龙骨牡蛎汤主之。**

注：

（1）失精家：指经常梦遗、滑精的人。

（2）梦交：指梦里性交。

语译： 遗精的病人由于经常梦遗失精，精液损耗太甚，阴虚及阳，故少腹板硬，外阴部寒冷；精血衰少，则"目眩，发落，脉极虚芤迟，为清谷，亡血，失精"是插笔，意指极虚芤迟的脉象，既能见于失精的病人，也可以见于亡血或下利清谷的患者。

芤动为阳，微紧为阴，所谓"脉得诸芤动微紧"是说或见芤动，或见微紧，不是四脉并见。以上脉证说明本证梦遗或梦交为阴阳两虚之候。故用桂枝汤调和阴阳，加龙骨、牡蛎潜镇摄纳，如阳能固摄、阴能内守，则精不致外泄。

按语： 本条论述遗精证治，为虚劳病的纲领。第六条强调脉大为劳，为烦劳伤气；本条强调脉极虚亦为劳，精血亏虚。本条强调久泄（清谷、亡血、失精）伤阴，由阴虚影响而阳虚。肾阳虚厉害，气化不利，有阴寒，体内凝结，亢阳衰惫，心阳内伏，伏而不恋。芤动者，阳气外越，微紧者阴气结聚，阳不归阴，故阴气洁，阴气愈结，阳愈不归，与惊证之无所定，无所归不同。所以桂枝加龙骨牡蛎汤涩纳治虚滑不禁调和阴阳，潜阳入阴，因为阴阳之要，阳密乃固，阳气能固，阴血能守，精亦不致外泄。

桂枝加龙骨牡蛎汤方：《小品》云：虚弱浮热汗出者，除桂，加白薇、附子各三分，故曰二加龙骨汤。

桂枝 芍药 生姜各三两 甘草二两 大枣十二枚 龙骨 牡蛎各三两

右七味，以水七升，煮取三升，分温三服。

方解：桂枝汤治疗外感病能解肌调和营卫去邪气，治疗内伤病能补虚调气血，加龙骨、牡蛎涩内治虚滑不禁，从中宫交通心肾而秘下元封藏之本。

天雄散方：

天雄三两，炮 白术八两 桂枝六两 龙骨三两

右四味，杵为散，酒服半钱匕，日三服，不知，稍增之。

方解：此方后人疑为附方。此方为阳虚失精立方，补阳摄阴，开源节流，温摄肝肾之精血。《外台秘要》载此方治男子失精。方中，天雄补命门壮肾阳，白术补脾胃、温中阳，桂枝助天雄温肾阳，龙骨收敛摄精。诸药合用，共奏补阳摄阴之效。

体会：本方治疗肾阳不足的失精、腰痛、阳痿、不育、阴冷、阴汗、腰膝痛等，主症可见腰膝酸软，阳痿，精液清冷，早泄遗精，四肢不温，舌淡胖苔白滑而润，左尺沉弱，天雄、白术、桂枝、龙骨补阳摄阴妙层层，为散酒服方寸匕，治阳痿滑精腰腿疼。

第九条 男子平人，脉虚弱细微者，喜[1]**盗汗也。**

注：

（1）喜：《脉经》作"善"，有经常之意，与《金匮要略·五脏风寒积聚病脉证并治》第五条"舌本燥，喜太息"意同。

语译：病由阴阳气血皆虚，故脉见虚弱细微，阳虚不固，阴虚不守，故易经常发生盗汗。

按语：本条论述虚劳的盗汗证。盗汗属阴阳气血俱虚，治疗可用桂枝加龙骨牡蛎汤，或用《外台秘要》的二加龙骨牡蛎汤（即桂枝汤去桂枝加附子、白薇）。附子固阳气，阳气足则生精微物质，加强动力补阳。白芍益阴血，敛阴气。附子、白芍相辅相成，阴阳俱济；生姜、大枣和营卫，调和脾胃；白薇凉血养阴清热；龙骨、牡蛎收敛固摄阴精阳气。如属阴虚火旺的盗汗，脉象浮数或弦细，症见舌红心烦者，则可用当归六黄汤治疗。

第三条、第六条都是平卧无症状的"平人"，通过脉诊发现其体征不一，思考深层次原因，结合脉诊脉象的特点，张仲景认为是内有伏邪，正如《伤寒论·平脉法》言"邪不空见，终必有奸"。对于"无症状"患者，当仔细诊查，尤其是体脉不一的情况。

第十条 人年五六十，其病脉大者，痹夹背行[1]**，若肠鸣，马刀侠瘿**[2]**者，皆为劳得之。**

注：

（1）痹夹背行：指脊柱两侧有麻木感。

（2）马刀侠瘿：结核生于腋下名马刀，生于颈部名侠瘿，两条常相联系或称为瘰疬。赵以德《金匮玉函经二注》认为"痹夹背行"是由于"阳虚而邪得以客之"，而"马刀侠瘿"是由于动作忿怒、忧忿气急过度。

语译：人本五六十，其病脉大按之无力，为精气内衰，经脉失养，所以脊背有麻木的感觉；假如肠鸣，则为脾气虚寒、运化失职所致；如患马刀侠瘿，则为阴虚阳浮，虚火上炎与痰相搏而致病。这三种病证，虽有虚寒、虚热、挟痰不同，但均为劳得之。

第十一条 脉沉小迟，名脱气[1]**，其人疾行则喘喝**[2]**，手足逆寒，腹满，甚则溏泄，食不消化也。**

注：

（1）脱气：这里指病机，即阳气虚衰。

（2）喘喝：气喘。

语译：肾气虚，往往是走路快了就呼吸迫促，手足发凉，腹部痞满，严重的甚至大便溏薄，这是由于脾阳虚，不能腐熟运化水谷、消化不良的缘故。

按语：本条论述脾肾阳气虚衰的脉症，脉沉小迟是脾肾阳虚的反应。就脏腑而论，本条与脾、肺、肾三者有关，其中以脾胃症状较为明显，疾行气喘，虽属肾不纳气，但也和肺气衰弱有关，由此可见内脏之间关系，既可以互相滋生，又可以相互影响，尤其是虚劳病后期，肺肾症状先后出现。本篇论治疗虚劳，重视补宜脾肾，有现实指导意义。本证治法，前人主张用附子理中汤以温补脾肾之阳，可以借鉴此法。亦可服肾气丸以固其原。

第十二条 脉弦而大，弦则为减，大则为芤，减则为寒，芤则为虚，虚寒相搏，此名为革，妇人则半产漏下⁽¹⁾，男子则亡血失精。

注：

（1）漏下：妇人月经过多，淋漓不断。

语译：革脉包括弦、大两象。革脉形如按鼓皮，外则绷急而内空虚，但弦脉是按之不移，而革脉的弦，外则绷急如按鼓皮，重按中空，所以说弦则为减。大脉是弦大有力，浮沉皆满指，盛长一倍体自丰；革脉之大，大而里空，类似于芤脉，所以说大则为芤。重按减弱的脉象主寒，大而里空的脉象主虚，这两种脉相合为革脉。所以说虚寒相搏，此名为革，主精血亏损。故妇人见革脉是半产，男子革脉则是亡血失精之患。

按语：本条论述精血亏损的脉象。革脉与芤脉皆是浮取弦大无力的脉象，但革脉较芤又略硬，浮取阔大绷急，重按之内有空虚。革脉形如按鼓皮，外则绷急而内空虚；芤脉浮取则有，中取之四旁有中空无，沉取亦有，有若按在削葱管横断面上的感觉。两者多出现在大失血之后，是阴虚大伤、虚阳外浮的反应，在治疗上都应潜阳摄阴或益气生血，即先天之治法阴阳，后天之治奔血气，故条文提出"虚寒"二字以引起注意。

本条指出失血的脉象，脉形为弦，脉势是大，但按之则虚似芤称为革脉，是属于阴血亏虚、阳气外脱的一种脉象。革脉的脉形脉势，是浮、大、弦、虚结合起来的脉象。临床可见任何原因引起严重的血虚病人，如再生障碍性缺铁性贫血、失血性贫血、溶血性贫血以及营养不良性贫血，以及其他血液病，如急、慢性白血病等，在贫血严重时其脉象均可见革脉。

有人认为，革脉与芤脉相同，只不过革脉按之如鼓，与芤脉都按之中空，这种说法与临床所见不符。临床所见失血病人，脉可见弦大，脉势亦可虚，但不是中空，因此亡血夹虚、血虚的脉象应该常见革脉，而不是芤脉，当然正在大出血或血不足，其脉可见芤脉。

临床见到血虚和失血病人常见脉象是缓虚大革，血虚轻症，脉象虚缓，病势较重，可见虚大，如第六条"劳之为病，其脉浮大"（浮大亦说明阳气烦劳引起阳气渐虚），脉见革脉，则病势更为严重，如脉象革而兼数，为贫血病人重危之脉。相反，脉象由革而转大，由大而转虚，旋至虚缓，病情趋向好转，即久病脉大难调治。笔者在治疗贫血病人的治疗过程中，用脉象变化来观察病情的进退。仲景在书中三次论到革脉，一为亡血伤精，二为妇人崩漏和男子亡血，三为产后血崩，均是失血过多而引起血虚，脉象可见革脉。

第十三条 虚劳里急⁽¹⁾，悸、衄，腹中痛，梦失精，四肢酸疼，手足烦热，咽干口燥，小建中汤主之。

注：

（1）里急：少腹挛急或按之不硬。

语译： 人体的阴阳是相互维系的，所以虚寒痛发生，往往阴虚及阳或阳虚及阴，从而导致阴阳两虚之证。由于人体阴阳的偏盛偏衰，可以产生偏寒偏热的证候，就会出现寒热错杂之证；阴虚生内热，虚阳外浮则手足烦热，后半夜咽干口燥，阴虚内热，热迫阳络则衄血；阳虚生寒，则少腹挛急，腹中痛；营阴不足则心悸，肾阴虚阴不内守，则梦遗失精；气血亏虚不能营养四肢，则四肢酸痛。上述诸症都是阴阳失调的虚象，故用小建中汤主治。

小建中汤方：

桂枝三两，去皮　甘草三两，炙　大枣十二枚　芍药六两　生姜三两　胶饴一升

右六味，以水七升，煮取三升，去滓，内胶饴，更上微火消解，温服一升，日三服呕家不可用建中汤，以甜故也。

方解： 小建中汤证虽然是阴血阳气不足、寒热错杂、阴阳两虚之证，但其症状表现偏于阳虚，建中有强健脾胃的意思。方用小建中汤补虚调营卫和气血，饴糖为主药是以补脾，配桂枝辛甘合化为阳，重用芍药并配甘草，酸、甘合化为阴，敛阴血以治上热下寒。

《千金》治疗男女因积冷气滞，或大病后不复常，虚劳苦，四肢沉重，骨肉酸疼，吸吸少气，行动喘气，胸满气急，腰背强痛，心中虚悸，咽干唇燥，面体少色，或饮食无味，胁肋胀痛，头重不举，多卧少起，甚者积年，轻者百日，渐至瘦弱，五脏气竭，则难以复常，六脉俱不足，虚寒乏气。少腹拘急，羸瘠百病，名曰黄芪建中汤，另有人参二两。

按语：《太平惠民和剂局方》记载十味建中汤治再生障碍性贫血，亦可治球后视神经萎缩。

小建中汤与桂枝加龙骨牡蛎汤俱为阴阳两虚的证治，皆用甘温之剂以调和阴阳，但两方病机不同。小建中汤证是由于脾胃虚弱，气血生化之源不足，导致阴阳两虚，故用以甘温扶阳建立中气，使中阳得运，从阳引阴，从阴引阳，来协调其偏盛。从组成来看，是辛、甘、酸合用，酸、甘可以化阴，辛、甘可以化阳，故其作用可以调整阴阳。桂枝加龙骨牡蛎汤证为初起阴虚，久则阳虚因久泄血，精亏损，阳失去阴的涵养，浮而不主内敛，阴失去阳的固摄，走而不守，由于阴阳两虚，心肾不交，便发遗精、梦交，所以用以调阴阳，补虚弱，加龙骨、牡蛎潜阳入阴、交通心肾。虽说两方均能调节阴阳，实际上桂枝加龙骨牡蛎汤偏于阳的一面。

第十四条　虚劳里急、诸不足，黄芪建中汤主之。

语译： 腹内拘急，阴阳气血俱不足，用小建中汤加黄芪补中气以缓急。

按语： 本条承上条论述阴阳两虚的证治。与上一条略有区别，本条以加入黄芪推测，本证应有自汗或盗汗，身重或不仁等症。人体百脉，抗病力弱，易受邪扰，或外邪积久留而不去，黄芪建中汤临床治疗胃及十二指肠溃疡，加用海螵蛸、茜草，病机符合脾胃虚寒，面黄，体瘦，纳少，脘腹绵绵，泛酸，喜温喜按，舌质淡苔白，用黄芪建中汤加味可收良效。

黄芪建中汤方：

于小建中汤内加黄芪一两半，余依上法，气短胸满者加生姜；腹满者去枣，加茯苓一两半；及疗肺虚损不足，补气加半夏三两。

方解： 小建中汤加黄芪健脾，则补虚力量较前方更强。虚劳不足的病，虽以脾胃为主，亦应根据病人具体的病情予以随证加减，如气短胸满的，应加生姜以泄逆气；腹部虚满的，应去掉滋腻的大枣（甘草、饴糖虽同为甘味药，但甘草不如大枣滞腻），加茯苓淡渗利湿、升清降浊；肺虚咳嗽痰多的，加半夏行气化痰止嗽，治疗肺的虚损不足。

第十五条 虚劳腰痛，少腹拘急，小便不利者，八味肾气丸主之。方见脚气中。

语译： 腰为肾之外府，肾阳虚则腰痛，肾气不足则膀胱气化不利，故少腹拘急、小便不利的，用八味肾气丸助阳之弱以化水，滋阴之虚以生气，使肾气振奋，则诸症自愈。

按语： 本条论述肾阳不足的虚劳证治。八味肾气丸阴阳两补，补阴之虚，可以生气，助阳之弱，可以化水。

《金匮要略》五处出现肾气丸，一方治疗多病机理如下。

一见于《金匮要略·中风历节病脉证并治》，"脚气上入，少腹不仁"。由于肾气虚衰，寒湿之邪随经上入，聚于少腹以致少腹麻痹不仁。用肾气丸补肾中之气，以生阳祛湿。

二见于本条，"虚劳腰痛，少腹拘急，小便不利"。腰为肾的外府，肾气虚损，少腹失于濡养而拘急，腰部失其温煦则腰痛，肾是主气化的，与膀胱本为表里，肾阳不足则膀胱气化失权，故小便不利。肾气丸有滋阴助阳之功，滋阴之虚，可以生气助阳之弱，可以化水，使肾气振奋，则诸症自愈。

三见于《金匮要略·痰饮咳嗽病脉证并治》，治"短气有微饮"。这里的病机是肾阳虚衰不能化水，以致水停心下形成短气。用肾气丸化气利小便，使气化水行，饮有出路，则短气之证则除。

四见于《金匮要略·消渴小便不利淋病脉证并治》，治疗"男子消渴，小便反多，以饮一斗，小便一斗"。其病机是肾虚阳气衰弱，不能蒸化水气上升而为津液故渴；又因阳虚不能固摄下焦水液，故小便反多。用肾气丸温养肾阳，振奋阳气，则消渴与小便不利自可恢复正常。

五见于《金匮要略·妇人杂病脉证并治》，治妇人转胞。小便不利，系肾气虚弱、膀胱气化不利所致，用肾气丸振奋下焦阳气，使气化复常，小便通利，则诸症自愈。

以上五种病变症状各异，但究其原因均为肾气虚衰，不能固摄所致。肾为水道关键，肾寒水不化气，则水下趋而小便反多，肾阳不运则气闭，气闭则小便不利，故病以相反而同治。

《金匮要略》诸条说明，肾气丸治肾气不足诸症，广而推之，如上述虚劳腹痛、肢冷、少腹拘急、小便不利或小便频数、遗尿、脚气、浮肿、痰饮咳喘等，故凡肺气肿、肺源性心脏病、肝硬化腹水、慢性肾炎、慢性尿道感染、前列腺肥大、尿崩症、糖尿病、更年期综合征、腰肌劳损、腰椎间盘突出、早期老年性白内障，属于肾气不足，皆可辨证应用。

第十六条 虚劳诸不足 [1]，风气 [2] 百疾，薯蓣丸主之。

注：

（1）虚劳诸不足：泛指人体气血阴阳诸不足。

（2）风气：泛指病邪，故为百病之长，风邪侵入人体能引起多种疾病。

语译： 由于人体诸虚不足，抗病力薄弱，容易受外邪侵袭成病，对于这种因虚而受外邪的治疗，应着重扶正，不能单纯祛风反而损伤正气，可用薯蓣丸。

薯蓣丸方：

薯蓣三十分　当归　桂枝　曲　干地黄　豆黄卷各十分　甘草二十八分　人参七分　芎䓖　芍药　白术　麦冬　杏仁各六分　柴胡　桔梗　茯苓各五分　阿胶七分　干姜三分　白蔹二分　防风六分　大枣百枚，为膏

右二十一味，末之，炼蜜和丸，如弹子 [1] 大，空腹酒服一丸，一百丸为剂。

注：

（1）弹子：即弹丸，参考《金匮要略·消渴小便不利淋病脉症并治》茯苓戎盐汤方的"弹丸大"注。

方解：该方由二十一味中药组成，看似庞杂，但组成补中有疏，静中有动，药量比例明晰，配伍精当，主辅分明，滋而不腻。方中薯蓣、甘草专理脾胃，人参、白术、茯苓、干姜、豆黄卷、大枣、麦曲益气调中，当归、芎䓖、白芍、地黄、麦冬、阿胶益血滋阴，柴胡、桂枝、防风祛风散邪，杏仁、桔梗开宣肺气，白蔹理气开郁。诸药合用，共奏扶正祛邪之功，临床广泛应用各种虚损性疾病及虚弱体质调理，疗效显著。

人体百脉抗病力弱，易受外邪，或外邪积久留而不去，如陈修园《金匮要略浅注》认为，凡人从患伤风，往往不以为意，恐既愈后，余邪未净，与正气混为一家，或偶有发热，或偶有盗汗，偶有咳嗽等症，此皆为虚劳之根蒂，故用本方补虚兼以驱邪。

体会：在服薯蓣丸时，用米酒或黄酒送服以行药势，或可促进药物吸收，一般人温开水送服效亦佳，能守原方"空腹酒服"更好。此条言风气百疾是因虚劳而受者，主要应以调补气血为主，祛风药重轻盈，若一味祛风，重伤阳气，反使风邪不得外解，这是必须注意的。

《伤寒论》《金匮要略》是中医经典著作，历代医家对其注解众说纷纭，或从六经八纲，或从脏腑气血，或从标本中气，或从五运六气等，不一而足。门九章曾言："中医学与其说是一门医学，不如说是学方用方、感受经验的思维与实践。"所以，落实在方证上的学习不失为一个好方法，学好每一张方，用好每一张方，立足于临床，感悟于实践，踏实做临床与学问，不空谈玄论，不做无根之木。

薯蓣丸证，病机为气血俱虚，阴阳失调，外兼风邪，临床症状可见头晕眼花，消瘦乏力，心悸气短，不思饮食，骨节酸痛，微有寒热。其组成药物颇多，常让人觉得不像张仲景之方。其实该方组方严谨，配伍精当，疗效颇佳，充分体现了张仲景治病求本的思想。

方中用了白蔹、大豆黄卷这两味药。《中药学》载白蔹功效为清热解毒，消痈散结，生肌止痛。这似乎与治虚劳、祛风邪没有关联。故要领悟薯蓣丸的用药意义，得尽可能地站在张仲景那个时代，从相关的书籍中获得认知。于惠青等通过查阅和梳理《神农本草经》《备急千金要方》《普济方》《本经疏证》等古籍，认为白蔹是取其散结气、除风热之用，大豆黄卷有益气宣胃、散风祛湿之效。刘渡舟认为白蔹与桔梗、杏仁利肺开郁，以行治节；豆卷和神曲运脾气，行药力，有补而不腻之功。也有医家认为白蔹合杏仁以降，桔梗合柴胡以升，共同恢复气机升降，大豆黄卷则化湿和中，诸药合用，共奏消除湿邪之效。诸说皆有可取之处。

先贤有云，中医不传之秘在于剂量。方中薯蓣用三十分、甘草二十八分、大枣百枚，此三者皆是培补中焦脾胃之药，用量之大，充分体现了张仲景治疗内伤杂病时重视培补后天脾胃的思想。诸如柴胡、防风、白蔹等祛邪之药的轻用则显示了补虚为主、祛邪为辅的治法和治病求本的宗旨。

由于该方治"虚劳诸不足，风气百疾"，故可见其症状之复杂、广泛，治疗用药上涉及气血、阴阳、脾肾等。此方可拆成多个复方的组合，从此入手分析方义，有助于了解其组方配伍的真谛。不难看出，此方内有补气的四君子汤、补血的四物汤、温中健脾的理中汤、调和营卫的桂枝汤。桂枝、甘草组成桂枝甘草汤辛甘化阳，芍药、甘草组成芍药甘草汤酸甘化阴，甘草、大枣、桂枝、地黄、麦门冬、人参、阿胶可体现治虚劳不足、脉结代心动悸的炙甘草汤加减，薯蓣、干地黄、桂枝、茯苓则体现了治虚劳腰痛的肾气丸组方，综合体现了薯蓣丸的补虚作用。白术、茯苓、桔梗、防风、人参、当归、干姜、芍药、桂枝则有"治大风四肢烦重，心中恶寒不足者"的侯氏黑散影子，桂枝、当归、人参、干姜、甘草、芍药、杏仁则体现了"治中风痱，身体不能自收"的续命汤方义，诸此体现了薯蓣丸的祛邪作用。另外，桂枝、茯苓、芍药和川芎、当归配合乃桂枝茯苓丸的化裁，其活血祛瘀之用体现了"治风先治血，血行风自灭"之意。由此分析可知，补虚、祛邪、活血化瘀是张仲景治虚劳之三大法，且轻重有别，学者不可不知。

经临床验证及药理研究证明：薯蓣丸在增强机体体质、提高免疫功能方面都有较好的疗效。黄煌认为薯蓣丸是强壮剂、补虚方，适用于以形体消瘦、神疲乏力、贫血为特征的疾病，可治疗恶性肿瘤、结核病、肺气肿、肌萎缩、老年性痴呆等病。吴雄志认为少阴寒化证有气化不通和形质受损的区别，薯蓣丸是补少阴的处方，可以恢复少阴肾的形质，临床上见到太少两感证的患者，用麻黄附子细辛汤、麻黄附子甘草汤，感冒可很快缓解。但若该患者少阴肾形质有所损伤，则易反复感冒。

急则治标，调其气化，而当感冒缓解之时，是服用薯蓣丸的最佳时机，以缓则治本、防止感冒的复发。值得思考的是，肾气丸也是恢复少阴形质的处方，上述体质的患者易感冒，且脾胃功能差，运化不佳，不可峻补，并不适合直接用肾气丸。此时，以补虚为主、佐以祛邪，且顾护中焦运化的薯蓣丸可谓面面俱到，可作为过渡处方。薯蓣丸构思巧妙、组方严谨、疗效显著，是张仲景治疗"虚劳诸不足，风气百疾"的代表方剂，是补虚、祛邪、活血化瘀三大治法的综合运用，体现了张仲景一贯的治病求本、重视脾胃的宗旨，堪称治风之经典名方。

第十七条 虚劳虚烦不得眠，酸枣仁汤主之。

语译： 虚与劳组合为虚劳病，虚与热相连，虚热而烦，因肝阴不足、心血亏虚所致，肝阴不足则生虚热，心血肝阴不足则心神不安，所以虚烦失眠，治以酸枣仁汤。

按语： 本条论述虚劳的心烦失眠证治。

酸枣仁汤方：

酸枣仁二升　甘草一两　知母二两　茯苓二两　芎䓖二两《深师》有生姜二两

右五味，以水八升，煮酸枣仁，得六升，内诸药，煮取三升，分温三服。

方解： 酸枣仁色赤入血，补肝阴敛气为主，茯苓、甘草宁心安神，知母滋阴以清虚热，川芎调畅肝气与酸枣仁相配，酸收与辛散并用，体用并治，相反相成，具有善血调肝之妙。

酸枣仁汤中，酸枣仁配川芎不单因具有疏肝散肝作用，而是患者长期不寐后有头痛头晕症；用茯苓不仅因为可以宁心安神，而是自觉心慌上冲症；用知母不仅因其能滋阴清热，还因其有口渴、小便黄、大便干结症。

按语： 方剂学认为酸枣仁汤证为心肝阴血不足，阴虚内热，虚火扰心所致。既然阴血不足，阴虚内热，虚火扰心，为何还用温燥的川芎，岂不加重病情？方剂学教材在酸枣仁汤方解中认为肝体阴而用阳，故川芎之用取其调畅肝气之故，调畅肝气要取得达散之效。另外，川芎除了能调畅肝气，还能上行头目，这是一药两用。《本草汇言》曰："川芎，上行头目，下调经水，中开郁结，血中气药。味辛性阳，气善走窜而无阴凝黏滞之态，虽入血分，又能去一切风，调一切气。"凡是治疗肝病用药多用疏肝药加补血药，而酸枣仁汤是用酸枣仁补血，用川芎疏肝，现代药理报道，川芎上能通过血脑屏障，下能通过血睾屏障，引药直达病所，治疗失眠处方中加一味川芎可使药效增加。

第十八条 五劳虚极羸瘦，腹满不能饮食，食伤、忧伤、饮伤、房室伤、饥伤、劳伤、经络荣卫气伤，内有干血，肌肤甲错，两目黯黑，缓中补虚，大黄䗪虫丸主之。

语译：羸瘦是五劳伤害到了极虚的结果，腹满不能饮食，是脾胃运化失常的表现，由于过饱，忧郁，暴饮，房事过度，过于饥饿和劳累，人体受到这些原因的伤害后，使经络、营分、气分受到损害，因而瘀血内停，影响新血生成，肌肤粗糙干枯，两眼周围呈黯黑色，这种病应当用缓中补虚的方法来治疗，用大黄䗪虫丸主治。

按语：本条论述虚劳有瘀血的证治。

大黄䗪虫丸方：

大黄十分，蒸　黄芩二两　甘草三两　桃仁一升　杏仁一升　芍药四两　干地黄十两　干漆一两　虻虫一升　水蛭百枚　蛴螬一升　䗪虫半升

右十二味，末之，炼蜜和丸小豆大，酒饮服五丸，日三服。

方解：大黄䗪虫丸是补虚活血化瘀的方剂，临床多用于久病正虚血瘀结成的癥积之证。方中药十二味，其中逐瘀消癥者七，善阴滋液活络者二，缓中理气、清热者各一，用大黄为主，益以四虫（虻虫、水蛭、蛴螬、䗪虫）能飞善走者，通达经络，更以干漆、桃仁、甘草缓中补虚济急，杏仁宣肺利气，更用大量生地黄、白芍滋阴养液以应"血主濡之"之性。全方立意在逐瘀滋液，重在消除干涸之血。

原文中前六伤（食伤、忧伤、饮伤、房室伤、饥伤、劳伤）为病因；经络荣卫气伤，内有干血是病理，干血是病变的关键，虚极羸瘦，腹满不能食，肌肤甲错，两目黯黑是症状，缓中补虚是治法。

缓中补虚含义有四：

一言治法：干血乃积渐而成，治法当缓缓图之，不可急于求成，如猛浪攻逐，瘀血未必即去而正气反可能被伐，欲速而不达。临床用本方治肝脾肿大、肝硬化、妇人经闭、术后肠粘连疼痛等，久服方可见效。

二是组方：本证时久病深，瘀阻经脉，势固难拔，如活血化瘀攻逐太过速，必致干血不尽。本方使用生地黄、甘草蜜制，甘以缓之，就能使药力遍及病所，深入经络，使干血润解化渐消，搜剔无遗。

三是剂型：炼蜜为丸，"丸者，缓也"，亦峻药缓图之意也。

四言服法：每次仅服"小豆大"五丸，日服三次，一次量不足 1g，意在缓缓收功，因干血劳其来者渐，其去者缓，药力须逐渐积累。另用酒饮，乃借酒力行药于周身之意。

"虚"本证由于五劳七伤，日久不愈，虚火久蒸致干血内结，瘀滞不通，瘀血不去，新血难生而致血虚，津液不能外荣，肌肤失养，故羸瘦，肌肤甲错，两目黯黑，故本证因虚（虚劳）生实（瘀血）；因实（瘀血）致虚（血虚）虚劳是本，瘀血是标，血虚是标中之标，本证之"虚"即血虚。

本证血虚不可徒用"养血补虚"而"干血不去，则足以留新血而渗灌不周"。瘀血不去，心血不生，补血非但无益，恐更增壅遏。此时亦不可治虚劳。从病因看，虚劳乃积滞而成，非朝夕可治，而瘀血则"去之不可不早"。从治疗看，当随其所得而攻之，亦当务去干血，血行以通为顺。本方以通为补，去瘀自可生新，正是治病求本之法。

缓病缓治，实可缓病快治，因针对瘀血，而投以大黄䗪虫丸活血化瘀，虽立足于缓，却

着意于快。综上所述，缓中补虚的含义可概括为：在峻药缓治的过程中祛瘀生新，以达到补血疗虚的目的。

按语： 内有干血，虚劳经久不愈，气血运行受阻而产生的瘀血病变，程云来《金匮要略直解》认为虚劳"皆令正气内伤，血脉凝结，致有干血积于中，而尪羸见于外"。

总之，虚劳病所表现的证候是多种多样的。本篇论述了血痹虚劳的病因、病机、脉证的治疗。血痹的发病原因主要是气血不足，感受风邪，血行不畅，阳气痹阻。在症状上以肢体局部麻痹或轻微的疼痛为主；在治疗上，较轻的可用针刺，稍重的用黄芪桂枝五物汤，通阳行痹。

虚劳是以五脏气血虚损的发病机制为立论依据，证型分为气虚、血虚、阴虚、阳虚、阴阳两虚等。由于阴阳两虚证候，有偏胜偏衰，病情复杂，辨证困难治疗上不易达到预期效果。

虚劳病病机的特点是重视阴阳两虚，这是因为虚劳病乃是由五劳、七伤、六极所导致的慢性衰弱性疾病，多由脏腑的阴虚或阳虚开始，病至后期或严重的，可以阳损及阴，阴损及阳，从而导致阴阳不协调，出现阴阳两虚的证候。

《金匮要略》所说的虚劳病，虽然在病机上重视阴阳两虚，但实质上还是偏于阳虚的一面，所以治法上以甘温扶阳为特点。虚劳病是阴阳气血皆不足导致的阴阳失调，各走极端的病证，症状表现错综复杂，与单纯阴虚或阳虚者大有区别，因此治疗上不能草率行事，简单地治热治寒，以寒治热，而必须用甘温扶阳之品，培补气血生化之源，使气血充裕，阴阳协调，则偏寒偏热的症状可以随之消失。《灵枢·终始》云"阴阳俱不足，补阳则阴竭，泻阴则阳脱。如是者，可将以甘药，不可饮以至剂"，就是指这种情况。

虚劳病在治疗上的特点，对五脏虚劳重视脾肾，治法上重视甘温扶阳。肾为先天之本，是真阳真阴所寄之处；脾为后天之本，是气血荣卫化生之源，故补益脾肾也就是"治病必求本"，是虚劳治本之法。脾肾两虚证治疗在本篇作为重点论述。

治疗虚劳病所用方剂加附方：诸脏都虚，调营卫，补脾胃，营卫和，脾胃健，病自可康愈，故以小建中汤主治；比较重的用黄芪建中汤治疗；单独肾虚则用八味肾气丸治之；肾虚兼有遗精、梦交的，是阴虚影响到阳虚，用桂枝龙骨牡蛎汤；遗精、梦交的纯属阳虚的用天雄散。以上偏于阳虚。偏于阴虚、出现各种虚劳不足证候时，应当养脾阴，扶正祛邪用薯蓣丸主治；虚烦不得眠的，用酸枣仁汤；如果瘀血凝滞，虚劳干血，用大黄䗪虫丸祛瘀生新。这八方中有六方以温调补脾气，说明仲景在治疗虚劳病时，补脾重于补肾。《金匮要略》论虚损十方，七方中有桂枝，说明仲景治疗虚劳病注重温通阳气，温通经脉，温阳化气，说明阳气是生命活动之力，扶助阳气在治疗虚劳病中起重要作用。

〔附方〕《千金翼》[1] 炙甘草汤—云复脉汤：**治虚劳不足、汗出而闷，脉结[2]悸，行动如常，不出百日，危急者十一日死。**

注：

（1）《千金翼》：指《千金翼方》，唐代孙思邈著。

（2）脉结：脉来缓慢而时有歇止。

语译： 此方即《伤寒论》中的炙甘草汤，脉结属营气运行不畅，心悸是心血亏虚，心失所养，营气濡滞，血脉亏虚更兼汗出，汗为心之液，汗多更加耗血，是血液枯槁，即使素日行动如常，不久也会因阴耗阳微而发病。

甘草四两，炙　桂枝　生姜各三两　麦门冬半升　麻仁半升　人参　阿胶各二两　大枣

三十枚　生地黄一斤

右九味，以酒七升，水八升，先煮八味，取三升，去滓，内胶消尽，温服一升，日三服。

方解：人参、桂枝、甘草、生姜温养阳气，阿胶、麦冬、火麻仁、生地黄、大枣滋养阴精，阴凝之邪非阳不能温化，人体阳气必赖机体阴血充盛的滋养而循行。清酒具熟谷之味，五谷之精，水谷之悍气，助药力循行营卫。诸病配合，阳气充盛，血液充盈，脉行如常。

《肘后》獭肝散：治冷劳[1]**，又主鬼疰**[2]**一门相染。**

注：

（1）冷劳：指寒性虚劳。

（2）鬼疰：即瘵疰（zhài zhù 债住），指具有传染性痨病。

语译：獭肝，《名医别录》载其味甘，主治鬼疰蛊毒，止久嗽。《药性论》谓味咸，微热，治上气咳嗽，劳损疾，瘦病。可见獭肝甘、温能补虚，尤能止咳宁嗽，用治冷劳和鬼疰。

结　语

本篇论述了血痹虚劳的病因病机、脉证治疗。血痹发病的主要原因是气血不足、感受风邪、血行不畅、阳气痹阻。症状上以肢体局部麻痹或轻微的疼痛为主。治疗上较轻的可用针刺的方法，较重的可用黄芪桂枝五物汤治疗，目的在于通阳行痹。

本篇论述以五脏气血虚损的发病机制为主要依据，其证型可概括为气虚、血虚、阴虚、阳虚以及虚中夹杂及阴阳两虚等，病情复杂辨证困难，在其治疗上很难达到预期效果。

本篇分析虚劳病治疗特点，五脏虚劳应重视脾胃，治疗上甘温扶阳，重视脾阳、心阳、肾阳。肾为先天之本，真阴真阳所寄之处；脾胃为后天之本，是水谷精微化生之处，故补脾胃是虚劳治本之法。事实证明，虚劳病发展阶段中，往往先表现为脾胃虚弱证，故本篇作为重点论述。

本篇所用的方剂，附方除外，共八首，其中五方有桂枝，可见治疗虚劳一定要扶助阳气。如用薯蓣丸治疗风气百疾，诸不足；虚烦不眠，用酸枣仁汤养阴除烦；虚劳干血，用大黄䗪虫丸祛瘀生新；阴阳两虚用小建中汤甘温建中，甚者用黄芪建中汤，温中补虚；虚劳失精用桂枝加龙骨牡蛎汤甘温摄精，甚者用天雄散补阳摄精；虚劳腰痛用八味肾气丸温补肾阳。由此可见仲景在治疗虚劳病时，一定会温运阳气，补脾重于养肾。这些都是后世治疗虚劳的常用方剂，后世诸方治疗虚劳病在上述方剂的基础上衍生出来。

肺痿肺痈咳嗽上气病脉证并治第七

论三首　脉证四条　方十六首

便　读

本篇论述肺痿、肺痈和咳嗽上气病证治。古人说肺虚成肺痿，肺实成肺痈，肺气郁逆成咳嗽上气。这三种病证在病因病机上虽各有不同，但其病变多在肺系，病理变化也存在相互联系和相互转化的关系，故合为一篇讨论。

咳嗽上气以上气为主，上气是指气急喘逆。不是肺痿、肺痈和上气的咳嗽，则不属于本篇范畴，这些病的共同点是症状都表现在呼吸系统。

一、肺痿

（一）病因

热在上焦，因咳，或过分出汗，或呕吐，或因消渴而小便过多，或因大便秘结而又用攻下药，反复地伤亡津液，因而成为肺痿。

（二）证治

有虚实寒热之分，虚热的有咳嗽，浊唾涎沫，寸口脉数或虚数，热在上焦，治宜麦门冬汤清热润肺。

肺中虚冷，虚寒肺痿，口吐涎沫，不咳嗽，不渴，遗尿或小便数，肺中冷，多涎唾，治宜甘草干姜汤甘辛合用，是温肺复气的方法。

虚寒、虚热肺痿两者均为慢性衰弱疾患，且多续发于其他疾病或误治之后，因肺脏痿弱而引起，主要症状为多唾涎沫。

二、肺痈

（一）病因

风热之病毒入肺，郁而生热，风热郁结不解而热熏灼、热腐气血而成。

（二）症状

咳嗽吐脓血，咳即胸中隐隐痛，口咽干燥，时辟辟作响，脉滑数或实数。

（三）治法

病之初萌芽时易治，至脓成后，则难处理。溃脓轻证，咳嗽胸满，振寒，咽干不渴，唾浊痰腥臭，或吐脓如粥可用桔梗汤。

如属病邪壅实，肺气上逆，喘不得卧，宜用峻猛的葶苈大枣泻肺汤主治。

三、咳嗽上气

（一）症状

上气咳嗽，上气有虚实之分，实则喘而燥（肺胀）欲作风水，虚则喘息摇肩，面部浮肿，脉浮大，或同时下利，难治。

（二）辨证论治

表邪引动寒饮所致：其证咳嗽气喘逆，喉中辘辘有声，像蛙鸣，治疗上以宣散表邪、降逆气蠲痰饮为主，治以射干麻黄汤。

痰浊壅塞于肺过盛：出现咳嗽气逆，时时吐浊唾黏痰，只能坐不能卧，治以皂荚丸。

风寒挟痰：咳嗽上气，浮肿，治以厚朴麻黄汤。

结饮停水：咳嗽上逆，脉沉，治以泽漆汤逐水通阳、止咳、平气。

虚火咳逆，火逆上气：咽喉燥而不通利，是虚火上炎、津液干枯所致，治以麦门冬汤。

气壅肺胀：由外邪内饮所致，咳嗽气逆剧烈、两眼如脱出状，脉浮大，治以越婢加半夏汤。

水积肺胀：外有风寒内蓄寒饮所致，咳嗽痰涎而嗽，烦躁不安，脉浮，治以小青龙汤加石膏、麻黄、白芍、桂枝、细辛、干姜、甘草、半夏、五味子，散寒化饮清热。

肺的生理：一是宣发。肺主治节、发散，是指由于肺气推动，使气血津液敷布全身，内而脏腑经络，外而肌肉皮毛，《灵枢·决气》云："上焦开发，宣五谷味，熏肤充身泽毛，若雾露之溉。"上焦开发，是指肺的宣发作用。二是肃降。清肃下降，以脏腑活动规律，一般在上者以降为顺，在下者以升为和，肺居胸中，其气机以清肃下降为顺，以促进气血津液的运行并使之下降，保持肺气清宁。若肺失肃降而上逆，肺气郁闭，则胸闷、咳嗽、喘息。肺的宣发与肃降是相辅相成的关系，从宣发和肃降的功能来看前者向外发散，后者向内收敛，内与外，散与敛是相互对立统一，肺有肃有降，气能出能入，气道通畅呼吸均匀。

咳嗽上气根据临床症状而辨证。比如咳嗽症状，咳嗽的病情紧迫或舒缓，是呛咳或连咳不已，是咳声紧闷重浊不舒，还是咳声清扬高亢，咳声偏于上部还是中下部，咳嗽是新发还是宿疾，咳嗽的时段是夜晚还是清晨，痰液是稀薄还是浓稠，痰色是浅还是深，咳嗽是否兼喘，这些都是咳嗽这一临床症状的识别，然后对症状进行辨证。这是中医基本功，现在却被忽略，因此辨证不细不精不确。西医诊断凭理化检查，理化检查越细致越深入，诊断就越准确。中医没有化验单或化验单没有阳性指标，靠对症状的细致深入观察认识辨别，这就是中医的化验单。

咳嗽是一种症状，多种病都可以出现，咳与喘多同时出现，本篇论述的喘嗽，一部分见于第十二篇中。不同的是，第十二篇所论述的偏寒，本篇大都寒湿夹杂，这类咳嗽的机理多属水饮内停，风寒外束，郁而化热，形成寒包火的局面，俗称痰火病，多表现为实证，在哮喘病、慢性气管炎急性发作都可出现。

原文：

第一条 问曰：热在上焦者，因咳为肺痿。肺痿之病，从何得之？师曰：或从汗出，或从呕吐，或从消渴[1]，小便利数，或从便难，又被快药[2]下利，重亡津液，故得之。曰：寸口脉数[3]，其人咳，口中反有浊唾[4]涎沫[5]者何？师曰：为肺痿之病。若口中辟辟[6]燥，咳即胸中隐隐痛，脉反滑数，此为肺痈，咳唾脓血。脉数虚者为肺痿，数实者为肺痈。

注：

（1）消渴：病名详见第十三篇。

（2）快药：巴豆一类攻下药。

（3）寸口脉数：此处指寸、关、尺三部脉象。

（4）浊唾：稠痰。

（5）涎沫：稀痰。

（6）辟辟：形容干燥。

语译：条文可分三段看：从开始到"故得之"为第一段，叙述肺痿的成因；从"寸口脉数"至"咳唾脓血"为第二段，指出肺痿、肺痈的主证。最后一段，从脉象上辨明肺痿、肺痈的鉴别诊断。

肺痿病情虽有虚寒与虚热两种，临床多属于虚热，因热在上焦，肺气熏灼，气逆而咳，咳则肺津耗伤，肺气痿弱不振，因而形成肺痿。形成上焦有热的原因很多，或因发汗过多，或呕吐频作，或因消渴小便利数，或因便难复攻利太过等。上述诸多因素均可"重亡津液"，津液伤则阴虚，阴虚则生内热，内热熏灼肺脏，故而形成本病。

"寸口脉数"是热在上焦的脉象。上焦有热，肺被熏灼，肺气上逆因而作咳，阴虚有热，肺叶枯萎，理应干咳无痰，反咳吐浊唾涎沫，这是因为肺气痿弱，通调失司，不能敷布脾气上散津液，又为肺中热邪熏灼，以致形成稠痰白沫，随肺气上逆而吐，这是虚热肺痿的特征。如果口中感受辟辟干咳，咳嗽胸中隐隐作痛，脉象又见滑数的，这是热邪在肺，热腐成痈之候。由于热聚成痈，肺中邪实故而咳则胸中隐痛，痈溃脓出，故咳吐脓血，为实热之证，故脉见滑数。

肺痿、肺痈的病变均在肺，属热，但肺痿是阴虚有热，肺痿不荣；肺痈是热聚肺溃，壅塞不通，病情一虚一实，迥然有别。脉象反应，肺痿为脉数而虚，肺痈脉数而实。

按语：本条论述肺痿的成因和肺痿、肺痈的主证及鉴别诊断。《金匮要略心典》云："其人咳，咽燥不渴，多唾浊沫，则肺痿肺痈二证多同，惟胸中痛，脉滑数，唾脓血，则肺痈所独也。比而论之，痿者萎也，如草本之萎而不荣，为津亡而肺焦也；痈者壅也，如土之壅而不通，为热聚而肺溃也。故其脉有虚实不同，而其数则一也。

第二条 问曰：病咳逆，脉[(1)]之何以知此为肺痈？当有脓血，吐之则死，其脉何类？师曰：寸口脉微[(2)]而数，微则为风，数则为热；微则汗出，数则恶寒。风中于卫，呼气不入；热过于营[(3)]，吸而不出。风伤皮毛，热伤血脉。风舍[(4)]于肺，其人则咳，口干喘满，咽燥不渴，多唾浊沫[(5)]，时时振寒[(6)]，热之所过，血为之凝滞，畜[(7)]结痈脓，吐如米粥。始萌[(8)]可救，脓成则死。

注：

（1）脉：动词，诊脉。

（2）微：作"浮"字解，《医宗金鉴》言"脉微之三'微'字，当是三'浮'字"。

（3）风中于卫，呼气不入；热过于营，吸气不出：风中于卫，邪浅，患者抵抗力强，热邪可由呼气排出而不入于内；热过于营，邪深，抵抗力减弱，热毒随吸气深入内部而下，不容易出来。过，作"至"字解，"热之所过"同。

（4）舍：作"留"字解。

（5）浊沫：即第一条的"浊唾涎沫"。

（6）振寒：寒战，是内热甚，外形体冷。

（7）畜：同"蓄"。

（8）始萌：指病的开始阶段。

语译： 问：给咳逆气逆的病人切脉之后，怎么知道他得了肺痈呢？怎么知道他肺里有脓血，咳吐脓血很严重，甚至可以致死？是否结合病情分辨一下患者的脉象？老师答道：肺痈病的进展是有层次的，遇到初期的病人，寸口脉是浮而数的，浮脉是风邪的象征，数是发热的现象，有风热之邪则会产生自汗，发热则恶寒。

病之初第一步风中于卫的情况，在这个阶段，热邪能随呼吸而出；如果继续发展，热毒随吸气到了内部，进入营血部位，邪气就不容易出来了。从此上情况分析：前者仅仅是风邪伤了皮毛的轻症，后者是热邪伤于营血的重症。风邪中于卫之后，如果风邪由卫内袭于肺，病人就会发生咳嗽、口干、胸满、咽喉虽干却不渴饮、常常咳出浊痰、寒战等症状。这是病情比较严重的。如果此阶段不适当治疗，病进一步发展，由于肺热炽盛，血遇到大热熏灼而瘀凝，并可蓄结化痰，吐出如米粥状的实痰。这在病初起阶段尚可治疗，最后形成脓血，就危及生命了。

按语： 本条论述肺痈的病因、病机和预后。肺痈由感受风热病毒引起，故脉象是寸口脉浮而数，"微则为风，数则为热"是从脉象说明病机。从病邪性质分析，风热不同于风寒，故每见浮数之脉，当感受风热之后，肌表卫气受伤；腠理疏泄，因而出现发热、汗出、恶寒等表证，因此又说"微则汗出，数则恶寒"。

肺痈病咳吐脓血，从一般情况来看，多在溃脓期，此时气血已经亏损，若再用吐法，会导致预后不良，"吐之则死"，故曰肺痈忌吐，"死"字具有警诫之意。

从条文内容分析，肺痈病变过程，可分为三个阶段，即表证期、酿脓期、溃脓期。

表证期即条文所说的"风伤皮毛"阶段。症状多为恶寒发热，有汗，咽喉干燥，发痒，脉浮数等，由于风热侵犯卫分，故首先见于表证。

酿脓期即条文所说的"风舍于肺"阶段。症状为咳嗽口干，喘满咽燥口渴，胸痛，咳吐臭痰，时时振寒，脉象滑数或数实。由于风热内壅，肺气不利，气不布津，痰涎内结，瘀热成痈。

溃脓期即条文所说的"脓成"期。症状为咳吐脓血，腥臭异常，形如米粥，此时胸痛和时时振寒的证候仍然存在。由于风热内壅，肺气不利，气不化津，痰涎内结，瘀热成痈。

条文中"脓成则死"之说，不可拘泥。《兰台轨范》曰"肺痈之疾，脓成亦有愈者"，可知肺痈经合理治疗，亦有可以治愈的，联系条文"始萌可救"，其意说肺痈早期积极治疗可以逆转病势，等到脓成再治，就比较困难。至于"呼气不入""吸而不出"，大意是说风中于卫则病邪容易驱出，而至热入营血则病毒很难排出。

肺痈初期一般有发热恶寒的表证，但在病机上与伤寒太阳表证有所不同。因为这种表证是肺经热邪所致，即前人所谓"肺家气分之表"，只有病灶消失后，这种寒热才能消尽。若肺痈初期服解表药而"热不退者"即"汗出辄复热"，即应迅速转予清肺泻肺，切勿一味解毒延误病机。

体会： 肺痈的成因是由于感受风热之邪，即"寸口脉微而数，微则为风，数则为热"，感受风热以后，肌表卫外失固，出现发热、汗出、恶寒等表证，所以说"微则汗出，数则恶寒"。而"风中于卫，呼气不入；热过于营，吸而不出"指出了肺痈的两个阶段，风温在卫分阶段及营热熏灼阶段，卫分证病机，风伤皮毛，症状"微则汗出，数则恶寒"。气分症状为，因肺主气，"其人则咳，口干喘满，咽燥不渴，多唾浊沫，时时振寒"；营热熏灼期的症状为"热过于营，吸而不出""热之所过，血为之凝滞，畜结痈脓，吐如米粥"。下文又谈到预后，"始萌可救，脓成则死"。此上条文，每两句一对，层层递进，由浅入深，不仅方便读者阅读记忆，并且论述深刻，引导读者由表入里、由粗到精地认识肺痈。

第三条 上气面浮肿，肩息，其脉浮大，不治，又加利尤甚。

第四条 上气喘而躁者，属肺胀[1]，欲作风水[2]，发汗则愈。

注：

（1）肺胀：主要症状是肺部虚满而咳喘。

（2）风水：病名，详见第十四篇。

语译： 患气喘的病人，兼有颜面浮肿，呼吸困难到两肩摆动的动作，脉象浮大，为预后不良之征象。如有腹泻就更加危险了。气逆喘息兼有烦躁不安的，这属于肺胀病，由于肺内有病，将要发生风水浮肿的证候，用发汗的方法可以治愈。

按语： 对比两条文字，第三条言虚。辨证要点为"其脉浮大，不治"，喘而见脉浮大无根，是肾气衰竭，不能摄纳，阳气外越，病情危重，若再见下利，则为阳脱于上，阴竭于下，阴阳离决，故尤为险恶。此种证候，大都见于久病，若抢救及时，亦不定是"不治"之症。

第四条论述实喘，形成肺胀的原因。多是多年风寒外束，寒饮内停，肺失宣肃，邪气内闭引起，肺气胀满，气机不利，故气喘烦躁。肺为水之上源，主通调水道，下输膀胱；今肺气壅塞，不能通调水道，下输膀胱，风遏水阻，以致水气溢于肌表，可以转为风水浮肿的证候。治疗应该用发汗的方法，使水饮与外邪从汗而解，故曰"发汗则愈"。

"肺胀"两字是病机的概括，也意味着实证，"欲作风水"说明已具有初步面部浮肿现象。第四条未言脉，从第三条分析，应该是脉浮或浮大，与第三条不治之症有相似之处，第四条的脉是浮而有力，第三条是浮大而虚，故第三条是"不治"之证，第四条是"发汗则愈"。一虚一实，并列于此，通过分析比较，告诫医者，应虚实明鉴，以免发生"虚虚实实"之祸。

第五条 肺痿吐涎沫而不咳者，其人不渴，必遗尿，小便数，所以然者，以上虚不能制下故也。此为肺中冷[1]，必眩[2]，多涎唾，甘草干姜汤以温之[3]。若服汤已渴者，属消渴。

注：

（1）肺中冷：即肺中虚寒的肺冷症，在吐涎沫方面类似肺痿，但是不咳嗽，应与肺痿这种燥热症严格区分。

（2）眩：指眩晕，可由多种原因引起，水饮是眩晕病因之一。

（3）以温之：《脉经》为"温其脏"，无"若服汤已渴者，属消渴"；《千金》为"若温者，属消渴法"，作小注。

语译： 肺痿症吐痰涎沫而不咳者，不口渴，经常遗尿、小便频数，之所以如此，是因为肺虚不能够通调水道约束水的排泄。这是肺的虚寒证。病人如有头晕、涎唾多等症状，可以用甘草干姜汤来温补。如果病人服汤剂以后感觉不渴，就属于消渴症。

甘草干姜汤方：

甘草四两，炙　干姜二两，炮

右㕮咀，以水三升，煮取一升五合，去滓，分温再服。

方解：本方治肺中虚冷。甘草甘温，补虚益气，干姜（炮）辛热，温肺祛寒，甘辛合用，为温肺复气之剂。

肺痿的主因为上焦肺热致咳嗽，经治不当，耗伤肺经之津液所致，亦可继发为其他疾病，因津液一再受损而成肺痿。总之，肺为娇脏，阴虚燥热，津液耗损，肺失濡润，渐致枯萎不荣。正如《临证指南医案》所云："肺痿一症，概属津枯液燥，多由汗下伤正所致。夫痿者，萎也，如草木之萎而不荣，为津亡而气竭也。"

肺痿症患者口中常吐大量浊唾涎沫，此因肺热叶焦，则清肃之令不行，水精四布失度，脾气散精归于肺，而肺不仅不能自润其干，亦不能洒沉于脏腑，外输精于皮毛，其津留贮胸中，得热煎熬变为涎沫侵肺作咳。唾而不已，故口者愈干，唾者自唾，愈唾愈干，痿病成矣。半夏功用下逆气，止浊唾，然必定是治标之品，非治本也，基本由肺热叶焦，故必得麦冬、人参、甘草、粳米、大枣益养肺胃之阴，亦是治本之法。

了解肺痿的成因，可完全预防肺痿的发生，其法为：一是迅速治疗外感病，以免迁延失治耗伤肺津而成肺痿；二是虚人疾病，不可孟浪用药伤津劫液，汗、吐、下法要审慎，温燥之品休乱投。

肺痿之证极易误诊、误吐。因其病有咳嗽，或者轻度发烧，往往易被误诊为外邪未解，而用宣肺解表药。然愈投解表药则肺阴更易耗伤，虚其虚也。又因肺痿之病，有咳嗽，甚则气喘，吐白色浊唾涎沫，其量甚多，故常易误诊为痰饮而用温阳化饮药。因肺痿之证是咳嗽吐浊涎沫，最容易与痰饮相混。

甘草干姜汤治肺，吴谦等在《医宗金鉴》中注此条云：若似肺痿之吐涎沫而不咳者，此为肺中虚冷，非为肺中成热痿也。可知肺痿完全是一个热在上焦、重亡津液、脉数虚的燥热证，而甘草干姜汤证并非热在上焦，而是寒在上焦，并非重亡津液，而是津液不化，更不是脉数虚，而是脉虚弱或迟弱。

按语：本条论述虚寒肺痿的证治。肺痿类似后世所说的虚咳或劳嗽，临床上以阴虚火旺者多见，若病人素体阳虚，或失治或病程经久，亦可由虚及阴阳而转变为虚寒肺痿，当使用甘草干姜汤。

临床用甘草干姜汤治胃脘痛、吐酸、脘腹胀、腹泻、胸痹之胸背彻痛、咳喘、经期腹痛，辨证确属寒证，脉沉迟，苔白，舌淡，不渴，无热象，恶寒，方为确当。

第六条　咳而上气，喉中水鸡声[1]，射干麻黄汤主之。

注：

（1）水鸡声：形容喉中痰声如蛙鸣。

语译：喘则呼吸急促，哮则喉中有水声。病人咳嗽气喘，喉中痰鸣如蛙声，用射干麻黄汤主治。

射干麻黄汤方：

射干十三枚_{一法三两}　麻黄四两　生姜四两　细辛三两　紫菀三两　款冬花三两　五味子半升　大枣七枚　半夏（大者，洗）八枚_{一法半升}

右九味，以水一斗二升，先煮麻黄两沸，去上沫，内诸药，煮取三升，分温三服。

方解：射干开痰结，麻黄开肺郁，生姜、细辛散寒行水，款冬花、紫菀、半夏止咳化痰，大枣健脾，五味子配生姜、细辛，一收一敛，共收镇咳之攻，一方兼解表润里，邪去正气行，结开而津液复之效。

第七条 咳逆上气，时时吐浊，但坐不得眠，皂荚丸主之。

语译： 咳嗽气喘，时常吐稠浊痰，只能坐而不能平卧的，用皂荚丸主治。

按语： 本证痰浊壅盛，肺气上逆之故，因痰浊胶固不解，虽吐之而喘咳不减，可导致痰壅气闭而死。

皂荚丸方：

皂荚八两，刮去皮，用酥炙 [1]

右一味，末之，蜜丸梧子大，以枣膏和汤服三丸，日三夜一服。

注：

（1）酥炙：酥是牛羊乳所制成的油，皂荚经酥炙后，脆而容易研末。

方解： 皂荚开诸窍，逐风痰，涤痰去垢，痰垢驱除之后，疏通气道，宣通结聚，舒畅经脉，皂荚作用迅猛，故用量只有梧桐子大三丸，是取峻药缓收之意，用枣汤调服以兼顾脾胃。

第八条 咳而脉浮者 [1]，厚朴麻黄汤主之。

注：

（1）咳而脉浮者：本方证只此五字，《千金》亦载本方，药味相同，列症较详细，可供参考，如"咳而大逆上气"（即脾胃之气，大逆而上），胸满，喉中不利，如水鸡声，其脉浮者，用厚朴麻黄汤方主治。

语译： 咳嗽而脉浮的，用厚朴麻黄汤主治。

厚朴麻黄汤方：

厚朴五两　麻黄四两　石膏如鸡子大　杏仁半升　半夏半升　干姜二两　细辛二两　五味子半升　小麦一升

右九味，以水一斗二升，先煮小麦熟，去滓，内诸药，煮取三升，温服一升，日三服。

方解： 厚朴麻黄汤散饮降逆、止咳平喘。本条未叙述症状，但点出外感未解（咳而脉浮）。厚朴麻黄汤包括解表、平喘、止咳、清热几种方法，故用药近似小青龙汤加石膏汤，偏于外解。厚朴、杏仁降气平喘；麻黄、细辛解表定喘；干姜、五味子是咳逆上气的核心药物，温化水饮，平喘止咳，五味子益气温饮、干姜辛温温开，两药同用效佳；石膏配麻黄，清热平喘，麻黄协助石膏除烦热；半夏化痰；小麦和中养正气。因为是干小麦，不易煮出汁，故先煮熟，然后与诸药同煮。

第九条 脉沉者 [1]，泽漆汤主之。

（方歌：泽漆紫参半夏前，姜枣参桂黄芩添）

注：

（1）脉沉者：《千金》云"夫上气其脉沉者，泽漆汤主之"，方中紫参作紫菀、桂枝作桂心。

语译： 咳嗽而脉沉者，用泽漆汤主治。

泽漆汤方：

半夏半升　紫参五两—作紫菀　泽漆三斤（以东流水五斗，煮取一斗五升）　生姜五两　白前五两　甘草　黄芩　人参　桂枝各三两

右九味，㕮咀，内泽漆汁中，煮取五升，温服五合，至夜尽。

语译： 第八条、第九条从脉象上分辨咳喘的病位和治法。第八条"咳而脉浮"的"浮"字，指脉象，同时也是病机的概括，脉浮本主表，而病邪在上的脉亦浮。可知该条的病机是

病近于表而邪盛于上。其具体症状为咳嗽喘逆，胸满烦躁。咽喉不利，痰声辘辘，但头汗出，倚息不能平卧，脉浮苔黄滑腻等，用厚朴麻黄汤主治。

第九条"脉沉者"是承第八条"咳而脉浮"陈述，咳而脉沉，沉为在里，故"脉沉"二字，亦概括水饮内停、喘咳身肿病机，水饮内停，上迫于肺，则为喘咳；外溢于表，则为身肿。水饮内停之故，由脾虚不运之由，故用泽漆汤逐水通阳，止咳平喘。

方解： 泽漆辛、苦、微寒；大戟苗较之寒性虽减，而破瘀清热利水降气有同功，且性缓于大戟，利水消肿，化痰散结，杀虫；紫参利大、小便以逐水。上部用半夏开之，黄芩泄之，生姜、桂枝升散之，人参、甘草补益之，白前助紫参以润之。诸药配合，一方之中集扶正、祛邪、化痰、温、清等法，是治疗、预防肺胀急病缓治良方。

按语： 方中紫参可能为紫菀之误。本方证须与厚朴麻黄汤证参看。厚朴麻黄汤证咳而脉浮，病机在表，故麻黄为主以宣肺。而泽漆汤证可见咳而脉沉，病机在里，故以泽漆汤为主，泻火清化痰（注意泽漆用量特重），同一清热方药彼有石膏，此用黄芩，表里有别。脉沉意味着久病，治实必顾其虚，故方中加人参，与彼方略佐小麦扶正安中者也有不同。本方清温并用，虚实兼治，集扶正、祛邪于一方，于虚实夹杂、久病痰多之证有应用之机会。必须指出，这里的脉浮、脉沉，只是病机对立，方药做出原则上指导，不能理解一见咳而脉浮、咳而脉沉就用此方，临证时，在分辨表里病机不同的前提下，作为参考应用，甚至不可拘泥此方。

第十条 火逆上气，咽喉不利，止逆下气者，麦门冬汤主之。

语译： 肺胃之气向上冲逆得很厉害，咽喉部感到干燥不舒服的，以止气下逆的方法治疗，用麦门冬汤主治。

按语： 本条论述火热肺痿的证治。本条言出"上气"由于火逆者，则其治法与由于寒饮者不同，麦门冬汤证主因津液枯燥，虚火上炎，主证是咳而上气，咽喉不利。

麦门冬汤方：

麦门冬七升　半夏一升　人参三两　甘草二两　粳米三合　大枣十二枚

右六味，以水一斗二升，煮取六升，温服一升，日三夜一服。

方解： 这是治火热挟饮致逆的方剂。肺痿为燥热证，应该着重清养滋润。本病虽见证于肺，而其源本于胃，胃阴不足，则肺津不济，治以麦门冬汤，清养肺胃，止火逆而下气，方中重用麦门冬润肺养胃并清虚火；半夏下气化痰，用量很轻，与大量清润药物配伍，则不嫌其燥；人参、甘草、大枣、粳米养胃益气，使胃得养而气能生津。津液充沛，则虚火自敛、咳逆上气等证亦可随之消失。如果火逆甚者，可加竹叶、石膏。

体会： 本方证前人多谓肺痿之属于虚热者，临床上对津液枯燥、肺虚且热的证候，平日治疗患口腔咽喉疾病常伴有心身症的口腔干燥症、慢性咽喉炎、干燥综合征常获得良效。

第十一条 肺痈，喘不得卧，葶苈大枣泻肺汤主之。

语译： 肺痈病，气喘而不能平卧入睡，用葶苈大枣泻肺汤主治。

葶苈大枣泻肺汤方：

葶苈熬令黄色，捣丸如弹子大　大枣十二枚

上先以水三升，煮枣取二升，去枣，内葶苈，煮取一升，顿服。

方解： 葶苈于泄水、平喘治实证有疗效；大枣健脾，缓和葶苈峻烈的药性，逐邪而不伤正气。

〔附方〕肺痈胸满胀，一身面目浮肿，鼻塞清涕出，不闻香臭酸辛，咳逆上气，喘鸣迫塞，葶苈大枣泻肺汤主之。方见上，三日一剂，可至三四剂，此先服小青龙汤一剂，乃进。小青龙汤方见咳嗽门中。

【校勘】《千金》《外台》此条接于前泻肺汤条。

语译：第十一条、附方论述肺痈实证喘甚的治法。

本条指出肺痈起初，缘于风热病毒，热入血脉，浊唾涎沫壅滞于肺，气机被阻，故喘咳不能平卧，属于邪实气闭的实证，故治以开肺逐邪的葶苈大枣泻肺汤。

附方进一步详述应用葶苈大枣泻肺汤的临床症状：痈迫于肺，故胸满而胀；肺病通调失职，水气逆行，故一身面目浮肿；肺窍不利，故鼻塞流涕，不闻香臭酸辛；肺失肃降，故咳逆上气；喘鸣迫塞，由于肺实气闭。故用葶苈大枣泻肺汤开泻肺气。

体会：葶苈大枣泻肺汤为泻肺峻剂，适用于肺痈初起，表证已解，脓尚未成、或已成。而肺痈特甚属于形证具实者，如有表证，宜先解表，表解之后再用此方，或以本方配宣散之药，使邪气从表里透解。如脓成转虚，本方当属禁用。又本方除治疗肺痈外，《金匮要略·咳嗽痰饮病脉证并治》以治支饮不得卧，胸胁胀满，甚则一身面目浮肿，病情属于实证，不论肺痈支饮，辨证皆可施用。

第十二条 咳而胸满，振寒脉数，咽干不渴，时出浊唾腥臭，久久吐脓如米粥者，为肺痈，桔梗汤主之。

语译：风热犯肺，肺气不利，故咳而胸满，振寒脉数，咽干不渴，是病势发展到热伤血脉，热毒蕴蓄，酿成痈脓，则时出浊唾腥臭，吐如米粥状，是肺痈，用桔梗汤主治。

按语：本条论述肺痈成脓的证治。"振寒脉数"是肺痈成脓征象之一，也是病势转重的标志，所以第二条肺痈成脓时有"时时振寒"，这是表证未罢，邪热入里，与恶寒发热的表证虽然有别，"久久"二字表明病势久病转虚，故不用解表药，而用桔梗汤排脓排毒。《外台》即有本方加地黄、当归、白术、败酱草、桑白皮、薏苡仁，亦名桔梗汤，治肺痈成脓后经久不愈、气血衰弱者，可以效法，临床若配用《千金》苇茎汤清热化痰疗效更好。

桔梗汤方：亦治血痹。《千金》《外台》无"亦治血痹"。

桔梗一两　甘草二两

右二味，以水三升，煮取一升，分温再服，则吐脓血也[1]。

注：

（1）则吐脓血也：服药后吐出脓血，病就好了。

方解：桔梗汤中，桔梗祛痰排脓，甘草解毒、清热、泻火补中益气。从临床实践分析，桔梗汤治肺痈属病重药轻，故临床治疗肺痈时多以其加味或以肺痈方化裁，来提高疗效。

第十三条 咳而上气，此为肺胀，其人喘，目如脱状，脉浮大[1]者，越婢加半夏汤主之。

注：

（1）脉浮大：与第三条"面浮肿，肩息"的字面相同，但本条是浮大有力的脉象，重按仍有脉，而第三条重按则空，两者有显著区别。

语译：水饮内停，外感寒邪化热，内外合邪，以致咳嗽上气，这是肺胀病。病人气喘，两眼突出像要脱出眼眶，脉浮大而有力者，属水饮挟热上逆，用越婢加半夏汤主治。

按语：本条论述饮热郁肺的咳喘证治。

越婢加半夏汤方：

麻黄六两　石膏半斤　生姜三两　大枣十五枚　甘草二两　半夏半升

右六味，以水六升，先煮麻黄，去上沫，内诸药，煮取三升，分温三服。

方解：越婢加半夏汤宣肺泄热、降逆平喘，方中重用辛温麻黄、辛寒石膏配伍，发越水气兼清里热；生姜、半夏散水降逆；甘草、大枣安中以调和诸药。

第十四条 肺胀，咳而上气，烦躁而喘，脉浮者，心下有水，小青龙加石膏汤主之。

语译：肺胀，咳嗽气逆，烦躁喘促，脉象浮，是外感风寒而内有寒饮郁热，用小青龙加石膏汤主治。

按语：本条论述寒论挟热咳喘证治。

小青龙加石膏汤方：《千金》证治同，外更加胁下痛引缺盆。

麻黄　芍药　桂枝　细辛　甘草　干姜各三两　五味子　半夏各半升　石膏二两

右九味，以水一斗，先煮麻黄，去上沫，内诸药，煮取三升，强人服一升，羸者减之，日三服，小儿服四合。

方解：方中麻黄、桂枝解表散寒、宣肺平喘；芍药配桂枝调和营卫；干姜、细辛、半夏温化水饮散寒降逆，配以五味子之收敛是散中有收，以防肺气耗散太过之弊，加石膏以清热除烦，麻黄相协且可发越水气。

按语：肺胀咳喘之证，病因甚多，虽同属内外合邪、肺气胀满之证，由于病因不同，在病机表现上也就各有差异：小青龙加石膏汤证是由内饮外寒饮甚于热，故用麻黄配桂枝宣散表邪，配细辛、干姜以散水气，佐少量的石膏以清郁热。越婢加半夏汤证是饮热互结，热甚于饮，故重用石膏，配麻黄以发越水气。

射干麻黄汤与小青龙汤证主治基本相同，不同之处在于：射干麻黄汤以射干为主药，其性平味苦，前人用辛（辛散）、通（通达）、泄（泄水）、降（降气）四字概括其功能，擅治肺家顽痰，攻偏于上，方中冬花、紫菀皆温润之品，虽有麻黄、细辛、半夏，但全方温而不燥；小青龙汤以麻黄、桂枝、细辛、干姜、半夏并用，温而偏燥。哮喘虽有寒证、热证、寒热错杂证，但射干一药，只要配伍适宜均可施用。

此方配伍麻黄等药，用之治冷哮可获良效。然而治冷哮发作治标之方，此方先治标，待哮喘平息再治其本。对肺肾阳虚病情轻的，可继用本品加白果与参茸黑锡丸标本同治，有一定远期疗效。哮喘发作，往往感冒是诱因，加用玉屏风散与三拗汤合用，黄芪应用大量，一般30～40g，最大可用至90～120g，配合参蛤散加鹿茸粉。此方作散口服，亦可加生晒参与党参。

治热哮，治标用麻黄杏仁甘草石膏汤加射干、白果，治本用都气丸滋阴收纳肾气；治寒热错杂哮，治标用白果定喘汤病；久则气阴两伤，用二参（西洋参或沙参）、二百（百合、百部）、二海（海蛤粉、海浮石）、二子（五味子、枸杞子）益气养阴、润肺化痰、敛肺滋阴，可获良效。

小青龙汤加石膏汤、射干麻黄汤、厚朴麻黄汤、越婢加半夏汤，此四方基本上都属小青龙汤的变化衍生方，都是以麻黄为主药，表邪显著，必麻黄、桂枝同用，除烦躁必用石膏，除寒饮必用干姜（或生姜）、细辛、五味子、半夏（射干麻黄汤、厚朴麻黄汤、小青龙加石膏汤都有此四味药，可见这四味药为治肺胀咳喘核心药物，越婢加半夏汤有生姜、半夏两味），化痰湿可用厚朴、杏仁，镇咳逆可用冬花、紫菀。

〔附方〕《外台》炙甘草汤：治肺痿涎唾多，心中温温液液 [1] 者。方见虚劳中。

注：

（1）温温液液：形容泛泛欲吐的样子。

方解： 炙甘草汤是滋润剂，适用于肺痿病，较麦门冬汤力量大。

《千金》甘草汤：

甘草炙，二两[1]

右一味，以水三升，煮减半，分温三服。

注：

（1）二两：原书治症及药量缺，徐镕据《千金方》补入。

方解： 此方原出《肘后》。甘草清热，平咳，止渴，下气，药虽一味，但能滋养，合乎治疗肺痿原则，宜用于肺痿轻症。

《千金》生姜甘草汤：治肺痿，咳唾涎沫不止，咽燥而渴[1]。

生姜五两　人参三两　甘草四两　大枣十五枚

右四味，以水七升，煮取三升，分温三服。

注：

（1）咽燥而渴：肺痿病的咽喉干燥，并不口渴引饮。据《外台》引《集验方》载有本方，其主治下有小注"一云不渴"四字，可能原文为"咽燥不渴"，传抄误为"咽燥而渴"。"大枣十五枚"，《千金》原方是"十二枚"。

方解： 甘草、人参、大枣重在补脾，配生姜以健脾，本方治肺痿，药力较炙甘草汤、麦门冬汤为轻，较甘草汤为大。

《千金》桂枝去芍药加皂荚汤：治肺痿吐涎沫[1]。

桂枝三两　生姜三两　甘草二两　大枣十枚[2]　皂荚一枚，去皮子炙焦

右五味，以水七升，微微火煮取三升，分温三服。

注：

（1）吐涎沫：《千金》原方作"吐涎沫不止"。

（2）大枣十枚：《千金》原方为"大枣十二枚"。

方解： 桂枝去芍药加皂荚汤是平喘攻痰的重剂，只能用于实证。肺痿是虚证，忌攻伐，用本方治肺痿，与一般治疗规律不合，应存疑。

《外台》桔梗白散：治咳而胸满，振寒脉数，咽干不渴，时出浊唾腥臭，久久吐脓如米粥者，为肺痈。

桔梗白散方：

桔梗　贝母各三分　巴豆一分，去皮，熬，研如脂

右三味，为散，强人饮服半钱匕，羸者减之。病在膈上者吐脓血，膈下者泻出，若下多不止，饮冷水一杯则定。

注：《外台秘药》说桔梗白散引自《伤寒论》。第一句作"咳，胸中满而振寒"，"米粥"作"粳米粥"，"巴豆"作"去皮心"，"吐脓血"作"必吐"。

方解： 本方所列证治完全和桔梗汤相同。桔梗汤治肺痈极轻症，白散方是治病情很重的肺痈症。桔梗入肺经，开提肺气，载药上行，助胃气从中焦开始，胃游溢精气，使气通达到肺，布达周身，所以从脾胃通畅三焦之络。肺治节，使精微物质向外通达全身，开提肺气，使肺气通达，大气转动。湿热火毒壅滞于肺，稠黏痰浊阻于肺，故贝母作用于两方面：一是

舒畅经脉，驱除经络之痰，使大气转动；二是清除肺部黏稠黄痰。巴豆泻脓，本性峻猛，扫荡邪毒，驱脓向下除。本方治肺痈有捷效，但是系峻烈之剂，应注意患者体质，审慎使用。本方原则，大气一转，气结满散，五脏元真通畅，人气安和。

临床可治疗胃脘痛，咳而胸满，振寒。

治疗火毒壅塞于肺，腐溃气血，胸中隐隐疼痛，咳逆喘息，热蒸柴瘦，脉细数。

病因为湿热火毒壅塞于胃脘，腐肉成脓，吐出浓秽，极臭（扑鼻之脓臭），胸背挛痛。

治疗大法及目的为通畅经脉，活血化瘀，开提肺气，通络通达，周流全身，从中焦开起到肺畅，使五脏元真通畅，人气安和，达到脏安腑和。

《千金》苇茎汤：**治咳有微热，烦满，胸中甲错**[(1)]，**是为肺痈。**

注：

（1）胸中甲错：胸部皮肤粗糙如鳞甲状，由内痈已成、气血凝滞、肌肤失去养善所致。《千金》原方作"胸心甲错"。

《千金》苇茎汤[(1)]方：

苇茎[(2)]二升　薏苡仁半升　桃仁五十枚[(3)]　瓜瓣[(4)]半升

右四味，以水一斗[(5)]，先煮苇茎，得五升，去滓，内诸药，煮取二升，服一升，再服，当吐如脓[(6)]。

注：

（1）苇茎汤：《外台秘要》载肺痈方，引《古今录验》疗肺痈，"苇茎汤"作"剉苇一升"，方后注："仲景《伤寒论》云茎叶切二升，《千金》范汪同。"可见这也是仲景原方。

（2）苇茎：即芦根，所谓"苇以芦大"。

（3）五十枚：《千金》作"三十枚"。

（4）瓜瓣：即甜瓜子，取其黄熟味甜者入药。

（5）以水一斗：《千金》作"二斗"。

（6）再服，当吐如脓：《千金》作"当有所见吐脓血"。

方解： 此方具有清肺化痰、活血排脓作用。方中苇茎清肺泄热，薏苡仁、瓜瓣下气排脓、善消内痈，桃仁活血化瘀，这是治疗肺痈常用而且有效的方剂。

按语： 此方为治疗肺痈的常用方剂，不论肺痈已成或将成，均可服用。肺痈将成，宜加入鱼腥草、金荞麦、蒲公英、紫花地丁、金银花、连翘等以增强清热解毒之力，促其消散；脓已成，再加甘草、桔梗、贝母以增强化脓排痰之效。

据临床报道，此方对大叶肺炎、脓胸、支气管肺炎、支气管扩张、慢性支气管炎、肺结核吐脓性痰或血性痰，气味臭秽，病性为痰热内结、肺受熏灼、血瘀热结者均可选用，并应依据病情加入清热解毒、养阴清热或益气扶正药，以增强疗效。

结　语

肺痿有虚热与虚寒两种证型。前者由津液过度耗损、阴虚内热所致，以咳嗽浊唾脉虚数为主，治宜清养肺胃，用麦门冬汤，亦可采用后世喻嘉言的清燥救肺汤。后者因上焦阳虚、肺中虚寒所致，以吐涎沫不渴、小便数、头眩为主，治宜温肺复气，用甘草干姜汤方，《外台》炙甘草汤亦可参合施用。

肺痈由感受风热病毒引起，病情变化可分为三个阶段。初起有表证"风中于卫，呼气不入"，治宜辛凉解表，可用银翘散、桑菊饮等方。中期不解风热入肺，"风舍于肺，其人则咳"。风热入肺，侵及营血，"热过于营，吸而不出"，热伤血脉，则结而为痈。此时又当分酿脓期和溃脓期两个阶段，前者多属于实证，治宜清热泻肺，用葶苈大枣泻肺汤。溃脓之后则宜排脓解毒，方用桔梗汤。《千金》苇茎汤化痰清肺，未成脓期或已成脓期均可应用，疗效显著。如吐脓后转为虚证，"久久吐脓"，可用桔梗汤中酌加补益扶正之品。

咳嗽上气既可见于肺痿、肺痈病中，亦可单独出现，有邪正虚实之分。上气属虚的，病情又有肺肾之别，肺胃津伤虚火上炎以致肺气上逆，方宜麦门冬汤。肾不纳气、真气上脱证，如第三条：上气面浮肿，肩息，其脉浮大，不治，又加利尤甚。上气属实的，多为邪实气闭，应具体分辨，则有痰与饮之别，属于痰浊上壅，宜涤痰除浊，方用皂荚丸。属于饮邪上逆的，当分在表里及挟寒挟热之不同，如内有水饮，外有寒邪，内外俱寒，用射干麻黄汤；外有寒邪，内有饮邪郁热，用厚朴麻黄汤、小青龙加石膏汤。前者表寒较轻，里饮郁热较重；后者表寒较重，而里饮郁热较轻。越婢加半夏汤证，是里饮挟热较重之证。若里饮在里，而又正气不足的，治当逐水与补益兼顾，当选择泽漆汤。

从药物配伍分析，生姜、细辛、五味子、半夏是肺胀核心组成药物。麻黄亦治疗肺胀主药，与桂枝同用，在于解表发汗，如麻黄与石膏，不在于发汗解表，而在于宣肺平喘，发越水气，兼清里热；如麻黄与射干、细辛、生姜、款冬花、紫菀、半夏同用，目的既不在发汗解表，也不在发越水气，而在于润肺散寒，止咳化痰。

本篇所论述咳嗽上气，是以上气为主，其所论述证候，又以合外合邪者为多，如咳嗽而不上气的，不属于本篇论述范畴。

咳嗽一证，一般来说，有外感咳嗽、痰热咳嗽、痰饮咳嗽、内伤咳嗽的区别。外感咳嗽较易治疗，也容易治愈。止嗽散（桔梗、荆芥、百部、白前、甘草、陈皮）一方宣肃并行，如在此方基础上进行加减，尤可灵活应用。例如：

风寒咳嗽，见头痛鼻塞、发热无汗、怕冷的，加防风、苏叶、生姜等，即成为辛温宣肺之方。

风热咳嗽，见发热口干、咳嗽无痰或少痰者，可加苏叶、牛蒡子、薄荷，就成为辛凉宣肺之方；内热较重、口干、口苦、咽痛红肿者，加黄芩、栀子等。

痰湿咳嗽，见痰多、口淡、纳减、苔腻者，可与二陈汤合用。

燥热咳嗽，见干咳、咽干、唇燥、大便不畅者，可加栝楼皮、川贝、南沙参、天花粉、桑白皮等，变为清燥润肺之方。

痰热咳嗽，可与金银花、连翘、芦根、栝楼、浙贝加减。

痰饮咳嗽，可参考《金匮要略》治法。

虚性咳嗽，着重于补脾胃、补肾，前者旧称为培土生金法，后者更为重要。久病必虚、久病及肾、久咳年老体弱者，体内阴阳失调、津液运化功能失调，用止咳化痰药很难见效，即使见效，也属于治标之计，难免复发，必须扶正调整机能，才是治本之法，有时不用一味治咳药而咳嗽反而减轻，须知"五脏六腑皆令人咳也，非独肺也"。这种咳嗽，情况复杂，调理得费一段时间，辨证当细致，选药须精当。

奔豚气病脉证治第八

论二首 方三首

便 读

本篇论述奔豚气病的发病机理、证候和治法，包括论二首、方三首。古时医生认为奔豚是肾病，发作时，肾气内动，上冲咽喉，如豚（小猪）的奔窜一样，所以称为奔豚。

一、原因

"病有奔豚，有吐脓，有惊怖，有火邪，此四部病，皆从惊发得之"，又说"皆从惊恐得之"，可知惊恐是形成奔豚病的原因之一。

二、症状

主症是病人感觉有一股气，从少腹上冲咽喉，发作时极痛苦，一阵过后渐好转，复原后就像无病时一样。

三、治法

属热（发于肝邪）：一股气上冲胸腹、寒热往来交作，此为少阳热气引发，宜采用清热降气、散理气血的奔豚汤。

属寒（挟肾气）：发汗后，又加烧针，针处感受寒邪，红肿如核状，气从少腹上冲至心窝部，宜先灸核上各一壮，并服桂枝加桂汤（即桂枝加桂枝，桂枝用量由原来的三两加至五两）以外解寒邪，内泄肾气，勿使上冲。

属心气不足：如不应汗而汗，病人出现脐下悸（小腹部跳动的感觉）。这是"欲作奔豚"的先兆，用茯苓桂枝甘草大枣汤，以桂枝伐肾邪、泄肾气，茯苓去水气，甘草、大枣补脾气。

原文：

第一条 师曰：病有奔豚，有吐脓，有惊怖，有火邪，此四部病，皆从惊发得之。

语译：老师说：奔豚、吐脓、惊怖、火邪，此四部病主要是由惊恐而得病的。

按语：本条论述奔豚病病因，其发病机制与心惊有关。惊怖即惊悸一类疾病，脉症、治法详见本书第十六篇。吐脓病因惊而得的道理，有待研究。火邪病以《伤寒论》为准。

第二条 师曰：奔豚[1]病，从少腹起，上冲咽喉，发作欲死，复还止，皆从惊恐得之。

注：

（1）奔豚：奔豚气，以气从少腹"上冲咽喉，发作欲死，复还止"为特征。和《难经·五十六难》"肾积奔豚"不同，肾积奔豚是少腹素有积块，发作时，其病人病部上至心下，或上下无时，发作后积块仍在；本篇奔豚气病并无积块，发作时气从少腹突然上冲胸咽，发作后即如常人。

语译：老师说：奔豚病发作的时候，自觉有一股气从少腹起向上冲到咽喉，发作时患者非常痛苦，但结束后又和平常没犯病的人一样，这种病都是从惊恐等精神刺激而得的。

按语：奔豚病的发病为惊恐引起，惊恐之后伤神，神无所主，其病机与心、肝、肾有关，其上冲之理又与冲脉有关联。惊则伤心，恐则伤肾，冲脉起于胞中，并少阴经脉挟脐上行，至胸中而散，如心肾之阳不足，下焦寒水随冲脉上冲则发为奔豚，如因情志受到惊恐的刺激，以致肝气郁结，肝气循冲脉上逆，亦可并发奔豚。

第三条 奔豚气上冲胸，腹痛，往来寒热，奔豚汤主之。

语译："腹痛"是指少腹痛，奔豚而见少腹痛，即第二条"奔豚病，从少腹起，上冲咽喉"之证，亦即奔豚气病的主证，"往来寒热"是少阳证，肝与胆相表里，肝气郁结往往影响少阳而见此症，这是因为惊恐引起气机紊乱，气乱不循正常经脉运行引起肝气郁结，经脉之气不沿正常路线循行。气机不条达，精微不能输布，产生壅郁，郁结下焦，气上冲胸，用奔豚汤主治。

按语：本条论述奔豚气病发于肝的论治，用奔豚汤主治。

奔豚汤方：

甘草　芎䓖　当归各二两　半夏四两　黄芩二两　生葛五两　芍药二两　生姜四两　甘李根白皮一升

右九味，以水二斗，煮取五升，温服一升，日三夜一服。

方解：当归、川芎、白芍和血调经，因气上冲故用甘李根白皮降气下气，葛根、黄芩清热，半夏、生姜降逆止呕，白芍、甘草酸甘化阴，缓急止痛，诸药配合养血平肝，和胃降逆，气冲腹痛、往来寒热等症均可消失。

按语：奔豚汤只宜于肝郁化火的热证，如病情属寒，应用以下第四、第五条，或参考《外台》第十二卷所载方剂。这类方剂由茯苓、人参、桂心、干姜、附子等组成，其中茯苓、桂心为寒证奔豚的要药，值得加深认识。

第四条 发汗后《伤寒论》太阳中篇无"发汗后"三字。**烧针**[1]**令其汗，针处被寒**[2]**，核起而赤者，必发奔豚，气从少腹上至心，灸其核上各一壮**[3]**，与桂枝加桂汤主之。**

注：

（1）烧针：针灸方法之一，先将针刺入应刺穴位，留针约一半在外，用艾火烧之令热以治疾病。也叫温针。

（2）针处被寒：烧针时肌肤外露，针处很容易受寒，同时因发汗后烧针令其汗，全身毛窍开张，也容易受寒。

（3）一壮：针灸学术语，灸法每烧一个艾炷为一壮。

语译：病人本来是太阳病，经过发汗后，又用烧针使其出汗，烧针部位的肌肤外露，受了寒邪而起红色核块，很可能发奔豚证，它的主要症状是有一股气从少腹上冲至心窝部，治疗应该在起红色核块上各灸一壮以温经散寒，再用桂枝加桂汤主治。

按语：本条论述误治引起太阳病证治，同时见于《伤寒论》。

桂枝加桂汤方：

桂枝五两　芍药三两　甘草二两，炙　生姜三两　大枣十二枚右五味，以水七升，微火煮取三升，去滓，温服一升。

方解：桂枝散寒、降冲逆，芍药止腹痛，甘草、大枣和胃缓急迫，生姜健胃降逆。内服桂枝加桂汤助阳散寒，如此则阳气复、阴寒去，而冲气自平。属于寒性的奔豚气可用本方，因烧针而引起的不适也同样适用。

第五条 发汗后，脐下悸者，欲作奔豚，茯苓桂枝甘草大枣汤主之。

语译：下焦素有水饮，发汗后心阳不足，水饮内动，以致脐下筑筑动悸有上冲之势，治以茯苓桂枝甘草大枣汤通阳利水，以防冲逆。

按语：本条论述水饮欲作奔豚的证治。

茯苓桂枝甘草大枣汤方：

茯苓半斤　甘草二两，炙　大枣十五枚　桂枝四两

右四味，以甘澜水 [1] 一斗，先煮茯苓，减二升，内诸药，煮取三升，去滓，温服一升，日三服。甘澜水法：取水二斗，置大盆内，以杓扬之，水上有珠子五六千颗相逐，取用之。

（本方取用其甘澜水为溶剂，取其不助肾邪）

注：

（1）甘澜水：本身取自"千里水"或"东流水"等动态水"流水不腐"再加上"置大盆内，以杓扬之"，达到"水上有珠子五六千颗相逐"，水在外力作用影响下，可能改变了水分子簇的结构大小，使其较易与细胞膜上水通道蛋白结合而进入细胞内参与机体各种新陈代谢，从而提高了甘澜水的生物学利用率以及对生物体的生理功效，变得对人体更加有益。

方解：取茯苓、桂枝、甘草、大枣以降逆行水，甘澜水行而不滞，使水气下行，不再上逆。

按语：以上三方，奔豚汤方宜用属热性（发于肝郁）的奔豚证，桂枝加桂汤和茯苓桂枝甘草大枣汤均见于《伤寒论》，俱属于治疗不当的变证，但病机有所不同，区别主要在于有无水饮：茯苓桂枝甘草大枣汤证是汗后阳虚，水饮内动，所以重用茯苓；桂枝加桂汤证是因汗后感寒，阳虚阴乘，所以不用茯苓而重取桂枝，病因不同治法亦异。同时，第四条为奔豚已发，第五条为欲作奔豚，病情亦有微甚之殊。

奔豚病始见于《素问》《灵枢》，继见秦越人《难经》，迨至《伤寒杂病论》仲景之奔豚气各处作奔豚。奔豚病在继承《内经》《难经》的基础上，从病因、病机、证候到治法提出了新的理论，提出奔豚气、欲作奔豚、奔豚病。病名似同病性、病症迥异，治法亦殊。

《伤寒杂病论》描述奔豚病："奔豚病从少腹起，上冲咽喉，发作欲死复还止，皆从惊恐得之。""发汗后，烧针令其汗，针处被寒，核起而赤者，必发奔豚，气从少腹上至心……与桂枝汤主之。"这两段文字，其文简，其意博，其趣深。奔豚病是临床常见病，以患者主诉为指征，客观指征如何，下面简要介绍笔者四年临床观察。

一、临床资料

数据来自 1999 年 12 月至 2003 年 9 月北京市顺义区中医院门诊及住院患者，其中：

奔豚病 39 例：住院患者 21 例，占 53.8%；门诊患者 18 例，占 46.2%。男 17 例，占 43.6%；女 22 例，占 56.4%。平均年龄 48.9 岁（40～60 岁）。

奔豚气 30 例：住院患者 18 例，占 60%；门诊患者 12 例，占 40%。男 13 例，占 43.3%；女 17 例，占 56.7%。平均年龄 47.9 岁（41～59 岁）。

欲做奔豚18例：住院患者10例，占55.6%；门诊患者8例，占44.4%。男7例，占38.9%；女11例，占61.1%。平均年龄49.1岁（40～60岁）。

二、诊断标准

（一）症状诊断标准

1. 奔豚病诊断标准（自拟临床观察所得）

气从少腹上冲心胸，心动悸不已，心欲冲出咽喉，发作欲死；

气从少腹上冲心中，咽喉有物梗塞（心痹之状，喉中介介如梗状），呼吸困难，发作欲死；

气从少腹上冲心胸，心中寒栗，身蜷缩，手足寒，身体痛，寒彻入骨，若裸体入冰窖中，冷极欲死；

气从少腹上冲心胸，胸中憋闷，窒息欲死，头晕症起，自觉从胸中有一块寒石坠入少腹，急自便利，便先干后溏，全身冰凉，冷汗淋漓，欲得火烘烤，须臾晕止，胸憋窒息感罢后体倦乏力；

病始作阴部酸沉，一股冷气出阴谷循少腹上冲心胸，心动悸，脉参差不齐，心烦乱欲死；

气从少腹达心胸，胸憋闷不已，气循颈达巅顶，头胀眩晕欲死，以两手固护巅顶颈项为舒；

舌质淡胖苔白滑或水滑，脉沉或结或促或阳微阴弦；

发作时间在上午3时—午后1时，以上午6—8时为多，占76%；

年龄为40～60岁。

上述前六条任何一条加后三条即可诊断。

2. 奔豚气诊断标准

由腹部向心下或胸内上冲感；

发作性颜面潮红；

发作性上热下寒证；

心悸发作；

脐上下动悸不安；

焦躁不安；

发作性头痛，咽喉闭塞或胸胁苦满感。

3. 欲做奔豚的诊断标准

脐下跳动，有上冲之势；

脐上有水声，坐卧不安，伴胃脘不和，畏寒喜暖，以手按之则稍舒；

口不渴或渴喜少热饮；

素体较瘦；

舌苔薄白润滑，脉沉弦略细。

（二）客观观察结果24～48小时动态心电图（以下简称动态心电图）

1. 39例奔豚病动态心电图

一过ST-T段压低>0.1～0.15mv，持续时间1～2min 11例；

Q-T间期延长，QTC延长1例；

间歇性左束支传导阻滞7例，间歇性右束支传导阻滞2例（除外急性心肌梗死）；

出现一过性损伤 ST-T 段抬高 4 例；

无症状心肌缺血 ST-T 段水平型下降 ≥ 0.1mv 点后 80ms 持续 1min 以上，ST-T 段下降恢复后再次下降 ≥ 0.15mv 再次发作 7 例；

室早成串，室早成对 2 例；

多源性室早，室早后心室激动 T 波倒置 1 例；

室早 QRS 波宽度 > 0.16ms，R 波降支有切迹 2 例；

室早 RonT 2 例。

以上心电图变化在 3 时—午后 1 时，以 6—8 时为最多（占 76%）。

奔豚气、欲作奔豚发病即刻动态心电图未见异常。

典型病历：张某，女，54 岁，2002 年 1 月 5 日首诊。患者自述 1 月 4 日 12 时突感气转趋少腹欲自利，便先干后溏，气从少腹上冲心胸，呃逆频作，头晕症作，胸中憋闷窒息欲死；全身冰冷，冷汗淋漓，颈胸躯干四肢恶寒必衣被重裹，须臾晕止症罢体倦乏力。3 月 9 日动态心电图即刻记录心电变化：室早成对，12：48 分心电恢复窦率。舌质淡暗边尖嫩红，苔左薄白右水滑，脉阳微阴弦。既往每天中午 12—13 时上述病症发作。依据舌脉症辨为奔豚病，胸痹，心肾阳虚型，治以温通心阳、暖肾平冲，予桂枝加桂汤原方剂量加附子 10g 水煎。汤药下咽即日症未起，继服 15 剂诸症悉平，再服人参汤加桂枝 15g，14 剂。4 月 8 日四诊：查 24 小时动态心电图无异常，无不良主诉。

按语：此例奔豚病证悉具动态心电图室早成对、RonT。有的学者认为室早成对、RonT 有增加猝死的危险，RonT 现象可见于急性心肌缺血。依据患者舌脉证辨为心阳虚、阴寒里盛，阳虚太甚，药用桂枝加桂汤再加附子。附子温经，温通少阴，通过温通经脉来温通心阳。

据奔豚病脉证治特点结合动态心电图异常变化分析归纳如下：

现代医学认为冠心病心律失常发病机制：冠状动脉能量供不应求，激活脂质，过氧化物增多，抗氧化系统活性降低，钠、酸、钾、镁、ATP 酶代谢的磷酸肌酶系统 CAMP（环磷酸腺苷）失衡，钙和钠聚积在细胞膜，电位升高，自律性增高，局部微折返，导致心律失常。心律失常影响心脏血流动力学改变，从而导致心脏供血不足。

奔豚病做即刻动态心电图报告，ST-T 压低和心律失常：皆是心肌缺血的标志。

病机：奔豚病年龄为 40～60 岁，恰逢 / 正当天癸竭尽期，先天之精衰竭，后天水谷之精化生不足，太冲脉虚，地道不通，加之寒气凝于下焦。年盛不觉，阳衰之后结寒微动，肾气上冲（肾气当是肾中水寒之气而非脏腑之气或肾的正常功能活动），太冲脉虚，冲气上逆。

病位特点：心阳不足，心火不能下济肾阴，肾水独寒，冲脉虚少，肾经寒气冲脉之虚上逆于心，最虚之处即是邪客之所，心也。

证候特点：患者在不感受寒邪，无恶寒、发热、寒热往来的诱因下，肾中寒气从少腹循冲脉上冲心胸发作欲死、复还止；其中寒彻入骨为阴盛之极；全身冷凉、冷汗淋漓为阴盛阳虚，符合消渴病阴损及阳、阴阳俱虚的病机。动态心电图 ST-T 压低 ≥ 1mv 为无症状心肌缺血的标志，反复、复还止常演变为糖尿病后心肌梗死（无典型心绞痛症状，以肢厥畏寒、胸闷气短为主症），气从少腹上冲心胸，胸闷不已，头眼眩晕，以两手固护巅顶颈部为舒者即刻动态心电图 ST-T 压低。彩超报告：颈动脉分叉处内膜粥样硬化增生是心脑缺血性疾病先兆，最终冠心病、缺血性脑血管病并存。奔豚病作即刻表现出不同证候特点，动态心电图为 ST-T 压低和各种心律失常，皆是心肌缺血的标志。

奔豚病发作时间在凌晨3时—午后1时，其中以6—8时为最多，占76%。此时阳气当升不升，当行不行，当盛不盛，天人不能合一，人体之阳不能借助天体之阳温煦即病，即内经所言"阳气者若天与日失其所则，折寿而不彰"，是心阳虚而致奔豚，故用桂枝汤加桂枝；温通心阳而降冲逆，用芍药、甘草酸甘化阴，此为调和阴阳，平冲降逆。若阳虚较重（《伤寒论》云"因加附子参其间，增桂令汗出，附子温经，亡阳故也"），上述诸症兼见倦怠少气、语声低微、脉弱而迟，加人参汤则阳气振奋，阴寒自消。若脉弱、四肢厥冷为阴盛格阳，加四逆汤以温阳救逆。若胸闷不已、头胀眩晕、心脑血管缺血性征象，加当归、川芎。总之，在温阳平冲基础上加回阳、补中益气、活血补气之品，可获良好疗效。

几千年来，奔豚病主观症状结合动态心电图微观影像学，揭示了奔豚病的真谛，宏观的唯象认识结合微观影象学使中医诊断标准化、辨证动态化、观察客观化、分析科学化。奔豚病凭借动态心电图给临床医师诊断奔豚病提供客观指征，治疗奔豚病不要圄于"复还止"等闲视之，奔豚病是冠心病初始阶段的特殊证型。

结　语

奔豚气病的发病原因，主要以惊恐得之，也有因发汗后又加烧针复或寒邪得之，或内有水饮，或重因误汗伤阳得之。

致病之由虽有不同，然均与冲脉有关，其主症为气从少腹上冲心胸至咽喉。

在治疗方面，如属肝郁气冲偏热的，可用奔豚汤养血平肝，和胃降逆；如因外邪引起冲气上逆，偏于寒的，宜外灸核上以除邪，内服桂枝加桂汤助阳驱邪以降逆；如因误汗损伤心阳，有水饮上逆之势，当以茯苓桂枝甘草大枣汤通阳利水，以防冲逆。

胸痹心痛短气病脉证治第九

论一首，症一条，方十首

提　要

张仲景在《伤寒论》原序中云：勤求古训，博采众方，撰用《素问》《九卷》《八十一难》《阴阳大论》《胎胪药录》，并平脉辨证，为《伤寒杂病论》，合十六卷。虽未能尽愈诸病，庶可以见病知源。若能寻余所集，思过半矣。

张仲景以症状为名，抓住了疾病的表象，清晰地保留了症状病名的演变轨迹。本篇将胸痹、心痛、短气合篇论述，并非这篇包含了这三种病，而是强调胸痹病有发作性的特点，在发作期、缓解期、加重期，分别以心痛和短气为主症。

痹者，闭也。胸痹，顾名思义指胸中闭塞不通而痛，因不通则痛，胸痹可以引起心痛及短气的症状，胸痹、心痛、短气并一篇而论，实际上是一种病机表现，胸痹即心阳不通，而心痛、短气是胸痹发病的症状。

一、胸痹、心痛、短气原因

阴邪乘上焦阳虚，阴乘阳位而发病。

二、胸痹症状和治法

1. 胸痹主证及治法

"喘息咳唾，胸背痛，短气，寸口脉沉而迟，关上小紧数"，为阴袭阳位之象，治宜栝楼薤白白酒汤，辛温行阳消痰浊。

2. 痰浊胸痹治法

不能平卧，心痛彻背，上症更剧，挟饮邪浊痰更甚，宜栝楼薤白半夏汤，加半夏除浊痰。

3. 痞气上逆胸痹的治法

心中痞，自胃脘上逆直达胸胁，胸脘不适，此病当辨虚实，宜祛邪为主，通其痞结之气。久病多属虚证，应以温养阳气而除阴邪的人参汤为主。

4. 气闭气逆的胸痹治法

胸中气塞短气，以下气散结为主，如偏短气、呼吸不利的用茯苓杏仁甘草汤，如胸痞满、气塞等证较明显的用桔枳姜汤。

5. 寒湿胸痹

疼痛发作，或缓或急，时作时暂止，寒盛则痛剧，湿盛则痛缓，用薏苡附子散祛寒湿通阳气。

三、心痛症状和治法

1. 诸逆痞痛

由痰饮外邪等因素形成，心窝部痞结不舒，如悬空摇动作痛，以除饮邪散邪、泄痞祛寒为宜，用桂枝生姜枳实汤。

2. 阴寒心痛

阴寒之邪充满上焦，因而心痛彻背，背痛彻心，心背牵引作痛，痛剧烈用乌头赤石脂丸以振复阳气而逐阴邪，安和心气。

原文：

第一条 师曰：夫脉当取太过不及，阳微阴弦，即胸痹而痛，所以然者，责其极[1]虚也。今阳虚知在上焦，所以胸痹、心痛者，以其阴弦故也。

注：

（1）极：疲乏虚耗。

语译： 老师说：所谓"阳微阴弦"，有学者认为"阳微"指浮取见微脉，"阴弦"指沉取见弦脉；有学者认为"阳微"是指寸脉微，"阴弦"是指尺脉弦，争论纷纭，其实浮沉尺寸，都不是要害问题。《金匮要略》脉论，不过借脉象说明病理。"阳微"是上焦阳虚，"阴弦"是指阴邪之盛，典型的脉象当然是既见微脉，也见弦脉，但在具体病人可以单见微脉，也可以单见弦脉，也可以微脉弦脉都不见。

按语： 本条论述脉象。仲景在首条即以脉测证，诚如《素问·阴阳应象大论》所言："善诊者，察色按脉，先别阴阳。审清浊，而知部分；视喘息，听音声，而知所苦，观权衡规矩，而知病所主；按尺寸，观浮沉滑涩，而知病所生。以治无过，以诊则不失矣。"

《难经》一至六难论述脉法、脉理，应当了解、理解、掌握，对于诊断疾病有益。

本条脉诊当取太过不及，阳微阴弦，从病机和脉象诊断胸痹心痛短气脉象不是一成不变的。了解《金匮要略》其他有关脉诊条文，可以拓宽诊断治疗冠心病思路。

《伤寒论》《金匮要略·呕吐哕下利病脉证治》云："问曰：病人脉数，数为热，当消谷引食，而反吐者，何也？师曰：以发其汗，令阳微，膈气虚（心阳虚），脉乃数，数为客热，不能消谷，胃中虚冷故也。"

"问：见病人为数脉（必数而无力），脉数本主热病，若因胃中邪热而见数脉，应为消谷饮食，现在反而呕吐，这是什么原因？答：这是因为不应该发汗而发汗，汗后伤阳气，损伤了胃阳，则胃中寒冷不能腐熟消化水谷所致。宗气积于膈上胸中，来源于水谷所化营卫之气，营卫之气禀胃气而成，所以误发汗不仅能伤胃阳，而且能消耗宗气，所以使阳气衰微，胸中阳气虚弱。这种脉数，一定是数而无力，非胃中邪热的真热之象，而是胃中虚寒、虚阳浮越所产生的虚热、假热之征，不能消谷化食的原因，是胃中寒冷造成的。"

《金匮要略·呕吐哕下利病脉证治》云："脉弦者，虚也，胃气无余，朝食暮吐，变为胃反。寒在于上，医反下之，今脉反弦，故名曰虚。"

《金匮要略·痰饮咳嗽病脉证并治》云："脉双弦者寒也，皆大下后善虚。脉偏弦者饮也。"胃反反见弦脉，是胃中虚寒之象，由于胃虚有寒，则阳气所存无多不能运化水谷，因而变成"朝食暮吐"的胃反。这种弦脉的出现是因病人原本胸膈阳虚，并有内寒，复因误下损伤胃阳，以致虚寒上逆而成弦脉之寒，但不一定是虚证。本病属虚，故云"反弦"即虚寒，则脉必弦而无力，不任重按。"医反下之"指不应泻而伤阴。

从脉象阐明病机，说明宗气不足亦可形成胃反证，胸阳不振、胃阳不足而形成火不暖土的恶心呕吐胃反。"胃反"指呕吐比较严重。

另一病机分析：一为胃中虚冷，膈气虚。二为寸口脉微而数，微则无气（少气），无气则营虚（临床微而数脉象病人的确不少见），营虚则血不足，血不足则胸中冷。

这里的寸口是指两手六部脉而言，数以微合，是数而无力产生这种脉象的机理，即上条"膈气虚，脉乃数"之理，主要因为气虚血少、全身虚寒，故云"微则无气"。"无气"犹言气虚，人体的卫气营血本是相互滋生的，营以气为主，气虚则营虚，营虚则血亦不足。卫气营血俱虚，则胸中的宗气亦必同时俱虚，因而胸中寒冷，引起朝食暮吐的胃反证。

《金匮要略·呕吐哕下利病脉证治》云："趺阳脉浮而涩，浮则为虚，涩则伤脾，脾伤则不磨，朝食暮吐，暮食朝吐，宿谷不化，名曰胃反。"趺阳脉是右手关脉，这一句论述胃虚寒的胃反证，并从脉象上阐明阐述其病机及预后，胃为阳土，脾为阴土，胃宜降则和，故趺阳脉不应浮，浮则胃阳升而不降，所以说"浮则为虚"；脾宜升则健，故趺阳脉不当涩，涩则脾气伤。其中"涩则伤脾"指脾胃两虚，不能腐熟水谷，势必上出而吐，故形成胃反。"脉紧而涩，其病难治"，指脉紧而寒盛，涩为津亏，是胃中因虚而寒、因寒而虚的现象，病属阴阳两虚，助阳则伤阴，滋阴则损阳，故云"难治"。

尤在泾《金匮要略心典》言："脉数为热，乃不能消谷引饮而反吐者，以发汗过多，阳微膈虚所致。则其数为客热上浮之数，而非胃实气热之数矣；客热如客之寄，不久即散，故不能消谷也。 脉弦为寒，乃不曰寒而曰虚者，以寒在上，医反下之所致，故其弦非阴寒外加之弦，而为胃虚生寒之弦矣；胃虚且寒，阳气无余，则朝食暮吐而变为胃反也，读此知数脉、弦脉均为虚候，曰热曰寒，盖浅之乎言脉者耳。此因数为客热，而推言脉微而数者，为无气而非有热也。气者荣之主，故无气则荣虚，荣者血之源，故荣虚则血不足，荣卫俱虚则胸中之积而为宗气者少矣，故胸中冷。"

综上可知，客热固非实热，不可以寒治之；胸中冷亦非真冷，不可以热治之，是皆当以温养真气为主（真气为元气、肾气之别称），真气冲和纯粹之气，此气浮则生热，沉则生冷；温之则浮焰自收，养之则虚冷自化，若热以寒治，寒以热治，则真气愈虚，寒热内贼，而其病益甚矣。

此因胃气无余，变为胃反，而推言其病之在于脾也。夫胃为阳，脾为阴，浮则为虚者，胃之阳虚也，涩者伤脾者，脾之阴伤也，各入胃而运于脾，脾伤则不能磨，脾不磨则谷不化，而朝食暮吐当下，暮食朝吐当下；若谷不化，则不得下，不得下，必反而上出也，夫脾胃土也，土德本缓，而脉反紧，则肝有余；土气本和，而脉反涩，则血不足；真脏不足，而贼邪有余，故曰难治。

以上列举脉象条文解释胸痹、心痛、短气病脉证治病因病机。

第二条 平人[(1)]**无寒热**[(2)]**，短气**[(3)]**不足以息**[(4)]**者，实也。**

注：

（1）平人：此处不是指无病之人，而是指平时不在病床上，饮食起居跟正常人一样。

（2）无寒热：从寒热可以测病在脏腑、表里、虚实。因为寒热出现短气不足以息，任何人都可以考虑为实证，这里无任何外邪因素而突然发作，诱因为浊阴阴邪，上乘阳性，阴之盛则实，所以说它是实证。

（3）短气：发作时除胸痛胸闷外，常伴有气急、短气、呼吸不利等症。《难经》曰"人吸者随阴入，呼者因阳生"，呼出心与肺，吸入肾与肝，短气之因，在心肺，宗气不足表现在肺与心呼吸吐纳困难血脉循环障碍。根在肾，联系在肝（肝主疏泄）。

（4）息：一呼一吸，呼吸之间停顿叫息。

语译： 外表健康的人，没有恶寒发热，只看到气短不能接续的，这是实证。

按语： 上条说它"责其极虚也"，本条说它实也，看起来矛盾，其实并不矛盾，因为本虚标实。上焦阳微之虚，能造成脉络阴弦之实，而阴弦之实反应、影响阳微之虚，不仅血不足为阳微之果，而血不足也为阴弦之因。

第三条 胸痹之病，喘息咳唾[(1)]**，胸背痛，短气，寸口脉沉**[(2)]**而迟**[(3)]**，关上小紧数，栝楼薤白白酒汤主之。**

注：

（1）唾：此处指痰液，古无痰字，此云唾出若涕谓吐痰。

（2）脉沉：沉脉为阴寒痰停，厥逆洞泄兼癥瘕，沉伏霍乱。沉滑痰，沉迟里寒沉数热。

（3）迟：迟脉阳虚腹中寒，沉痼癥瘕积冷痰，无力虚寒有力痛，乍迟乍说虚火看。

语译： 胸痹病，呼吸喘促，咳嗽吐痰，胸背痛，气短，寸口脉象沉而迟，关上脉象小紧而数，用栝楼薤白白酒汤主治。

按语： 本条论述胸痹的典型症状及证治。病理机制病症表现膈间经络血脉不通之病，心肺位于上焦，心者为阳中之太阳，肺者为阳中之太阴，胸中阳气充阔之腑，胸阳不振，宗气不足，不能温化浊气，痰饮上乘上焦，胸阳不展，痰水多有停滞，胸阳气不用，则气上下不相顺接，前后不能贯通，而咳唾喘息、胸背痛、短气。

寸口脉主上焦心胸，寸口脉沉而迟是胸阳不振，易导致痰饮停留，阳气不用。

本条的重点是寸口脉沉而迟，强调特别加重，阳虚腹中寒加重，心病被阴邪所中，心脉应大而散，反见寸口脉沉迟。另一点是关上小紧数，一条脉中迟、数不可能同时并见，实际上这个数不是迟数的数，临床所见，胸痹病人的脉象或快或慢或弦或紧，但指下短促有紧数的感觉，这是胸痹脉象的特点。阳伸则动，阴凝脉泣。阳伸则脉至寸口，阴凝脉泣则脉只达关脉，由于阳气微弱脉无力到寸脉只显关上，寸口脉动至数少于关脉至数，故现寸口脉沉迟、关上小紧数是冠心病、心功能不全、心律失常时脉率与心率不等、寸脉与关脉至数差形成是脉短绌的动态描述。

气血贵乎充盈，气机贵乎条达，气血贵乎温运，宗气贵乎贯循。若此四者有所患日久可导致气血凝结，胸阳闭阻，宗气内陷，导致胸痹心痛短气的发生。

栝楼薤白白酒汤方：

栝楼实一枚，捣　薤白半斤　白酒七升

右三味，同煮，取二升，分温再服。

方解： 胸痹的治疗原则是宣痹通阳，栝楼薤白白酒汤是主方，作用是通阳散结，豁痰下气。

栝楼苦寒润滑，开胸涤痰，善清上焦之火使痰气下降，为治嗽之要药，能荡涤胸中郁热垢腻，生津止渴，清咽利肠，通乳消肿。清代王朴庄认为栝楼能使人"心气内洞"（洞，使动用法，使心中空旷豁达，心里没有压抑沉闷的感觉）。

薤白助胸阳，开心窍，散胸中与大肠气滞兼能活血，《灵枢》就有心伤宜食薤。

按语：一般来讲白酒为米酒之初熟者。白酒不是现代所喝的白酒，是我国家庭制作的糯米酒。这种酒制成后装入器皿中，上面部分微微透明，也较清晰，这就是所谓的清酒。清酒只是微温而已，且微酸微甜，度数较低；下面部分较稠浊，颜面较不透明，即所谓的白酒。炙甘草汤加的是清酒，栝楼薤白白酒汤用的是糯米做成的白酒，总之不是现代的白酒。酒可以做血管扩张剂，酒，水谷之悍气，后谷而入，先谷而出，和调于五脏，酒陈于六腑，开通微循环，降低心脏后负荷，减少心肌耗氧量，芬芳之香升清阳，醹酽之味濡五脏。

也有人认为栝楼对燥热性痰结有效，寒痰一类疾病宜慎用。这是指单味栝楼而言，栝楼薤白白酒汤等方治的是寒证，辅以大量白酒温通滋润五脏，酒辛甘温、药借酒势入胃则变为温通。

第四条 胸痹不得卧，心痛彻背者，栝楼薤白半夏汤主之。

语译：胸痹病人呼吸喘促，不能平卧，心部疼痛牵引连及背部，用栝楼薤白半夏汤主治。

按语：本条进一步论述较重的胸痹症治。彻是透彻的意思，胸痹不得卧有心衰的临床表现。尤在泾《金匮要略心典》云胸痹不得卧是肺气上而不下。由于心脏搏动和呼吸产生必须靠宗气的作用完成，因而宗气是维持心肺功能活动的根本动力，肺气上逆影响宗气正常运行，故加半夏以治肺气，使肺气上而能下。心痛彻背是心气塞而不和，其痹尤甚，所以然者，有痰饮以之为援，故于上方加半夏而逐痰饮、开肺气、化痰结，使津液下输膀胱。

栝楼薤白半夏汤方：

栝楼实一枚，捣 薤白三两 半夏半升 白酒一斗

右四味，同煮，取四升，温服一升，日三服。

方解：半夏开肺气，燥湿痰，润肾燥，宣通阴阳。

半夏辛温有毒，体滑性燥，能走能散，能燥能润，和胃健脾祛湿，补肝（辛散）润肾，除湿化痰，发表开郁，下逆气，止烦呕，发音声，利水道（燥祛湿，故利水；辛通气，能化液，使水液肃降到肾，故润燥）。朱丹溪认为二陈汤能使大便润而小便长，救暴卒（五绝之病，用半夏沫吹入鼻中即活，盖取其作嚏）。

治痰咳逆头痛（火炎痰升则眩），痰厥头痛，眉棱骨痛（风热与痰），咽痛，胸胀（小陷胸汤），伤寒寒热（小柴胡汤），痰疟不眠（《素问》认为胃不和则卧不安，半夏能使胃气调和而通阴阳。《灵枢》认为阳气满，不得入于阴，阴气虚故目不得眠，饮以半夏汤，阴阳即通，其卧立安。又有咳嗽不得眠者，左不得眠者属于肝胀，宜清肝；右不得眠者属肺胀，宜清肺），反胃吐食，散痞除胀瘿多属痰，消肿止汗（胜湿）孕妇忌之。

按语：半夏治痰之标，不治痰之本，治本者，治肾也，咳无形，痰有形，无形则润，有形则燥。

血家、汗家、湿家，忌之。

本方与栝楼薤白白酒汤相比，栝楼相同量，薤白半升改为三两，加半夏半升，白酒由七升增至一斗，增加逐痰饮温阳之功。

第五条 胸痹心中痞，留气结在胸，胸满，胁下逆抢心，枳实薤白桂枝汤主之；人参汤亦主之。

语译：偏于气虚，大气不运，中焦阳虚兼水饮为患，脾湿生湿，肺中寒饮脾虚为患，以温中温运温补，所谓急则治其标不是形而上学。面色苍白，唇口紫暗，血压降低，出冷汗，四肢厥冷，大便溏泄就不能用枳实薤白汤，应改为用人参汤。

枳实薤白桂枝汤方：

枳实四枚　厚朴四两　薤白半斤　桂枝一两　栝楼实一枚，捣

右五味，以水五升，先煮枳实、厚朴，取二升，去滓，内诸药，煮数沸，分温三服。

人参汤方：

人参　甘草　干姜　白术各三两

右四味，以水八升，煮取三升，温服一升，日三服。

方解： 此方是首方去白酒加枳实、厚朴、桂枝组成。白酒虽行气通阳，但酒性上升达至高之分，不利气逆，故改桂枝，因胸中阳热不足，有痰浊痰饮壅塞中焦、上焦，肾阳之气不能上达，胁下气逆而上冲，胸满，胸胁部邪气，痰浊壅塞较重。枳实四枚，除去痞气，味苦寒，《本经》言其主治大风在皮肤如麻豆苦痒，除寒热、热结，止痢，长肌肉，泄胸中之气，利五脏而益气轻身。

厚朴四两，除腹满，去有形之实满，去无形之气满。胁下之气亦逆抢心，必加厚朴，以泄胁下之气。

由于胁下逆抢心胸满兼有，枳实、厚朴皆取生品，生者上行，遵气机升降之理，先升阳以温通经脉气血，后降浊以使浊阴下降。胸满者必用枳实，腹满者必用厚朴。故加两味，行其留结，泄其实满。

薤白半升，辛温通阳，豁痰下气。

桂枝一两，益火之元，以消阴翳，通畅血脉温阳通脉开滞塞之气。

栝楼一枚，宽胸涤痰。

人参配白术，使中焦阳气强，肺阳充，心阳通，脾阳旺，胸脾阳转加强温运，通畅经脉血脉，胸脾阳转，阳气充廓，胸中阴邪消散。

人参配干姜以辛热助心阳与血脉通畅，使阳气通达全身。现代药理学报告，干姜挥发油改善心肌功能，缓解急性心肌缺血缺氧状态，温通心阳，改善其血流动力学的状态，具有一定的抗心衰作用。干姜、白术振肺阳、心阳、脾阳则阳气充廓，以化阴结。甘草生用升阳，扶正气，并能合诸药，运清阳，祛阴邪。

按语： 本条论述阳气虚阴寒盛的虚实夹杂之证。阴寒内结，上冲横逆，冲为上冲之意。逆，古代只作"反"，逆反方向即急促地向外向上冲，是说胁下痞气向上、向外冲击心胸。仲景治胸满加枳实，腹满加厚朴，二药相辅行其留结，泄其实满。

本条以咳唾喘息，胸背痛，心下痞塞，胸满，胁下逆抢心等，说明病势已由胸膺部向下扩展胃脘两胁之间，且胁下之气上逆冲心，故急出其标，缓治在温中益气。

痞塞为胸中气塞的感觉，心中烦闷郁结，咽喉噎塞，如羽毛搔动咽喉感觉刺痒，喉中干涩燥，无唾液。

枳实薤白桂枝汤长于下气消痞散满，用于胸痹气结较甚，气上冲胸，治疗心痛以阳药、温通药廓清阴邪，不可过多掺杂阴柔滋敛之品，视其病情，可先通后补，通补兼施。

"人参汤亦主之"，意即除胸痹心中痞气、胸满、胁下逆抢心之外，应具四肢欠温、倦怠少气、语音低微、脉象细弱、肺中寒饮及肺痿。

第六条　胸痹，胸中气塞，短气，茯苓杏仁甘草汤主之；橘枳姜汤亦主之。

语译： 胸痹病，胸中闷塞，呼吸气短，用茯苓杏仁甘草汤主治，也可以用橘枳姜汤主治。

按语：二方为胸痹之轻证，前者宣肺利水，后者和胃利水。

茯苓杏仁甘草汤方：

茯苓三两　杏仁五十个　甘草一两

右三味，以水一斗，煮取五升，温服一升，日三服。不差，更服。

方解：胸痹原有短气之症，本条突出气塞、短气，可知胸痛不甚或者不痛，而以气塞和短气更为明显；气塞、短气可由饮阻气滞所致，饮邪偏上，上乘及肺，胸中气塞短气的多见咳逆或吐涎沫、小便不利等症。治宜宣肺化饮，可用茯苓杏仁甘草汤；或因气滞失宣，胸中气塞短气，多是气逆痞满甚则呕吐等证，则用橘枳姜汤。

橘枳姜汤方：

橘皮一斤　枳实三两　生姜半斤

右三味，以水五升，煮取二升，分温再服。

方解：陈皮通畅气机，枳实消痰下气，生姜散水和胃降逆，痹开气行则气塞可除，痞满自除。

《肘后》《千金》云："治胸痹胸中幅幅如满，噎塞习习如痒，喉中涩燥，涎沫。"

《内经》云："心痹者，脉不通，喉中介介如梗状"，指冠心病的一种证型，无症状心肌缺血。

干姜辛温，主治胸满，咳逆上气，温中，止血，出汗，逐风湿痹，肠澼下利，生者尤良，久服去臭气，通神明，生川谷。

按语：此上两条属于胸痹，但不涉及胸胁以下，属气之走窜冲逆，故取水舍酒，以防白酒动荡不羁之性，反助逆呛之气。

第七条　胸痹缓急者，薏苡附子散主之。

语译：本条阳气衰微，阴寒痰湿凝结，较前五条更重。有喘息咳唾，阳气不能外达则四肢厥冷，胸背疼痛，用薏苡附子散主治。

按语：薏苡仁甘、淡，微寒，属土，阳明（胃药）也，甘益胃，土胜水，淡渗湿，渗水所以益土，故健脾治水肿、湿痹、脚气、疝气、泄痢、热淋，培土生金，故补肺清热。

《本草求真》云：薏苡仁上清肺热，下理脾湿，性寒泄热，味淡渗湿，目的清化湿邪。

"胸痹缓急"，就发作时的症状而言，缓急是患者主观感觉，胸痹疼痛紧缩而痛剧，一阵缓解放松而痛减，阴邪壅盛则剧痛，阳气稍伸则痛缓。

薏苡附子散方：

薏苡仁十五两　大附子十枚，炮

右二味，杵为散，服方寸匕，日三服。

方解：以药测证，即云胸痹，可见咳唾喘息，胸背痛，或心痛彻背，舌淡苔白滑腻，脉沉而迟，或弦而紧，四肢拘挛性疼痛，四肢厥冷，荨湿寒证候。

附子温阳散寒，薏苡仁理脾湿，下气宽中，裂解湿寒，湿邪黏滞重着，阻遏阳气，阻遏脾阳，湿遏气机。薏苡仁利湿通络，化湿温经，渗湿利湿，分解寒湿使寒湿裂解，否则寒湿交结难解。二药相伍，温行散寒，通络去阴寒凝结，行散阴邪，通络止痛。

薏苡附子散病势急迫故改用散剂，取其药力厚而收效速，若改用汤剂，按现代药量，炮附子与薏苡仁各30～60g，先将炮附子切成薄片，洗去流沫。扶阳派用水先煮附子2～4小时，以口舌不麻为度，再下薏苡仁煮熟后，每日三次温服。须注意的是，乌头、附子之属，贵在久煎，否则易发生乌头碱中毒。

第八条 心中痞，诸逆 ⁽¹⁾，心悬痛 ⁽²⁾，桂枝生姜枳实汤主之。

桂枝生姜枳实汤方：

桂枝三两　生姜三两　枳实五枚

右三味，以水六升，煮取三升，分温三服。

注：

（1）诸逆：指气逆、痰饮种种上逆症状。

（2）心悬痛：指胸部向上牵引作痛，停留心下的水饮或寒邪向上冲逆。桂枝生姜枳实汤亦属通阳散结方。

语译： 病人感到心中痞闷，以及各种邪气向上逆冲，以致心窝部感觉空虚而疼痛，用桂枝生姜汤主治。

方解： 桂枝温通经络，畅达肌表，和调于五脏，洒陈于六腑，从外而达内，从气而入血；生姜入口，温中止呕，使水饮化，热气向上至胸中而外达散肌表；桂枝与生姜辛温沟通，通行表里内外，主要通阳生阳而散寒，温化水饮以平冲降逆，加枳实以降胸满，胃中水饮化，胃游溢精气，脾气散精，上输于五脏。

按语： 本条论述痰饮气逆的心痛证治。桂枝生姜枳实汤专于通阳降逆，气逆心痛为著。

橘皮味辛、温，主治胸中瘕热逆气，和水谷，久服去臭，下气通神。橘枳姜汤用橘皮一斤，枳实三两，生姜半斤，专于理气开结胸中气塞较甚。

第九条 心痛彻背，背痛彻心，乌头赤石脂丸主之。

语译： 本条尤在泾解释为：心痛彻背，阴寒之气遍满阳位（背为阳），故前后牵引作痛。沈氏云：邪或心包，气应外腧（从里达表，背上腧穴），则心痛彻背，邪袭背腧，气从内走（气从外向内走）则背痛彻心。

腧脏相通，内外之气相引，则心痛彻背，背痛彻心，即经所谓寒气客于背腧之脉，其腧注于心，真火衰微，失其温煦，故相引而痛也。用乌头赤石脂丸主治。

按语： 《素问·举痛论》云"帝曰：愿闻人之五脏卒痛，何气使然？岐伯对曰：经脉流行不止，环周不休，寒气入经而稽迟"，《太素》作"寒气入焉，经血稽迟"。稽，留也；迟，行运迟缓。稽迟言血脉运行阻滞不利，泣而不行，客于脉外则血少，客于脉中则气不通，故猝然而痛（此寒邪致痛之大理）。

本条除心痛彻背、背痛彻心症外，应见心痛，短气，汗出，肢冷，面色苍白甚至昏厥，舌淡苔白，脉沉细，或见虚数无力，或见结代，此为心阳衰竭，不能内煦于脏，不能温煦四肢。

乌头赤石脂丸方：

蜀椒一两，一法二分　乌头一分，炮　附子半两，炮一法一分　干姜一两，一法一分赤石脂一两，一法二分

右五味，末之，蜜丸如桐子大，先食服一丸，日三服，不知，稍加服。

方解： 附子辛温大热，走而不守，内彻外达，能升能降，凡凝寒痼冷，痹阻于经络脏腑、经络、筋骨、血脉者，均能开通温散。乌头辛温大热，温通经络。蜀椒暖肝、干姜温脾，两者都是大辛大热之品，辅佐乌头、附子使温热之性更强，逐冷之力更猛，又可温暖中焦，振奋中阳，对全身有升降布酿的作用。赤石脂在方中一非收敛固涩，亦非沉降降浊，而是取其酸涩之性牵制乌头、附子、干姜、蜀椒的走窜之性，并防止毒性吸收，是全方的点睛之作。因此该方主治阳气不足、阴寒凝结心下之胸痹。

该方实验证明，乌头赤石脂丸可抑制心肌缺血大鼠心电图 II 导联 J 点的抬高，明显降低心肌缺血血清乳酸脱氢酶（LDH）、肌酸激酶（CK）的水平，同时能减轻心肌组织的缺血损伤坏死程度，其效应与复方丹参滴丸相似，提示乌头赤石脂能减轻异丙肾上腺素（ISO）所致的大鼠心肌缺血损伤，对损伤心肌有保护作用。

〔附方〕九痛丸：治九种心痛[1]。

附子三两，炮 生狼牙一两，炙香 巴豆一两，去皮心，熬，研如脂 人参 干姜 吴茱萸各一两

右六味，末之，炼蜜丸如桐子大，酒下。强人初服三丸，日三服，弱者二丸。兼治卒中恶[2]，腹胀痛，口不能言；又治连年积冷，流注[3]心胸痛，并冷冲上气，落马、坠车、血疾等，皆主之。忌口如常法。

注：

（1）九种心痛：心痛大多指胃脘部疼痛，有的是指心、胸部疼痛。《千金》记载九痛丸治九种心痛：一、虫心痛；二、注心痛；三、风心痛；四、悸心痛；五、食心痛；六、饮心痛；七、冷心痛；八、热心痛；九、去来心痛（发作性的心痛）。

（2）卒中恶：由外来因素侵袭人体而突然发作的疾病。

（3）流注："流"是移动性的，"注"是集中在一点的，此处指心胸部疼痛有时集中在这里，有时集中在那里。

方解： 心痛虽分九种，但此方是治疗属于积聚、痰饮、结血、虫注、寒冷等因素引起的心痛，有些注家认为九痛丸属于附方，"程林认为非仲景方"。从全方的作用看，附子、干姜祛寒散结；吴茱萸开郁、杀虫、止痛；人参补中，治心腹冷痛；巴豆温通、杀虫、破坚积、逐痰饮；狼牙杀虫。《千金》狼牙作"狼毒"似较怡当，因狼毒除杀虫外，并能破积聚饮食、除寒热水气，故或认为狼牙为传抄之误。《千金》附子、干姜的用量为各二两。

心胸的病因为上焦阳虚，下焦阴盛，阴邪阴气上扰上焦阳位。

心胸的症状及治法如下：

胸痹之病：喘息咳唾，胸背作痛，寸口脉沉而迟，关上小紧数，为阴乘阳位之象，治宜栝楼薤白白酒汤。

胸痹不得卧：心痛彻背，栝楼薤白白酒汤；痰浊重症更重，扶有饮邪浊痰更甚，即前条加半夏以涤痰饮浊邪。

胸痹心中痞气：气结在胸，胸满，胁下逆抢心，以枳实薤白桂枝汤主治。

心中痞，自胃脘上逆直到胸胁，胸脘不舒，此病当先辨虚实，新病多气实，宜祛邪为主，故枳实薤白桂枝汤主之，通其痞结之气；久病多属于气虚，以养复阳气、除阴邪的人参汤主治。

气闭气逆：胸痹，胸中气塞，短气，以茯苓杏仁甘草汤主治，或橘枳姜汤主治。如偏短气，呼吸不利的宜茯苓杏仁甘草汤主治，偏胸痞满气塞等症宜橘枳姜汤主治。

寒湿胸痹：胸痹缓急者，宜薏苡附子散主治。

诸逆痞痛：心中痞，诸逆心悬痛，宜桂枝生姜枳实汤主治。

阴寒心痛：胸痹心痛彻背，背痛彻心（阴寒之气充满中上焦），宜乌头赤石脂丸主治。方

药振奋阳气而逐阴邪，安和心气。乌头温经，附子回阳温肾，干姜温脾（散沉寒痼冷，通心助阳），蜀椒暖肝。四药协同温阳散寒，通络止痛。用赤石脂涩肠，涩血，收敛津液，防辛热之药动血（热迫阳络用川乌，热破阴络用附子、蜀椒、干姜）。

总之，治疗胸痹应遵循气机升降出入之学说，治疗胸痹应先开通胸阳，如栝楼薤白白酒汤之白酒，先向上升散然后向下降，栝楼先升阳后降浊，有升才有降。

遵循心脏的生理特点，因心阳中之太阳，君主之官，君火占有至高无上地位，心喜温通，切记凉遏（血浓于水，血是热的），用药切记寒凝冰伏。气血贵乎充盈，气机贵乎条达，气血贵乎温通。遵气机升降之理，先升阳以温通经脉气血，后降浊以使浊阴下转。疗胸痹，温暖而不燥，燥者治以甘润（栝楼、桃仁）通行则不速，化湿缓而有节。

执行谨守治疗之法，暖而不燥，通行而不速，缓而有节（补法）。

每种病与每种病有不同的个性，亦有相同的个性，故每种病有每种病的治法，各病有各病的主方。胸痹心痛短气病，宜用宣阳通痹、心胃同治、扶阳抑阴、补气养血、活血行水等法，所用之方多源于《金匮要略》，根据证的变化，随证加减，"胃心同治，心脾相关，心阳虚，脾中寒，痰瘀互结病机贯穿始终"。

《灵枢·五味》云："心病者，宜食薤，又说，辛走气，多食之令人洞心……辛入于胃，其气走于上焦，上焦者，受气而营诸阳者也，姜韭之气熏，营卫之气，不时受之，久留心下，故洞心。"清代王朴庄认为栝楼"最清胸中之热，平人服之，能使人心气内洞"。这里所指"洞心""内洞"为使胸中豁达。医古文讲"洞"作动词，使动用法，"洞心""内洞"亦即开痹通阳，吴仪洛说"栝楼薤白白酒汤，上焦膻中药也"，脏会章门，腑会中脘，筋会阳陵，髓会绝骨穴，血会膈俞，骨会大杼，脉会太渊，气会三焦外膻中。

喻嘉言曰："胸中阳气，如离照无外，旷然无补，没地气一上（天气下为雨，地气上为云）则窒塞有加，故为胸痹者，阳气上逆之候也。"仲景则用栝楼薤白白酒以益其阳，甚则附子干姜以消其阴。

因本病是阳微而或胸痹的因虚致实之证，所以在治疗上，笔者根据《内经》《灵枢》《金匮要略》及喻嘉言、王朴庄、吴仪洛等的见解而选用栝楼薤白半夏汤为主方，以栝楼开胸，半夏和胃降逆，薤白通阳，治疗中在使用栝楼薤白半夏汤的基础上，如：

胃气胀满、噫气或干呕者，加陈皮、枳实、生姜（橘枳姜汤）；

动则气短、心悸、胸闷、气塞者，加茯苓杏仁甘草汤；

心悸、脉数者，加生脉散、炒酸枣仁、生龙骨、牡蛎、当归等；

胸胀胁下逆满、肢凉者，加枳实薤白桂枝汤；

体弱便溏、心下痞满者，加人参汤；

阳虚痛甚者，加乌头赤石脂丸（蜀椒、乌头、附子、干姜、赤石脂）；

脉结代、心动悸者，加炙甘草汤；

头晕目眩、阴虚阳浮者，加天麻钩藤饮、杞菊地黄汤；

兼有脏燥及阴虚里热者，加百合知母汤及半夏厚朴汤、甘麦大枣汤、酸枣仁汤；

虚象明显者，加黄芪、当归、党参；

腹胀满、肠有积气者，加厚朴生姜半夏甘草人参汤等；

容易感冒、体酸痛者，加新加汤（桂枝、白芍、甘草、人参、大枣、生姜）；

血瘀浮肿、血亏脾虚湿阻者，加当归芍药散（赤芍换白芍，苍术换白术，泽泻改泽兰）；

肺部瘀血或肝大充血者，加参苏饮（人参、苏木、赤芍、三棱、莪术、桃仁、鳖甲）；

脉结代、心动悸者，加炙甘草汤（生姜、大枣、阿胶、火麻仁、生地黄、麦冬、人参、水八升、酒七升）；

阳虚水肿者，用真武汤（茯苓，芍药，生姜，白术，附子炮、去皮、破八片）；

水肿兼有瘀血证者，真武汤加参苏饮（真武汤，人参、苏木和当归、红花、桃仁、藕节）。

结　语

治疗心血疾患，气血贵乎充盈，气机贵乎条达，心脉贵乎温通，胃气贵乎和顺，宗气贵乎调畅，此五者一有所患，致气血凝结，气机升降滞涩，罹患胸痹、心痛、短气。

遵胸痹治疗大法：先升阳后降浊，升阳升经脉气血，后降浊使浊阴下降。

处方用药：心喜温通，切忌凉遏，通行气血而不速，温煦经脉而不燥，燥者施以甘润，润者不凝气机，活血化瘀化湿。缓而有节，化湿不伤津气，宗气充足调畅，益肺培元健脾，胃气和顺痛去。

只有充分领悟经典的智慧才能有所创新。精研伤寒拓新法，传道授业启后学。

腹满寒疝宿食病脉证治第十

论一首 脉症十六条 方十四首

便 读

　　腹满以腹部胀满、满闷为主症；寒疝以腹痛为主症，为阴寒性腹痛，还有痛着于两胁、胸腔等处者，原文虽不称为寒疝，但其为阴寒性疼痛则同；宿食是食饮不相宜而停滞的病症。三者症疾都可以发生胀满疼痛，多属于消化系统的疾病。

一、腹满

（一）实满证治

　　腹满经常不减除的属于实，常减轻但又恢复腹胀，这是寒气得温而暂减，为寒从内生之故，治疗宜用温法。

　　虚实之辨以按之不痛为虚，按之痛为实（如属实，尚未用下法而舌苔黄的，可用下法）。

（二）各证治法

　　气胀便闭：大便闭结，腹胀痛，以理气通便为主，用厚朴三物汤。

　　阳痹积实：阳气闭滞，胃脘部满痛，攻通里实兼通阳气闭滞，用大柴胡汤。

　　积胀重症：积滞在内，腹胀满难忍，不减，即减也极微，证此上项为重，宜攻下法，以大承气汤。

　　脾虚寒痛：腹部雷鸣切痛，胸胁部气逆胀满呕吐，此为脾虚阴盛，宜助阳散阴，降逆止呕，用附子粳米汤。

二、寒疝

（一）主要脉证

　　腹满，脉弦而紧，恶寒不欲食，绕脐作痛。

（二）各证治法

　　血虚寒疝：腹中痛有拘急感，胁亦痛，此血虚寒多，用当归生姜羊肉汤以温血散寒补虚（痛剧而呕的可加白术、陈皮之类）。

　　阴寒重证：绕脐痛，发作时出汗，手足厥冷，脉沉紧，为阴盛阳衰重症，宜大辛大热的峻剂，如大乌头煎进治。

三、宿食

（一）脉证

　　脉紧如转索无常，头痛，腹中宿食不化。

（二）治法

凡积滞肠胃，或食积而下利不食，应排除停积，用大承气汤，使积滞排出，下利自止，自能进食。

若宿食初积，停留上脘，可根据"其高者引而越之"的原则，用瓜蒂散催吐，若患者伴有呕泛欲吐的更为适宜。

原文：

第一条　趺阳脉微弦，法当腹满，不满者必便难，两胠[(1)]**疼痛，此虚寒从下上也，当与温药服之。**

注：

（1）胠（qū）：指两侧腋下空软部分。

语译： 趺阳脉微而弦，是腹部胀满常见脉象，但有的患者腹部并不胀满，往往会有便难、两胠疼痛的症状，这是因为下焦虚寒影响胃和肝的缘故，这种便秘也不同于一般的便秘，应当用温热药治疗。

按语： 本条论述虚寒性腹满的成因和证治。"趺阳脉微弦"为总冒，以脉象论述三个症状，意思是说：不论腹满或便难、胠痛，只要是虚寒的其脉象总是微弦的。

趺阳脉是胃脉，主中焦，脉微弦：指脉微而弦"微"是中阳不足，弦脉属肝，主寒主痛，脾胃虚寒，厥阴（肝）之上逆，形成腹满。即使腹部不胀满，而见大便难和两胠疼痛，同样是脾胃虚寒、肝气上逆所致。因脾胃主运化，脾胃虚寒，则运化失职；肝主疏泄，肝气上逆，则疏泄失职，故虚寒在中则为腹满，虚寒在下则为便难，虚寒影响在上则两胠疼痛。"此虚寒从下上也，当以温药服之"是总结本条所述。证候的成因和治法，即皆为中阳不足，肝气上逆所致；病情属于虚寒的，故均当以温药治疗。

本条论述腹满寒疝总的病机。寒气起于下焦，下焦寒气上逆，既可以导致腹满，亦可以发生寒疝，前者以腹满为主症，后者以腹痛为主症。腹满有虚实寒热之分，属于虚寒者当温补，寒实者当温下，实热者当寒下。寒疝为寒证固然以温，然必须结合具体病情病证施治，属虚寒当温补，属实寒当温下。

前人对寒疝的认识，凡腹部攻冲作痛、病情属寒者，皆属于寒疝的疾病。寒疝亦可以有"大便难"和"两胠痛"的症状，阴寒凝结，寒聚胃肠，故大便难；寒气随肝经上逆，故两胠疼痛。由此可见，认为本条是总论腹满寒疝病机的说法，值得参考。

第二条　病者腹满，按之不痛为虚，痛者为实，可下之；舌黄未下者，下之黄自去。

语译： 患者腹部胀满，按之没有压痛的是虚证，有压痛的是实证。实证可以用攻下的方法治疗。患者舌苔黄而没有用过泻下剂的，用泻下剂之后黄色自然会退去。

按语： 本条论述腹满属于实热的辨证和治法。实证腹满，除腹诊切诊拒按的见症，实证必须观察舌诊，舌苔黄是实热积滞的征象，内有实热，舌苔多黄而粗糙，如此攻下之证具备，下之则黄当去。舌黄未经攻下，才能使用下法。若已经攻下，舌苔仍黄的，应当多方面分析，如果湿温证，湿热交阻证，舌苔虽黄，但尚未化燥成实的，或下后余热未尽，所以舌苔未去，应当辨证分型加芳香化湿，清热利湿之剂。

第三条　腹满时减，复如故，此为寒，当与温药。

语译： 腹部胀满有时感觉减轻些，但过一会儿又仍然如故，这是寒证，应当服用温热剂。

按语：本条论述虚寒腹满证的辨证和治法。腹满是脾胃虚寒，运化功能减弱所致，即《素问·异法方宜论》所云"脏寒生满病"，指的就是这种情况。由于寒气或聚或散，故腹满时轻时重（复如故），当以理中汤或附子理中汤温热药治疗。

以上三条，第一条论述虚寒在中可以引起腹满，在下可以引起便难，在上可以引起两肢疼痛等症；第二条论述腹满虚实的鉴别；第三条指出虚寒腹满的证候特点。

第四条 病者痿黄[(1)]，躁[(2)]而不渴，胸中寒实[(3)]，而利不止者，死。

注：

（1）痿黄：面色黯淡不光泽，是脾虚的一种表现。

（2）躁：徐本作"燥"。

（3）胸中寒实：指实邪结于胸膈胃脘部的寒证，宜当温下，但痿黄躁烦及下利，都是虚证，不能用下法，所以认为预后不良。胸中《脉经》作"胃中"。

语译：病人皮肤痿黄，烦躁而口不渴，这是寒实结胸膈部正虚邪实证，如果还兼腹泻不止的为预后不良。

第五条 寸口脉弦，即胁下拘急而痛，其人啬啬[(1)]恶寒也。

注：

（1）啬啬（sè）：形容怕冷的样子。寒邪在表，卫阳不足，如冷风吹一样的怕冷。

语译：寸口主表，弦脉主寒主痛，寸口脉弦，是寒邪在表，故啬啬恶寒。弦脉又主肝，胁下肝的部位，肝气挟寒邪为病，故胁下拘急而痛。

按语：本条论述表里皆寒的腹痛脉证。本条应与第一条联系起来看，第一条是趺阳脉微弦，为脾胃虚寒，运化功能失职，故病重点在里寒；本条是寸口脉弦，寸口主表，脉弦主阴，则为内外皆寒，可用柴胡桂枝汤加减（去黄芩、加芍药）治疗。

本条亦有认为是寒疝脉象，寒疝常遇寒即发，成为内外皆寒。

《金匮要略·心典》提示寸口脉弦，亦阴邪加阳之象，故胁下拘急而痛，而寒从外得，与趺阳脉弦之两肢疼痛有别，故彼便难而此有恶寒也。

第六条 夫中[(1)]寒家[(2)]，喜欠[(3)]，其人清涕出，发热色和者，善[(4)]嚏。

注：

（1）中：音 zhòng，仲。

（2）寒家：指体质虚弱、容易受寒的病人。

（3）欠：困倦时伸腰张口，舒气。

（4）善：容易，喜欢。

语译：素来容易中寒的人，常打哈欠，假如病人鼻流清涕，发热，面色正常，容易打喷嚏为新得外感病。

第七条 中寒，其人下利，以里虚也，欲嚏不能[(1)]，此人肚中寒。一云痛。

注：

（1）欲嚏不能：由阳气被寒邪遏制不得伸展而成。

语译：受寒之后，病人腹泻，这是因为脾胃虚、寒邪入里；欲打喷嚏而不能，这是因为腹部受寒。

按语：第四条至第七条介绍内在因素兼外来因素而致病的例子。第四条论述虚寒体质患寒实证，体虚邪重所以成不治之症。第五条论虚寒之体，受外寒后有表证复兼里证。第六条言素体虚弱之人，容易感受寒邪。感受寒邪之后，体表三阳虽受阻遏，里阳不虚仍有伸展之机，故喜欢打哈欠，同时又见其人鼻流清涕，发热，面色如正常之人，这是新感外邪的现象，此时正气不虚，正气有祛邪外出之势，故常嚏。第七条说的是另一种情况，感受寒邪很快下利，这是由于里阳素虚，脾胃为寒邪侵袭腹痛下利，又因下利更损阳气，不能驱邪外出，故欲嚏不能。第六条、第七条说明同一病因，由于体质不同，一经感受寒邪，表虚的，邪常伤于表；里虚者，邪常着于里，病因虽同，而病变有异，因为有外寒、里寒的区别。

第八条　**夫瘦人绕脐痛，必**⁽¹⁾**有风冷，谷气不行**⁽²⁾**，而反下之，其气必冲；不冲者，心下则痞也。**

注：

（1）必：假如，假设连词，如《韩非子·说林上》云："子必往，吾恐子为吴王用之于我也，谓子如往也。""其气必冲"中"必"犹"则"，承接连词，即其气则上冲。

（2）谷气不行：腹部受寒而谷气不舒，应当温通，今用寒药泻下。正气比较强的，则格拒药力而气往上冲；正气比较弱的，则不能上冲，以致邪气下陷并聚而成痞。

语译：体质瘦弱而又正气不足的，假如感受风寒，引起大便不通，这属于寒结，应用温化或温通方法。医生误用苦寒药攻下，结果病人会感到腹中有气则上冲，假使气不上冲的，就会感到心下痞满。

按语：本条论述里寒证误下的变证，说明寒疝与宿食不同，宿食当下。《伤寒论》谓："病人不大便五六日，绕脐痛，烦躁，发作有时，此有燥屎。"这是实证。本条的绕脐痛，是人体脏腑薄弱，假使感受风寒，由于寒疝形成的便秘，主要应当温下。即使寒而兼积的也应当用温下法，由于两者症状似乎相近，完全不同，临证应详审，进行辨证，则不致误诊。

第九条　**病腹满，发热十日，脉浮而数，饮食如故，厚朴七物汤主之。**

语译："病腹满，发热十日"，不是说先病腹满，后再发热，而是腹满出现在发病之后，病虽十日，脉不浮紧而浮数，腹部又见胀满，病情不完全在表，而趋向于里，里实重于表证。"饮食如故"，表明病变重点在肠，故尚能饮食，证系腹满较轻，但兼表邪，见发热，脉浮数，证系表邪未解兼见阳明腑实之轻证，用表里双解的厚朴七物汤进行治疗。

按语：本条论述腹满兼表证的证治。一般情况下，表里同病的，实证应当先解表后攻里，虚证应先温里后解表。今发热十日，脉不浮紧而浮数，腹部又见胀满，可知重心在里，所以用表里两解法治疗。不然，仍应遵循先表后里的原则，这在临床应当重视。

厚朴七物汤方：

厚朴半斤　甘草　大黄各三两　大枣十枚　枳实五枚　桂枝二两　生姜五两

右七味，以水一斗，煮取四升，温服八合，日三服。呕者加半夏五合，下利去大黄，寒多者加生姜至半斤。

方解：因其腹但满而不痛，故去芍药，而厚朴三物汤开结除满以攻里邪，是解表攻里法。

第十条　**腹中寒气**《千金》后有"胀满"二字，**雷鸣切痛，胸胁逆满，呕吐，附子粳米汤主之。**

语译：病的部位在腹中，因腹内有寒气，不能运化水湿，所以雷鸣切痛，产生很响的雷鸣音；胸胁部有气上逆而感到胀满，同时又发生呕吐的患者，予附子粳米汤治疗。

按语：本条论述脾胃虚寒、水湿内停的腹满痛证治。附子粳米汤治疗属虚寒证的胃肠炎。除上述症状外，兼见四肢厥冷，脉细而迟，舌苔白滑等症，有较好的疗效，理中汤、附子粳米汤均治中焦虚寒证，但理中汤证主要在于下利，而附子粳米汤证主要在于呕吐，这是两汤证的区别要点。

附子粳米汤方：

附子一枚，炮　半夏半升　甘草一两　大枣十枚　粳米半升

右五味，以水八升，煮米熟，汤成，去滓，温服一升，日三服。

方解：腹中寒凝气滞，水湿不行，胃肠之气逆而上行。方中附子温中散寒以止腹痛，半夏化湿降逆以止呕吐，粳米、大枣、甘草扶益脾胃以缓急迫。如属于脾胃虚寒，可加蜀椒、干姜逐寒降逆。

第十一条　痛而闭⁽¹⁾《脉证》作"腹满痛"者，厚朴三物汤主之。

注：

（1）闭：即大便闭结，胸中满痛，六腑之气不行，亦无矢气，可见腹满十分严重。

语译：腹部胀满疼痛而大便不通，不转矢气，其病机是实热内积，气滞不行，由于气滞重于积滞，故不用小承气汤而用厚朴三物汤行气通下。

按语：本条论述腹满十分严重、胀重于积的腹满证治。

厚朴三物汤方：

厚朴八两　大黄四两　枳实五枚

右三味，以水一斗二升，先煮二味，取五升，内大黄，煮取三升，温服一升。以利为度。

方解：厚朴三物汤与小承气汤药味相同，而分量不同。厚朴三物汤重用厚朴，主要在于行气除满，枳实、大黄行气通便而除里滞，故适用于胀满重而积滞轻的证候。

第十二条　按之心下满痛者，此为实也，当下之，宜大柴胡汤。

语译：按之心下满而痛，这是实证，应当用泻下法治疗，宜用大柴胡汤。

按语：本条论述满痛在心下，病属少阳、阳明的证治。

大柴胡汤方：

柴胡半斤　黄芩三两　芍药三两　半夏半升，洗　枳实四枚，炙　大黄二两　大枣十二枚　生姜五两

右八味，以水一斗二升，煮取六升，去滓，再煎，温服一升，日三服。

方解：大柴胡汤即小柴胡汤去人参、甘草加芍药、大黄、枳实而成，方中柴胡为主，配黄芩、半夏、生姜以和解少阳之邪；配芍药、大黄、枳实以祛阳明热结之实，用大枣以安中，如此内外兼顾，则少阳阳明之实邪可解，"按之心下满痛"可除。

按语：按之心下满而痛为有形之邪，实则可下，而心下结痛，则结处当处于高位。与腹中满痛不同，故不易用大承气汤，而宜用大柴胡汤。大承气汤独主里实，大柴胡汤兼通阳痹。本证除心下满痛，应有郁郁微烦、往来寒热、胸胁苦满、舌苔黄、脉弦有力等症。

本方应用范围甚广，临床常用于治疗急性腹痛，如急性胆囊炎、胆结石、急性胰腺炎、急慢性阑尾炎、腹腔感染等病。符合本条证治机理者，在临床应用时，随证加减，均可收到良好疗效。

第十三条　腹满不减，减不足言，当须下之，宜大承气汤。

语译："腹满不减"形容腹部胀满、没有减轻的时候，因为腹满是里实证，由气滞与燥屎内结引起；如果有减轻的时候，那就是虚证，因为虚证无实邪，故其满时增时减，与实证截然不同。用大承气汤主治。

按语：本条论述积与胀俱重的里实证治。"减不足言"是插笔，目的在于加强辨证，是说

"腹满不减"非实证，"不足言"是否定词，与前一句"不减"肯定对举，与第三条"腹满时减，复如故，此为寒，当与温药"之证，需结合分析，一虚一实恰相对峙。

以上腹胀症计五方，统治腹满，皆具有攻泻作用，但其效力有缓急的不同，所以其主治亦有区别。腹胀满兼表的用厚朴七物汤；腹胀重，病位在心下两胁的用大柴胡汤；胀满偏重在胃，胀重积轻的用厚朴三物汤；胀满偏重在肠，胀和积都重的用大承气汤；寒凝湿滞所致的用附子粳米汤。

第十四条　心胸中大寒痛[(1)]，**呕不能饮食**[(2)]，**腹中寒，上冲皮起，出见有头足**[(3)]，**上下痛而不可触近，大建中汤主之。**

注：

（1）心胸中大寒痛：寒痛说明性质，心胸说明部位，实际包括心下胃脘上腹部以及膈上胸部，全身症状当有四肢逆冷。

（2）呕不能饮食：这里指属于上、中焦寒气格拒的症状。

（3）上冲皮起，出见有头足：形容腹中寒气攻冲，腹皮突起如头足样的块状物上下冲动。

语译：心窝及胸部受到严重的寒邪侵袭，痛的病位相当广泛，从上下而言，由腹部到心胸；从内外而言，从脏腑到经络，均为寒邪所充斥，而发生剧烈的疼痛，呕吐而不能吃东西。当腹中寒邪与正气搏斗，则腹部上冲皮起，似有头足的块状物（有肠形）上下往来搅动，攻冲作痛，且疼痛到不能用手接触，病属脾阳衰微，中焦寒甚，胸腹冷痛，故用大建中汤主治。

按语：本条论述脾胃虚寒的腹满痛证治。

大建中汤方：

蜀椒二合，去汗　干姜四两　人参二两

右三味，以水四升，煮取三升，去滓，内胶饴一升，微火煎取一升半，分温再服；如一炊顷[(1)]，可饮粥二升，后更服，当一日食糜[(2)]，温覆之。

注：

（1）如一炊顷：相当于做一顿饭的时间。

（2）食糜：只能吃稀饭，不能吃干饭或不容易消化的食物。

方解：脾胃阳衰，中焦寒甚，胸腹冷痛，引起肠中气聚，胃肠受寒而拘挛，浊气不降，故方中蜀椒、干姜温中散寒，与人参、饴糖之温补脾胃合用，大建中汤温润脾胃之阳，阴寒自散，诸症患愈。

按语：本条证候除如条中所述外，应当兼有手足逆冷、脉象沉伏等证候。

第二条说"病者腹满，按之不痛为虚，痛者为实"，本条是"痛而不可触近"，从表面来看，似乎是实证，其实是严重的虚寒证，因而虽有"痛而不可触近"之状，但其痛上下走动无定处，且其满时增时减，不像实证之满痛，看似不移，当以此详辨，则虚寒自明。

附子粳米汤与大建中汤同属于脾胃虚寒，前者为水湿内停，故重用半夏以化水湿；后者偏于寒甚，故重用干姜以温中散寒，因此可以结论，两者虽有腹痛，但前者主证是腹中雷鸣，后者攻冲之势较甚。同时大建中汤用人参、饴糖可知其虚甚的程度。又较附子粳米汤证为甚，从药的性能分析，治虚寒性腹痛，附子不如干姜；虚寒性呕吐，半夏不如蜀椒；温养补益脾胃，甘草、粳米、大枣不如饴糖。

临床应用治胃、十二指肠溃疡，虚寒性肠痉挛，蛔虫性肠梗阻，中焦虚寒引起肠粘连、胃扩张等，收到良好疗效。

应用大建中汤收到良好的疗效体会：

（1）胸腹部主动脉夹层形成Ⅲb型保守治疗：因腹腔内脏器官，特别是下消化道血流减少，内服泻下剂，外用搽剂，灌肠均对便秘无效，腹主动脉人工血管置换术后，搭桥轻度腹胀，但无恶心、呕吐及明显腹痛。

（2）术后粘连性肠梗阻：蜀椒可促进上消化道运动，可增加肠道血流，治疗动脉血流异常所致肠缺血疾患。

（3）大建中汤：蜀椒主要作用于十二指肠及空腹上端，干姜作用于幽门，大建中汤可增加小肠黏膜血流量，不影响血压和心率，且增加宫腹的血流量。

（4）治疗粘连性肠梗塞，常在胃肠减压，吸净胃内滞留物，降低梗阻近端压力的基础上，再口服大建中汤或从胃肠导管送入胃中，有利于药物吸收。

第十五条 胁下偏痛，发热《脉经》无"发热"二字，**其脉紧弦，此寒也，以温药下之，宜大黄附子汤。**

语译： 患者一侧胁下疼痛或腹部一侧腹部痛甚，发热，脉象紧弦为寒实内结的"非温不能解其寒，非下不能去其结，阳气被郁者，非辛不能解其郁"，故曰"以温药下之"宜大黄附子汤。

按语： 本条论述寒实结胸的证治。大黄附子汤证，此证常见由饮食生冷，寒湿内结，胁腹脘痛，有痛发突然，亦有腹痛时作，每痛由饮食寒冷所诱发，其特点既有肢冷畏寒、脉沉紧、小便清等寒证，复有大便秘结或大便不畅的实证，舌质淡、苔黏腻，明显是阴寒积聚于内，寒积不去，终年不愈；郁结甚者常拒按或按之痛处灼热。身发热比较少见，亦可理解是由郁结引起，投以大黄附子汤，温经散寒与苦寒泻实并用，获效甚捷。

"胁下偏痛，发热"在《金匮要略》中改为"满痛"，黄树曾云："胁下偏痛，谓左胁下或右胁下痛，非两胁下俱痛。"方有执则谓偏，偏痛之"偏"字，不可拘；《脉经》将"发热"一症删去。考《金匮要略》仲景诊断寒实内结，腹满痛关键。《金匮要略》论腹痛或言"心下满痛"，或云"两肋胁痛"，或曰"胁下痛"而言"胁下偏者，为此一端"。从部位看，胁下当指腹部疼痛，或左或右，另外偏字用在谓语前，又常表示动作或状态偏离，通常情况可当作"特别多半"等，故"胁下偏痛"亦有腹部特别痛之义。盖寒为阴邪，其性凝涩，寒邪直中脏腑，胃肠经络凝涩局部气机郁滞，寒实偏着于一处，则见一侧胁痛或腹痛一侧腹部特别疼痛，其与实热内结之大腹胀满硬痛者迥异；"发热"为临床常见症状之一，发热原因虽多，但当其与胁下偏痛，脉紧弦并见时，寒实内结，阳气郁闭无疑，临床多见为身热不甚，或发热与畏寒肢冷并见，或多为腹部局部之热感，不宜清热，只需去结散寒解郁，其热即自已，正所谓"诸病在脏，欲攻之，当随其所得者而攻之"。

大黄附子汤方：

大黄三两 附子三枚，炮 细辛二两

右三味，以水五升，煮取二升，分温三服；若强人煮取二升半，分温三服，服后如人行四五里，进一服。

方解： 附子温以祛寒，细辛散寒以止胁痛，大黄苦寒泻下，但配合附子、细辛大热之品，则寒邪散而泄下之性存，三味协同共收温下之攻，这是沉寒挟滞的治法。

按语： 仲景方中往往附子与细辛同用，治寒邪伏于阴分，如本方与麻黄附子细辛汤，均用附子配细辛以增强其祛寒邪的作用，但大黄附子汤配大黄，其侧重点在于治寒实积聚于里，属温阳通便法；麻黄附子细辛汤配麻黄，侧重点在于温散寒邪，使其在表而解，属温经解表法，两方仅一味药和用量上有出入，而主治证候就有很大的区别，这对临证因证施药有很大的指导意义。

《普济本事方》的温脾汤（甘草、干姜、桂心、附子、大黄）即从此方加减而成，在药物组成方面更为周到，方便临床实用。

第十六条 寒气厥逆[(1)]，**赤丸主之。**

注：

（1）厥逆：既指病机，又言症状；看前后条及赤丸所用药物，可知本条除四肢厥冷外，当有腹痛，并可能有呕吐饮邪的症状。

语译： 因内有寒气而出现四肢厥冷，用赤丸主治。

按语： 本条论述寒饮腹痛的证治。由于此条叙证简略，注家意见不一，如从药效分析推测，可知本条病情系脾肾虚寒、水饮上逆所致，脾肾阳虚，水饮内盛，寒气挟水饮上逆产生腹痛；阳气不振，不能外达，则手足厥冷；阴寒水湿上逆于心则心悸，逆于肺则喘，痰色稀白。

赤丸方：

茯苓四两　乌头二两，炮　半夏四两，洗—方用桂　**细辛一两**《千金》作人参

右四味，末之，内真朱[(1)]**为色，炼蜜丸如麻子大**[(2)]**，先食酒饮下三丸，日再，夜一服；不知，稍增之，以知为度。**

注：

（1）真朱：朱砂的别名。

（2）麻子大：大麻子样大小。

方解： 方中乌头与细辛，偏于行散，可以治沉寒痼冷引起的腹痛及呕吐，茯苓肃肺气，使肺气向上升达，然后向下降；半夏降胃气蠲饮；茯苓、半夏相伍，可以化饮止呕，止心下动悸；朱砂重镇心气以降逆，诸药合用，散寒止痛，降逆化饮。

按语： 以上三方是治阴寒性的疼痛症：里寒虚重的用大建中汤，里寒挟滞挟湿的用大黄附子汤，阴寒兼蓄饮的用赤丸。

第十七条 腹痛，脉弦而紧，弦则卫气不行，即恶寒，紧则不欲食，邪正相搏，即为寒疝。绕脐痛，若发则白汗[(1)]**出，手足厥冷，其脉沉紧者，大乌头煎主之。**

注：

（1）白汗：指由剧烈疼痛而出的冷汗。另有医家解释白津做参考，具体如下。

白津，概括分三类：其一，如黄元御《金匮悬解》释："发则木气疏泄，肾精不藏，溲出白液。"认为《素问·玉机真脏论》"脾传之肾，病名曰疝瘕，少腹冤热而痛，出白津（原文无'津'字，是黄氏所加）"，即白淫之类。所以仲景用蜂蜜缓急迫而润风木，乌头泄湿淫而温寒水也，如此引经而圆其说，如李世材《医宗必读》云"有气不得申冤，气聚而痛，白精自出"。因此陈元犀释"白精"为"泄精""漏精"，后人还根据《素问·骨空论》"任脉为病，男子内结七疝，女子带下瘕聚"的论点，把"白津"扩伸为"白带"，但这种为尿道或阴道流出的白色分泌物，无文献记载印证，又不完全符合《内经》原文之"白"字，而且缺乏临床

根据。

其二，尤氏《心典》云，白津为汗之淡而不咸者，为虚汗也，作自汗亦通，大乌头煎，大辛大热，为复阳散阴之峻剂。《医宗金鉴》作"自汗"解，前面已提及有认为"白"通"魄"，魄津即魄汗，自汗；"魄"又通"搏"，邪正相搏，逼迫致汗，由于临床上却有剧烈腹痛的患者，每因急迫而致冒汗，所以持这种观点易被接受，但刊本倘作"白汗"，此解确有见地，若仍作"白津"就值得怀疑了，因为古时"津"字不能与"汗"字通用。

其三，如吴考槃《金匮五十家注》解"白津"为口中"白沫"。曹颖甫《金匮发微》与此解一致，他以《实验录·奔豚其二》治浦东周氏一妇人为例，认为"白津"是一种白色透明而清晰的唾液，他在按中说："盖周氏每当寒气上冲之时，口中津液即泉涌而出，欲止而不得，其色透明而白，待冲气下降，此种白津方止。其来也不知何自其止，也不知何往，但绝非痰浊之属，盖痰浊出于肺胃，此则出于口中，痰浊较浓而厚，此则较淡而清。痰浊之吐出须费力气，此则自然流溢，故二者决然二物。奔豚为寒性病，即出有白津复何疑？"说得理真情切。复诊时在自按中又说"余所问白津之状……所言悉合，细按其脉，颇弦紧之象"，与仲景所言寒疝之脉相似，盖见寒疝与奔豚确属类似之病，并用当时所学西医之观点，认为唾液实即本案所谓"白津"。分析中肯，结论熨帖入扣"白津"本意。"白津"二字，尽管解释有分歧，但释为口中透明稀释的唾液，即俗谓之清水饺，不但理论符合仲景原旨，而且实践上也能得到验证。"白津"以第三种解释较为贴切。

寒疝的诊断标准为：由身体以局部或整体受寒冷刺激所引，为剧烈持续性腹痛，温热刺激能治愈疼痛，除寒冷刺激未发现其他主要原因。日本人认为，寒冷疝痛是由于后叶催产素和后叶加压素引起子宫或消化道平滑肌收缩而产生的，故此病多见于卵巢功能低下的女性。

寒疝为发作性腹痛，其病多在肠，故一般又名小肠气，因其犯寒辄发，故称寒疝。寒疝之痛，往往牵引阴囊睾丸，因此阴囊睾丸之病一般又称小肠气，古人多名癫。《金匮要略》所说的阴狐疝亦是，不是本篇所说的寒疝。

"弦"为寒疝的主脉，有人认为本篇第一条的脉象是"微弦"，本条脉象是"弦而紧"，若从脉象推测病机则"弦紧"较"微弦"为重，如见"沉紧"则更重，该病发作时多见唇青面白、舌淡苔白等症状。

语译：弦与紧脉皆为阴脉，主寒盛所以说腹痛病人的脉象弦而紧，弦是阳虚卫气不行的脉象，所以怕冷，紧是阴盛胃寒的脉象，所以不想吃东西，内外寒邪与正气相搏斗，就形成寒疝，寒疝的症状是脐部周围疼痛，发作时口出白津（即口中出透明稀释的唾液），手足发凉，病人的脉象也由弦紧转为沉紧，用大乌头煎治疗。

按语：本条论述寒疝的病机、证候及治法。

大乌头煎方：

乌头大者五枚，熬，去皮，不咬咀

以水三升，煮取一升，去滓，内蜜二升，煎令水气尽，取三升，强人服七合，弱人服五合，不差，更日再服，不可一日再服。

方解：熬、煮、煎区别：药物和水加温至沸为煮，把煮好的药物去滓再加温浓缩叫煎。熬是炒干或烤，如芫花、水蛭、虻虫等药后注明熬。熬，有医书释为火干，《说文解字》则释为干煎，都是指烤干或炒干。

乌头性大热，临床常治疗沉寒痼冷止疝痛，对于腹痛肢冷脉象沉紧的发作性寒疝，能祛寒助阳，缓解疼痛，用蜜煎者既可延长疗效，又可制乌头毒性。由"强人服七合，弱人服五合""不可一日再服"可知其毒性峻烈，用时宜慎。

又《外台秘要》解急蜀椒汤（蜀椒、附子、干姜、半夏、粳米、甘草、大枣）主治与大乌头煎同，且药性较平和，可参考应用。

第十八条 寒疝腹中痛，及胁痛里急者，当归生姜羊肉汤主之。

语译：寒疝因血虚引起胁腹疼痛，两胁属肝，肝主藏血，血不足气亦虚，气虚则寒自生。胁腹部失去气的温煦和血的濡养，因而筋脉拘急，发生"腹中痛，及胁痛里急"，这种疼痛多为痛轻势缓，脉弦带涩，或微紧无力，故用当归生姜羊肉汤主治。

按语：本条论述血虚寒疝的证治。

当归生姜羊肉汤方：

当归三两　生姜五两　羊肉一斤

右三味，以水八升，煮取三升，温服七合，日三服。若寒多者，加生姜成一斤；痛多而呕者，加橘皮二两，白术一两。加生姜者，亦加水五升，煮取三升二合，服之。

方解：本方宜用于以虚为主的寒疝证。方中当归温润养血活血、行滞止痛，生姜温血散寒，羊肉温补生血止痛。《素问·阴阳应象大论》谓"形不足者，温之以气；精不足者，补之以味"，本方是依据这一理论制定的形精兼顾的方剂。

第十九条 寒疝腹中痛，逆冷，手足不仁，若身疼痛《千金》作"一身尽痛"，**灸刺诸药不能治，抵当**《千金》程本无"抵当"二字，《医宗金鉴》认为"抵当"二字系衍文**乌头桂枝汤主之。**

语译：腹痛是寒疝的主要症状，由于寒气内结，阳气大衰，不能达于四末，则手足逆冷。寒冷之极则手脚有些麻木不仁或身体疼痛，用火灸、针刺以及一般药物治疗无效的，用乌头桂枝汤主治。

按语：本条论述寒疝兼表的证治。前条大乌头煎是里寒证，本条是表里皆寒证，里寒是主因，外寒为诱因。

乌头桂枝汤方：

乌头实中者有五枚，除去角（乌头原方分量缺，徐镕据《千金方》引入）

右一味，以蜜二斤（《千金》原书作"蜜"一斤），煎减半，去滓，以桂枝汤五合解之[1]，得一升[2]后，初服二合，不知，即服三合；又不知，复加至五合。其知者，如醉状，得吐者，为中病[3]。

注：

（1）解之：纯蜜煎乌头减半则药汁浓厚，用桂枝汤汁溶解。

（2）得一升：以蜜煎乌头汁五合和桂枝汤汁五合凑成一升。

（3）其知者，如醉状，得吐者，为中病："其知者"是有效的意思；"如醉状"是服乌头煎的药物反应，说明药力已够，表邪已解；"得吐者"说明里寒已去，故为"中病"，亦即用药对症的意思。

桂枝汤方：

桂枝三两，去皮　芍药三两　甘草二两，炙　生姜三两　大枣十二枚

右五味，剉，以水七升，微火煮取三升，去滓。

方解：乌头用蜜煎，能散腹中疼痛，桂枝汤和营解肌，治表证身痛，二方合用则能通达脏腑营卫，表里兼治。

　　按语：以上为治寒疝病的三个方剂。寒邪重、腹部疼痛剧而现肢冷自汗的，用大乌头煎；寒疝腹痛、寒而兼虚的用当归羊肉补血汤；大乌头煎症而兼手足不仁、身疼等表证的用乌头桂枝汤。

　　第二十条　其脉数而紧，乃弦，状如弓弦，按之不移。脉数弦者，当下其寒[1]；脉紧大而迟[2]者，必心下坚；脉大而紧者，阳中有阴，可下之。

　　注：

　　（1）脉数弦者，当下其寒：数，为邪盛当下；弦，为阴寒当温；当下其寒，指温下法。

　　（2）脉紧大而迟：紧迟为寒，大为邪盛，属阴，也是阳中有阴的脉象。

　　语译：病人脉数而兼紧，渐转变为数兼弦，好像弓弦那样硬直，用手重按也不变动。这种数而兼弦的脉象，表示邪盛脏寒，应当用温下法；如果脉紧大而兼迟的，是脏寒邪实结于胸膈，心窝部一定会发硬；如果脉大而兼紧的，也是邪盛脏寒，阳中有阴的脉象，可以用温下法治疗。

　　按语："其脉数"《脉经》作"其脉浮"，"紧大"作"双弦"，"可下之"下有"宜大承气汤"五字，不载"其脉数"以下二十三字，知是别为一条。

　　本条总括说明阴寒内阻（如脏腑机能窒滞不行），不仅应当用温药治疗，邪盛于内（痰、食内阻）的是阳中有阴（实邪夹虚），还应当用温下法。

　　〔附方〕《外台》乌头汤[1]：**治寒疝腹中绞痛，贼风入攻五脏，拘急不得转侧，发作有时，使人阴缩[2]，手足厥逆。方见上。**

　　注：

　　（1）《外台》乌头汤：即乌头桂枝汤，但药量有出入。《外台》原方为乌头十五枚、桂心六两，芍药四两，甘草二两，生姜一斤，大枣十枚。名为《外台》乌头汤，而实际上本方原出《千金》卷八"贼风门"。

　　（2）阴缩：男性生殖器因受寒而上缩。

　　方解：本方与乌头桂枝汤方义相同，只是因为病证较重，所以药量较大。

　　《外台》柴胡桂枝汤：**治心腹卒中痛[1]者。**

　　柴胡四两　黄芩　人参　芍药　桂枝　生姜各一两半　甘草一两　半夏二合半　大枣六枚

　　右九味，以水六升，煮取三升，温服一升，日三服。

　　注：

　　（1）心腹卒中痛：突然感受外邪而致心腹疼痛，《外台》作"寒疝腹中痛"。

　　方解：本方适用于外感性的胸腹两胁疼痛，小柴胡汤疏表并治腹胁疼痛，合桂枝汤调和营卫，疏解外邪健胃止腹痛。

　　《外台》走马汤：**治中恶心痛腹胀，大便不通。**

　　杏仁二枚　巴豆二枚，去皮心，熬

　　右二味，以绵缠，捶令碎，热汤二合，捻取白汁，饮之，当下。老小量之。通治飞尸[1]鬼击[2]病。

注：

（1）飞尸：其病突然发作，迅速如飞，症状是心腹刺痛，气息喘急，胀满上冲心胸。

（2）鬼击：指不正之气突然袭击人体，症状是胁腹内绞急切痛，或兼见吐血、衄血、下血。

方解： 胸腹突然出现壅塞不通症状，必须用峻烈攻结的巴豆急开之，使其或吐或下而壅得开；佐杏仁以利肺与大肠之气。

第二十一条　问曰：人病有宿食[(1)]**，何以别之？师曰：寸口脉浮而大，按之反涩，尺中亦微**[(2)]**而涩**[(3)]**，故知有宿食，大承气汤主之。**

注：

（1）宿食：肠内不消化的食物。

（2）微：不浮大而沉。并不是微，两者都是有力的实脉。

（3）涩：不流利。《金匮要略心典》云"寸口脉浮而大者，谷气多也"，谷多不但不能益脾反而伤脾。按之脉反涩者脾伤而滞，血气为之不利也。尺中亦微而涩者，中气阻滞而水谷精气不能速下也，是因宿食为病，宜大承气汤下其宿食。

语译： 问：怎样知道病人有宿食呢？老师答道：宿食是饮食不节，停滞不化所致，由于宿食内积，气壅于上，所以寸口出现浮而大脉，这种大脉是有力的。又因积滞较久，胃肠气滞不通，故寸口脉重按可触到涩脉。且尺脉重按亦微，见涩脉，这种涩脉也是有力的。以上是宿食当下脉象，所以用大承气汤下其宿食。

按语： 本条从脉象变化论述宿食方治。

第二十二条　脉数而滑者，实也，此有宿食，下之愈，宜大承气汤。

语译： 滑主宿食，数主里热，滑而兼数，是胃肠有滞热。由于有宿食内积，胃肠气机壅滞，故脉象数而滑利，但皆为实脉，故可攻下。

按语： 本条继续论述宿食的脉象。

第二十三条　下利不欲食者，有宿食也，当下之，宜大承气汤。 见前痉病中。

语译： 宿食兼下利为积滞下达，理应胃纳恢复，现腹泻不思饮食，这是有宿食内积的表现。可用大承气汤因势利导下其宿食，此即《素问·至真要大论》所谓"通因通用"之意。

按语： 本条论述宿食下利的治法。以上三条皆用大承气汤治疗宿食，但因叙证简略，故需前后联系分析，还应该结合病史，如有无暴饮暴食以及舌苔、腹候、大便等情况，多方研究参考比照，方能无误。

第二十四条　宿食在上脘[(1)]**，当吐之，宜瓜蒂散。**

注：

（1）上脘：胃部可分为上脘、中脘、下脘三部分，此处上脘指胃以上的上消化道。

语译： 宿食停滞在胃的上脘，有胸闷泛恶欲吐的证候出现，这是祛邪外出的表现，应当用吐法治疗，可用瓜蒂散因势利导而吐之。此即《素问·阴阳应象大论》所谓"其高者引而越之"的治疗大法。

按语： 本条论述宿食在上脘的治法。

瓜蒂散方：

瓜蒂一分，熬黄　赤小豆一分，煮

右二味，杵为散，以香豉七合煮取汁，和散一钱匕，温服之。不吐者，少加之，以快吐为度而止。_{亡血及虚者不可与之。}

方解：瓜蒂味苦，为涌吐常用药，且赤小豆味酸，协同瓜蒂能涌吐胸中实邪，佐以香豉汁以开郁结和胃气。此方常用于胃中宿食不化，或痰涎壅塞所引起的胸膈胀满等症。

按语：赤小豆有两种，瓜蒂散所用的俗称"蟹眼豆"，性温味酸，有催吐作用。所谓"酸苦涌泄为阴"，即指此类病而言。

此方为涌吐剂，凡病属阳证实证，病势迫近胸咽，温温欲吐，俱可因势利导而用吐法，故不必限于宿食，如仓促之际，药不及办，以及咸盐汤一盏顿服，亦能催吐。

一般来说，治疗宿食，按照停积的部位和食积的新久来施治，方不致误。宿食初始见胸闷脘痞，嗳腐吞酸，或恶寒发热，此时病尚在胃，绝不可使用下法；如有泛泛欲吐之势，宿食在上脘，可用吐法以排出宿食；如无欲吐之势，可用消导以消化宿食；宿食必须在肠，且化燥成实者，方可用下法。

第二十一至第二十四条，前三条论述宿食在肠的证候，宿食已过胃到肠而不能下行，以大承气汤为宜。第二十三条"下利不欲食者，有宿食"应与第二十一条、第二十二条脉象相结合，"因下利不欲食"也可能是阴证。关于大承气汤使用方法和禁忌，《伤寒论》记载很详细，应当记住书中有关大承气汤的各种使用标准。第二十四条"宿食在上脘"，用因势利导的方法，使用催吐法，治愈较快。

第二十五条 脉紧如转索_{《脉经》后有"左右"二字}**无常者，有宿食也。**

语译：《伤寒论》云"结胸热实，脉沉而紧"，"病人手足厥冷，脉乍紧者，邪结于胸中"，可见邪结在胸中的多出现紧脉，与第二十二条、第二十三条对勘，可以理解脉紧宿食在上脘之象。此外，有人认为"转索无常"是滑脉的形容词，"脉紧如转索无常"是紧而兼滑的脉象。此条的说法，可供参考。

按语：本条进一步论述宿食的脉象，也是宿食在上脘的脉象。

第二十六条 脉紧，头痛风寒，腹_{《脉经》在"腹"前有"或"字}**中有宿食不化也。**_{一云寸口脉紧。}

语译：本条讲脉象紧脉，并有头痛，大多是外感风寒，或者因腹中有宿食不化的缘故。

按语：第二十五条论述宿食的脉象，第二十六条是叙述脉紧和头痛除了常见的外感风寒等原因外，也可出现于宿食不化的证候中，在临床上应当注意。如果脉紧而转索无常，再加上腹痛等，这时诊断宿食不化就没有问题。如果是外感风寒则脉象是浮紧而按之不移，且有身疼、怕冷等症状，治疗遵守表里同病、急者先治的原则，随证施治。

结　语

腹满是临床症状，多属脾胃病变，在疾病衍变过程中，表现不同的寒热虚实的性质，属于实热的，多与胃肠有关；属于虚寒的，多与脾肾有关。

从辨证方面分析，属于实热的，腹满多为持续性，胀满不减，按之疼痛，舌红苔黄，脉多沉实；属虚寒的，腹满时轻时重，按之不痛，舌淡苔白，脉象微弦。前者多为胃有实热，燥屎积于胃肠；后者多为脾气虚寒，气滞不运所致。在治法上，实热者宜攻下，虚寒者宜温补。也有腹中满痛拒按的虚寒证，治虚温补；也有中阳不运、积滞内停的寒证，治须温下。临证必须着眼于病人全身证候，做全面诊察，得出病情真相辨证施治。

腹满属于实热的，由于病机和病变部位有别，而有厚朴七物汤证、大柴胡汤证、厚朴三物汤证。厚朴七物汤为表里兼治，证属于表邪入里而甚于里，积滞之邪壅滞于肠道；大柴胡汤为和表攻里，证属病邪在里而连及于表，满痛偏于心下及两胁；厚朴三物汤为行气除满，证属实热内积，气机壅塞；大承气汤为攻下积滞，证属燥屎积滞于肠道，满痛于腹中。这些证候表明邪气虽盛而正气未衰，治疗易见效。大黄附子汤证是由于阳气不运、积滞内停、邪实正虚的寒实证，预后较差。

附子粳米汤、大建中汤虽为虚寒性腹痛，因其在病机上属虚寒，如脾胃虚寒而致的水湿内停，用附子粳米汤化湿降逆，散寒止痛。脾胃阳微、中焦寒盛的用大建中汤温中散寒，前者以"雷鸣彻痛"为主证；后者以"上冲皮起，出现有头足，上下痛不可触近"为主证，虚寒程度前者为重，临证时两方合用，往往疗效较佳。

寒疝主要证候是腹痛，证因为阳虚寒凝引起，如在发作时绕脐部剧痛，汗出肢冷，脉象沉紧，这是寒疝的典型症状。用大乌头煎破积散寒，缓解疼痛。既见腹中剧痛，又表现为手足不仁、身体疼痛，是内外皆寒，用乌头桂枝汤分解内外之邪；如为腹痛拘急，得按得温熨症减，是血虚兼寒所致，宜用当归羊肉汤养血祛寒。

宿食证因脾胃健运失常，食物经宿不消，停积胃肠所致。宿食在上的用吐法，在下用下法，都是依据疾病趋势因势利导的治法。后世对宿食的治疗，增出消导之证，对宿食停滞胃脘、未化燥为实之轻证，用保和丸、越鞠保和丸、木香槟榔丸等。这是在本篇理论基础上结合临床进一步发展开拓的疗法。

关于经方附子的用量，仲景用附子的方法为：凡亡阳急证，需要温经回阳的，多用生附子；用于止痛的多用炮附子，但应以寒湿病为准；对发作性疼痛，证属沉寒痼冷，痛急而有肢冷汗出的用乌头。因乌头止痛作用比附子更强，如本篇中的大乌头煎、乌头桂枝汤，皆为此证候而设，胸痹一时增剧，尚未到肢冷汗出的程度，故不用乌头而选用炮附子。据《本经》记载，薏苡仁有缓解筋脉拘急的作用，与附子合用有缓解疼痛之效。薏苡附子散治疗病势急迫故用散剂，取其药力厚而收效速，若改用汤剂，扶阳派按现代药量，炮附子与薏苡仁各用 30～60g。先将炮附子切成薄片，洗去盐沫，用水先煮炮附子 2～4 小时，以不麻口为度，再下薏苡仁至熟后，每日三次温服。必须指出，乌头、附子之属，贵在久煎，否则易发生乌头碱中毒，不可不知。

仲景用附子、生附子均不超过一枚，主回阳救逆；用炮附子二到三枚主止痛，用炮附子一枚主温阳，用少量附子主助气化。用量上汉代附子一枚与当今附子一枚重量差不多，从"枚"用量权衡计量换算，附子一枚 5g 左右，大附子一枚 8g 左右，临床以一枚折合 5g 换算。

经方附子煎煮与用量，得知生附子煎煮时间较炮附子短，即生附子煎煮时间短，可用于急性病危急重病，而炮附子煎煮时间可用于内伤杂病或慢性病。又根据附子用量单位推测，判断张仲景用量每一两按 3g 换算比较适宜，并且符合当今临床治病用量。假如每一两按 15～18g 换算，即使有理论依据，亦不符合当今临床治病实际（煎煮时间用生附子八首方，其用量均一枚，方略，生附子煎煮时间短；用炮附子一枚十六首方，炮附子二枚三首方，炮附子三枚三首方）。

本篇常见问题及解答如下。

1.《金匮要略》论述了哪些辨别腹满虚实证的方法?

答:《金匮要略》主要以切诊、问诊、望诊三个方面论述,辨别腹满虚实证的方法。

切诊:有脉证、触诊的诊法。

脉诊:《金匮要略》云:"趺阳脉微弦,法当腹满,不满者必便难,两胠疼痛,此虚寒从下上也。"趺阳脉候脾胃病变,脉微为中阳不足,弦脉属肝,主寒主痛,故症见腹满、便难、胠胁疼痛;病属脾胃虚实,肝气上逆之候,本条从脉象判断腹满病属虚实。

触诊:《金匮要略》云:"病者腹满,按之不痛为虚,痛者为实。"脾胃虚寒,气滞不运,因内无实邪阻滞,故用手按时腹部不痛;若实邪宿食停滞于胃或燥屎内结于肠则产生腹满,因实邪留结于内,气滞难通,故按之则痛,此即触诊鉴别腹满虚实的方法。

问诊:《金匮要略》指出:"腹满时减,复如故,此为寒,当与温药。"腹满不减,减不足言,当须下之,宜大承气汤。前者证属虚寒腹满,或因阳气暂复,或因热熨揉按,气机通畅而腹满时减;然寒邪未除,寒冷凝敛,气机不畅,不久正不胜邪,腹满如故。实证腹满则因宿食或躁屎存在,阻塞胃肠,气滞不通,不久腹满始终不减。因此询问患者腹满的感受变化,是判断腹满虚实证的一种辨证鉴别方法。

望诊:《金匮要略》指出通过望舌来诊断治疗腹满虚实的方法。"舌黄未下者,下之黄自去。"腹满舌苔黄燥,若需攻下者,用攻下法可愈;腹满实证,舌苔必然黄厚而燥,当用攻下法;若为虚寒腹满,则见舌淡苔白证候,治当温法。

2. 实热腹满如何辨证施治?

答:《金匮要略》论腹满属于实热者,有四条方证,即厚朴七物汤证、大柴胡汤证、厚朴三物汤证及大承气汤证。此四汤证因病机病位不同,主症及治法有所异。

厚朴七物汤:证为"腹满,发热十余日,脉浮而数,饮食如故"。是表邪入里,甚于表寒里实证,病在太阳阳明,而以太阳表实、阳明积滞之邪壅滞于肠道,表里同病,里证重于表证,法当除胀消积、通腑解表。方中厚朴、枳实、大黄、行气除满,通腑泄热,桂枝去芍药以解散在表之微邪,体表邪去而里热除,腹满自愈。

大柴胡汤证:病位在于少阳阳明,症见"按之心下满痛"并兼寒热往来、胸胁苦满、心烦喜呕、便秘等症,证属少阳阳明合病,治宜和解少阳,泄热除满,方宜用大柴胡汤治之,以柴胡、黄芩、半夏、生姜、大枣疏通少阳邪热,大黄、枳实泄热通腑,消痞除满,芍药柔肝止痛。此方外解少阳之邪热,内泻阳明之热实,从而达到表里双解之目的。

厚朴三物汤:实热内积,胀重于闭,"胀且闭",气机阻闭十分严重,根本无矢气(气滞重于积滞)为阳明积热胀满证,症见腹部胀满疼痛、大便不通、心烦溲赤、舌红苔黄糙、脉滑有力,治以厚朴三物汤。厚朴三物汤即小承气汤。厚朴加大一倍量以行气导滞、除满,配枳实以破气消胀,佐大黄泄热通腑,诸药合收消滞通腑、除胀消痞之功。

大承气汤证是燥热内积于肠、胀积俱重的里实腑满证,临床表现腹满便秘、腹痛拒按、潮热谵语、舌苔黄厚或舌焦黑起芒刺,治法为消痞除满,软坚通腑,方中大黄泄热通腑,芒硝软坚润燥,厚朴、枳实消痞除满,俾燥屎去,气滞通,邪热自除。

3. 何谓寒疝?

答:《诸病源候论》言:"疝者,痛也,此由阴气结于内。"《素问·长刺节论》言:"病在少腹,腹痛不得大小便,病名曰疝,得之寒。"综上所述,寒疝是指阴寒性腹痛。本篇所述治疗寒疝的方证，有附子粳米汤证、赤丸症、大建中汤证、大乌头煎证、当归羊肉汤证、乌头桂枝汤证、大黄附子汤证七汤证。具体如下：

附子粳米汤证病机为脾肾阳虚，主治"腹中寒气，雷鸣彻痛，胸胁逆满，呕吐"等证，治宜温中散寒、降逆补虚，药用附子散寒止痛，半夏降逆止呕，粳米、甘草、大枣甘缓止痛、补宜脾肾，共奏温中散寒、降逆止痛之效。

大建中汤证属脾阳衰微，阴寒盛"心胸中大寒痛，呕不能食，腹中痛，上冲皮起，出现有头足，上下痛而不可触近"，治当温中散寒、补中益气，方中蜀椒、干姜温中散寒，人参、饴糖补宜脾胃、缓中止痛，四药合用大建中气，健运中阳，则阴寒消散，诸证悉除。

寒疝属阴寒痼结者，当以大乌头煎治之，方中乌头散寒止痛，白蜜甘润以缓急，合收破积散寒、缓解腹痛之功，故其主症当为绕脐剧痛，四肢厥冷，冷汗淋漓，唇口发青，脉象沉紧。

若寒疝兼有血虚者，属当归生姜羊肉汤证，主症为血虚寒疝腹痛，阳气不行，牵连两胁，其痛绵绵，喜暖喜按，治当养血散寒，方用当归羊肉养血补虚，生姜温中散寒。遵《素问·阴阳应象大论》"形不足者，温之以气；精不足者，补之以味"之旨，对血虚兼寒者阳气不行尤宜。

若寒疝兼表，可用乌头桂枝汤治疗，症属内寒盛于里、表寒束于表的表里皆寒证，故原文指出："寒疝腹中痛，逆冷，手足不仁，若身疼痛，灸刺诸药不能治，抵当乌头桂枝汤主之。"主证应为腹痛畏寒，手足不仁，四肢厥冷，身体疼痛，方以乌头祛寒止痛，桂枝汤调和营卫，以解表邪。

寒疝兼水饮者，当见腹痛、肢冷、呕吐、心悸等症，证属脾肾阳虚，水饮上逆，宜用赤丸治疗，方中乌头、细辛散寒止痛，茯苓、半夏化饮降逆，共收散寒蠲饮之效。

大黄附子汤证，主治阳虚寒盛、积滞内结的寒疝病，症见胁腹疼痛、大便不通、脉紧弦，治宜温阳通腑，药用附子、细辛温其寒，大黄泻其结，使沉寒得温，积滞得通，诸症悉平。

寒疝证治归纳于下：

脾胃阳虚，寒湿内生：以附子粳米汤（附子、半夏、粳米、甘草、大枣）温中散寒，降逆止痛。

脾阳衰微，阴寒内盛：以大建中汤（蜀椒、干姜、人参、饴糖）建中温阳，消散阴寒。

阴寒痼冷，寒凝内外：以大乌头煎（乌头、白蜜）破积散寒，甘润缓急。

血虚内寒，筋脉拘急：以当归羊肉汤（当归、生姜、羊肉）养血散寒，形精兼顾。

表里皆寒，营卫失和：以乌头桂枝汤（乌头蜜、桂枝、芍药、甘草、生姜、大枣）温里散寒，调和营卫。

脾胃虚寒，水饮上逆：以赤丸方（茯苓、半夏、乌头、细辛、真朱）散寒止痛，化饮降逆。

寒实内结，里寒挟滞：以大黄附子汤（大黄、附子、细辛）温经散寒，通腑降浊。

4. 大乌头煎、当归生姜羊肉汤、乌头桂枝汤皆治寒疝，三证有何不同？

答：大乌头煎、当归生姜羊肉汤、乌头桂枝汤皆属寒疝，但三汤证相异处甚多，在病机方面，三证均有内寒痛：

大乌头煎证腹痛剧烈，甚至四肢厥冷，冷汗不绝；

当归生姜羊肉汤证腹痛绵绵，喜暖喜按，牵及两胁；

乌头桂枝汤证除腹痛外，尚有身痛等表证。

三者治法亦不同，大乌头煎治宜散寒止痛，当归生姜羊肉汤证治用养血散寒，乌头桂枝汤证温里解表。三者因证候有异，治法不同，药物组成因而不同，方药组成如上述。

5. 附子粳米汤与大建中汤证皆属于脾胃虚寒，二者有何不同？

答：附子粳米汤与大建中汤证虽皆属于脾胃虚寒，二方均具散寒止痛之功，但在病机、症状及病位都不尽相同。附子粳米汤证与大建中汤证二者病情有微甚之分，前者脾胃阳虚，寒湿内生，病情轻，后者脾阳衰微，阴寒内盛，病情重，故前方用一枚附子温中散寒，半夏化湿降逆，甘草、大枣、粳米平补脾胃；而后方用蜀椒、干姜温脾散寒，人参、饴糖峻补中气，中气虚甚。在症状方面，附子粳米汤证主诉腹痛肠鸣彻痛，胸胁逆满；而大建中汤证心胸中大寒痛，上下痛不可触近。二者病变范围有大小之异。附子粳米汤证病位腹中即胸胁。大建中汤证上达心胸，中到腹中，下达少腹，攻冲气无定，范围广泛，脾肾衰微，中焦寒甚，胸腹冷痛，肠中气聚致浊气不降。

小承气汤与厚朴三物汤皆由厚朴、枳实、大黄三味药组成，但小承气汤以大黄四两为君，攻下腑实，枳实三枚、厚朴二两行气除满。因此，小承气汤证为积胀俱轻之证，主症腹满便秘并见。厚朴三物汤以厚朴八两为君，配用枳实五枚破积消痞，佐以大黄四两泄热通腑。所以厚朴三物汤证胀重于积，主症腹满、兼见便秘。故《金匮要略心典》云："厚朴三物汤与小承气汤同，但承气意在荡实，故君大黄，三物意在行气，故君厚朴。"

6. 厚朴七物汤、厚朴三物汤、大柴胡汤、大承气汤四证有何异同？

答：四汤方中都有大黄、枳实，但病机、病位、症状、功效都有不同。

厚朴七物汤证属太阳阳明合病，里实重于表证，病位在足太阳膀胱经及手阳明大肠之腑，症腹满为主，兼见发热、身痛等症，治疗以泄热通腑为主，兼以解表散邪。

大柴胡汤证属少阳阳明合病，病位在足少阳胆经和足阳明胃腑，症状为按之心下满痛兼见往来寒热、胸胁苦满、心烦喜呕、大便秘结等症，治疗以疏解少阳、通下腑实为主。

厚朴三物汤证与大承气汤证皆属阳明腑实证，病位均在大肠，症状均见腹满、便秘，然厚朴三物汤证属胀重于积，气滞重于积滞，症状以腹满为主，故方以厚朴为君，配以枳实、大黄，意在行气除满，佐以通下腑实。

大承气汤证属胀积并重，痞满燥实坚皆具，治宜软坚荡实、除胀消痞，故于厚朴三物汤中加芒硝三合，胀积并治。

诸证以表示之，如下：

方证	病机	病位	主证	治则	方剂
厚朴七物汤证	太阳阳明合病	膀胱经大肠	发热、腹满、脉浮数，饮食如故	通腑泄热，解散表邪	厚朴七物汤
大柴胡汤证	少阳阳明合病	胆经胃	按之心下满痛，往来寒热，呕不止心下急郁郁微烦	和解少阳，通下腑实	大柴胡汤
厚朴三物汤证	阳明腑实胀重于积	大肠	胀满气闭为主，兼见腹痛便秘	行气除满，兼通腑实	厚朴三物汤
大承气汤证	阳明腑实积胀并重	胃大肠	腹满，腹痛、便秘谵语，潮热，手足濈然汗出	软坚通腑，消痞除胀	大承气汤

7. 宿食病的治疗法则是什么？如何辨证施治？

答：所谓宿食，即饮食入胃不化、停滞于胃肠引起的疾患。临床症见脘腹胀满、嗳腐吞酸、恶心呕吐、腹痛泻利等。在治则上，张仲景指出宿食在上可用吐法，宿食在下用下法，故《金匮要略》指出："宿食在上脘，当吐之，宜瓜蒂散。""寸口脉浮而大，按之反涩，尺中亦微而涩，故知有宿食，大承气汤主之。""脉数而滑者，实也，此有宿食，下之愈，宜大承气汤。""下利不欲食者，有宿食也，当下之，宜大承气汤。"张仲景治疗宿食病所采取的吐下法，即依据《素问·阴阳应象大论》"其高者，引而越之，其下者，引而竭之"之旨。

在具体应用时，应注意凡宿食病见恶心欲吐者，当用吐法涌吐饮食；凡宿食病见腹痛下利、臭秽不爽时，当用下法涤荡积滞。此二法适应形证俱实患者，体虚停食者用后世补益消导之法较为妥当。

五脏风寒积聚病脉证并治第十一

论二首　脉症十七条　方二首

提　要

本篇论述五脏都有中风、中寒和真脏脉象，又介绍三焦大小肠的寒热虚实症状及脏腑积聚脉证，但其中五脏风寒部分脱简较多，三焦各部病亦略而不详，脏腑积聚在于指出积、聚、谷气三者之鉴别，特别对肝着、脾约、肾着三种病种的治疗，论述比较具体。

一、肝着

病人常喜欢按捺或捶捣胸部，在未病之前，喜欢热汤。这是由于肝脏气血郁滞不行所致，宜旋覆花汤治疗。旋覆花咸、温、下气散结，新绛和血，葱叶通阳，使结散阳通，气血调和。

二、脾约

主要趺阳脉（胃脉）浮涩、浮是胃气强，涩是阴气虚，小便频数，大便困难，属虚弱便闭之证候，宜麻子仁丸治疗。该方有通结润燥养阴的作用，适用于老年人或素体虚弱患者的大便闭结证。

三、肾着

身体重，腰中冷，如坐水中，外形像水气病人，口不渴，小便自利，饮食如故。此属下焦病，因操劳汗后，长久受冷受湿而得，故腰下冷痛而重，腹重如带重物，当用肾着汤（又名干姜苓术汤）以补脾土祛寒湿。

四、积、聚、谷气的辨证

积、聚、谷气三者是病名，积为脏病，有固定疼痛的地方，始终不移动；聚是腑病，痛处时常移动，疼痛时作时止；至于谷气，胁下疼痛，按之则痛止，往往因饮食不节而又复发。积、聚为后世所称痞块，与瘕类似，由于饮食积于脾土，抑遏肝气所致，可采用消导疏理为主的治法。

原文：

第一条　肺中风者，口燥而喘，身运而重[(1)]，冒而肿胀。

注：

（1）身运而重：眩晕身重。运，同晕；身运，即头目眩转、坐立不是之象。

语译：肺受了风邪的侵袭，常会感到口干、气喘、眩晕身重，以及出现头晕、身体肿胀等症状。

第二条 肺中寒，吐浊涕⁽¹⁾。

注：

（1）浊涕：黏痰一类的东西。

语译：肺受寒邪的侵袭，病人常吐黏痰。

第三条 肺死脏⁽¹⁾，浮之虚，按之弱如葱叶，下无根者，死。

注：

（1）肺死脏：肺气将绝而出现的一种真脏，出现这种脉象为预后不良之征，故称为死脏。"肝死脏""心死脏""脾死脏""肾死脏"意义类同。

语译：肺死脏的脉象，轻按感到无力，重按感到非常无力，像葱叶那种中空而没有根的脉象，是死症。

第四条 肝中风者，头目瞤⁽¹⁾，两胁痛，行常伛⁽²⁾，令人嗜甘⁽³⁾。

注：

（1）瞤：形容头颤动和眼皮跳动。

（2）行常伛（yǔ）：肝受风邪的侵袭，后背部筋脉拘急，以致出现曲背、弓弯着身子走路等症状。

（3）嗜甘：偏嗜甘味，有"甘以缓急"之意。

语译：肝受风邪侵袭，常出现头部颤动，眼皮跳动，两胁疼痛，有的甚至曲背，弯着身子走路，病人非常喜欢吃甜食。

第五条 肝中寒者，两臂不举，舌本燥，喜太息，胸中痛，不得转侧，食则吐而汗出也。
《脉经》《千金》云：时盗汗、咳，食已吐其汁。

语译：肝受到寒邪侵袭的病人，两臂举不起来，舌根干燥，常常叹气，胸中疼痛，身体不能转动，吃了东西就呕吐而出汗。

第六条 肝死脏，浮之弱，按之如索不来⁽¹⁾，或曲如蛇行者，死。

注：

（1）如索不来：脉左右摆晃的同时有前行感，是寸、关、尺三部同步摆晃，而"曲如蛇行"是寸、关、尺三部错位、变化着摆晃。

语译：肝死脉的脉象，轻按无力，按寸、关、尺三部同步摆晃，或三部错位，变化摆动如蛇行，这种脉象提示死亡。

第七条 肝着⁽¹⁾，其人常欲蹈其胸上，先未苦时，但欲饮热，旋覆花汤主之⁽²⁾。臣亿等校诸本旋覆花汤方，皆同。

注：

（1）肝着：着，附着不通之意。"肝着"就是肝郁气滞导致气血郁滞，络脉瘀阻不通。在肝经循环的胸肋部位出现胸闷、胸痛、胸胀、肋胀等症状，捶捣之后，气血能暂时得到部分的疏通，闷痛等症状可有所缓解，故"其人欲蹈其胸上"，血得热则行，饮热水有利于气血流通。"故未苦时（苦作发病讲），但欲饮热。肝经的病，影响气血流通，产生停滞停聚，肝经经脉有停聚，病邪附着于肝脏，肝脉循行部位绕阴器循少腹布胸肋。肝经三种病：气郁不舒

117

多见肝气，气郁化热为肝火，火热盛极生风为肝风。此证为气血凝聚不去产生的症状，"常欲蹈其胸上"，"蹈"是脚，指脚用重力压其胸上；"先未苦时"，苦作病讲；"但欲饮热"，未病时有寒邪、气滞兼有瘀血症状，肝经循行部位在两肋，影响在胸，有胸憋气短，重时有胸憋甚或胸痛。

（2）旋覆花汤主之：《医宗金鉴》认为旋覆花汤与病证不符，这六个字是多余的，本篇不载旋覆花汤方，有的注家认为这就是《金匮要略》妇人病篇中的旋覆花汤。

语译： 患肝着病的人，时常要别人用手重重捶按他的胸脯，在没有犯病的时候还想喝些热汤水，这种病证，用旋覆花汤主治（肝着临床症状为喜热饮，常欲以手捶胸，胸肋疼痛，如肋间神经痛、胸膜粘连、胆尿症、肝硬化、肝脓疡、冠心病等）。

旋覆花汤方：

旋覆花三两　葱十四茎　新绛少许

右三味，以水三升，煮取一升，顿服之。

方解： 方中主以咸温的旋覆花软坚降气，善通肝络而行气，更以新绛活血化瘀，助以葱白温通阳气而散结，三药配合行气活血，通阳散结，气行血行，阳通瘀化则肝着可愈。

按语： 旋覆花汤之新绛，《本经》未载，有的医家认为是绯帛。将已染成的大赤色涤丝织品的大红帽巾帏作新绛使用。有人认为是以茜草初染或以猩猩血、藏红花汁、苏木染成者，而陶弘景称绛为茜草，新绛则为新刈之茜草，用治肝着及妇人半产漏下属于有瘀血者，确有疗效。以上新绛用法，仅供参考。新绛，亦名绯衣裹，既能活血又能补漏。有说法为丝织品，用猩猩血染成。

现代药理研究表明，茜草醇提物对动物多种急慢性炎症模型有较强抗炎作用和免疫抑制作用。近年来，药物工作者发现茜草尚有明显的止咳、祛痰作用，亦有良好的升高白细胞的作用，对各种原因引起的白细胞减少症60%～75%有效，说明茜草是治疗血液病的要药之一。

《金匮要略·妇人杂病脉证并治》中妇人半产漏下用新绛，既能活血又能补漏；《金匮要略·杂疗方》中治马坠及一切筋骨损伤（方见《肘后方》：绯帛如手大，烧灰）。

体会： 旋覆花方为治络瘀肝着要方。王清任用血府逐瘀汤治愈"胸任重物"。陶葆荪用通窍活血汤治愈"常欲人足蹈其胸"。叶天士治肋痛擅长用辛温通络、温柔通补、辛泄通瘀诸法取效，即是在该方用法基础上的进一步发展。

清代名医王旭高《西溪书屋夜话录》充分继承了张仲景治疗肝着的学术思想，擅长用旋覆花、茜草疏肝理气，活血通络，言："法曰：疏肝通络，如疏肝不应，营气痹窒，络脉瘀阻，宜开通血络，如旋覆花、新绛、桃仁、泽兰叶等。"

第八条　心中风者，翕翕[1] 发热，不能起，心中饥，食即呕吐。

注：

（1）翕翕：像羽毛盖在身上，是发热的形容词。

语译： 心属火脏，风为阳邪，心中风，故翕翕发热；壮火食气，故不能起；火动于中故心中饥；心胃经络相通，热扰于胃，故食则呕吐。

按语： 本条论述心中风的疾病。

第九条　心中寒者，其人苦病心如噉[1] 蒜状，剧者心痛彻背，背痛彻心，譬如蛊注[2]。

其脉浮者，自吐乃愈。

注：

（1）噉：吃。

（2）蛊注：蛊是毒虫，注是传染，蛊注指中了蛊毒的人死后又传染别人。一说蛊注是心腹烦满、身重乏力的证候，这里形容走注窜痛的特点。

语译： 心感受寒邪，病人心中难受，像吃了辛辣的大蒜，甚至心痛彻背，背痛彻心，似蛊注的病证。有的病人脉浮，病邪有上越外出之机。不服药自己可以吐出来，乃寒邪得吐，病可以痊愈。

按语： 本条论述心中寒的症状及预后。

第十条　心伤者[1]**，其人劳倦，即头面赤**[2]**而下重**[3]**，心中痛而自烦，发热，当脐跳，其脉弦，此为心脏伤所致也。**

注：

（1）心伤者：劳心过度、心血受伤的病人。

（2）头面赤：阴虚虚火上浮。

（3）下重：肛门下坠感。也有人认为指脱肛，为中气下陷之证。

语译： 劳心过度，心血损伤，故一有劳倦，即阴火上浮而面赤，心血耗伤，血运不足，经脉失去血荣养则下重，即肛门有下坠感；心虚失养，故心中痛而自烦；发热；心气虚于上而肾气动于下，故当脐跳；其脉弦为心阳虚，阴邪上承阳位之脉，乃心血内伤所致。

按语： 本条论述心气不足、阴火上浮而清气下陷的脉证。本条所指心气不足、阴火上浮而清气下陷，属"心伤"。现代医学称心肌损伤，实有相通之处。《千金·心脏脉论》载"心中痛而自烦，发热"为"心中痛彻背，自烦发热"，将因心伤而发生心绞痛的症状，描写得更为确切。

第十一条　心死脏，浮之实如麻豆赵刻本作"麻豆"，今据《医统》本改为"丸豆"，**按之益躁急**[1]**者，死。**

注：

（1）按之益躁急：《发微》心脉之绝，《内经》云"但钩无胃"，谓如带钩之坚实数急而不见柔和也，此云浮之实，如麻豆，即以坚实言之。按之益躁急，即以数急不见柔和言之也。

语译： 轻按感到脉跳有力，指下坚实如弹丸，豌豆粒样动摇，重按感到脉象躁急，跳动很快的为心血枯竭，心气涣散，故主死。

按语： 本条论述心死脏的脉象。

第十二条　邪哭使魂魄不安者，血气少也；血气少者属于心，心气虚者，其人则畏，合目欲眠，梦远行而精神离散，魂魄妄行。阴气衰者为癫，阳气衰者为狂。

语译： 病人哭泣悲伤，好像邪鬼作怪，使病人心神不安，这是血气少的缘故。血气少是属于心的疾病，心气虚的人时常有恐惧感，闭起眼睛想眠睡，梦见自己走得很远，精神分散，心神不安。如果疾病进一步发展，阴气虚的可以转变为癫证，阳气虚的可以转变为狂证。

按语： 本条论述血气虚少发生精神错乱的脉证。邪哭是不正常的哭泣，即无故悲伤欲哭，用甘麦大枣汤治疗。不言而喻，中医所讲心脏功能，一主血脉，二主神明，已为人所共知，中医所讲的心伤是心主血脉之病，"邪哭"正是心主神明之病。

《难经·二十难》云"重阳者狂，重阴者癫"，其"阴""阳"是通过脉象而论病邪，阴气太盛，盛则为癫，阳气太盛则为狂。本条"阴气衰者为癫，阳气衰者为狂"，其"阴气"与"阳气"指正气。人体阴气不足，则邪易入阴而为癫，阳气不足，则邪易入阳而为狂，故《难经》之癫狂属实，本条之癫狂属虚，各有所指，不得混淆。

第十三条　脾中风者，翕翕发热，形如醉人，腹中烦重，皮目[(1)] **瞷瞷而短气。**

注：

（1）皮目：当从《备急千金要方·脾脏脉论》作"皮肉"。

语译： 脾受了风邪的侵袭，因脾主四肢，风为阳邪，脾中于风，故翕翕发热，四肢不收，形如醉人，脾主中州，主腹主湿，风邪侵之，风湿相搏，则腹中烦重；上下眼睑属脾，风盛则动，故皮目瞷动；脾不运湿，营卫生成不足则气短。

按语： 本条论述脾中风的症状。

第十四条　脾死脏，浮之大坚，按之如覆杯洁洁[(1)]，**状如摇者，死。** 臣亿等详五脏各有中风、中寒，今脾只载中风，肾中风、中寒俱不载者，以古文简乱极多，去古既远，无文可以补缀也。

注：

（1）洁洁：里边空无所有的样子，状如摇者，形容在重按无脉的情况下，偶然指下有躁急不宁、散乱不定而绝无柔和的脉搏。《发微》脾绝之脉，《内经》代无胃，而不举其形态，此言"浮之大坚，按之如覆杯洁洁"，即代无胃气的解释。浮取似实，重按绝无，或如杯中酒空，覆之绝无涓滴，或忽然上出鱼际，或忽然下入尺部，初如摇荡不宁，继乃卒然中绝，后之所谓雀啄脉也。

语译： 脾脏脉象应从容和缓有神，今浮取大而坚毫无柔和之象，重按之如覆杯，外表坚硬而中空，但有时上出鱼际，忽然下入尺部，状如摇荡不定，躁急无根，散乱不定，为脾气败绝，脾之真脏脉现，故主死。

按语： 本条论述脾死脏的脉象。

第十五条　趺阳脉浮而涩，浮则胃气强，涩则小便数，浮涩相搏[(1)]，**大便则坚，其脾为约，麻子仁丸主之。**

注：

（1）浮涩相搏：是浮脉涩脉相兼，表示脾胃均有病，机能不协调。浮表示胃气实（胃气强），涩表示脾阴虚，脾阴虚不能为胃运输精气，水只向下行，所以小便数；胃气强使胃不能生化津液，所以大便难。

语译： 趺阳脉候脾胃之气，病人足趺阳脉的脉象浮而涩，脉浮表示胃气强盛；涩是按之滞涩不流畅，属阴脉，代表脾脏津液不足，涩脉说明小便频数而津液缺乏，脾阴不足，不能为胃行其津液而肠道失润（胃游溢精气，脾气散精）；浮脉和涩脉同时出现，胃热气盛，则胃阴为其所伤，病人往往有便秘、小便数的症状。这是脾为胃热所制约，不能为胃行其津液，是为脾约证，应该用麻子仁丸主治。

按语： 本条从脉象论述脾约的病机、症状及治法。本条同时见于《伤寒论》。

麻子仁丸方：

麻子仁二升　芍药半斤　枳实一斤　大黄一斤（去皮）　厚朴一尺（去皮）　杏仁一升（去皮尖，熬，别作脂）

右六味，末之，炼蜜和丸，梧子大，饮服十丸，日三，渐加，以知为度。

方解： 方中以麻子仁、杏仁润燥滑肠，芍药敛阴和脾，大黄、枳实、厚朴泄热导滞、攻下通便，以蜜为丸，意在甘缓润下。阳明燥热得泄，太阴津液得滋，脾约可治。

按语： 麻子仁丸用于燥结、微结、微满、腹不痛、饮食正常的习惯性便秘，以及痔疮便秘而偏于实证者，肛肠外科手术后大便干燥者，热性病后大便干结或大便多日不通引起头痛、眩晕、饮食不振、舌质黄者均有很好疗效，且无明显副作用。年高津枯、阳虚体弱者仍需要斟酌应用。

麻子仁丸攻下之中，寓有滋阴养血之意，对后世温病学家启发很大，如吴鞠通治疗阴虚便秘之增液汤，大量生白术加白芍，以补药之本作泻药之用，实从本方脱胎衍化而来。

第十六条 肾着[1]**之病，其人身体重**[2]**，腰中冷**[3]**，如坐水中，形如水状，反不渴，小便自利，饮食如故**[4]**，病属下焦，身劳汗出**[5]**，衣**—作表**里冷湿，久久得之，腰以下冷痛，腹重如带五千钱**[6]**，甘姜苓术汤主之。**

校勘： 肾着，程尤《医宗金鉴》作"肾着"；腹重，《脉经》《千金》为"腰重"；腹重如带五千钱，《三因方伤湿证治》为"腰重如带五千钱"；甘姜苓术汤，《千金》作"肾着汤"。

注：

（1）肾着：即寒湿着于腰部所致。腰为肾之外腑是水脏，肾经水湿不化，肾水多，膀胱不能化气行水而致水停聚，着在肾，故曰肾着。着，此处音义同留滞、附着。

（2）身体重：指水湿寒三邪所困。

（3）腰中冷：指水湿寒凝于经。

（4）反不渴，小便自利，饮食如故：病在下焦，没在中焦，虽属下焦，但内脏尚无变化，故治法不必温肾，只需使其在经之寒湿祛除。

（5）身劳汗出：表虚劳动汗出，表虚受寒邪。

（6）腹重如带五千钱：形容腰部既冷且重。"如坐水中""形如水状"，用法相同。

语译： 肾着这种病，病人身体沉重，腰中寒冷，好像坐在水里，从外形来看好像是水气病，但与水气病相反的是口渴，小便通利，饮食跟正常一样，这是属于下焦的病。由于身体劳动而出汗，衣服的内面又冷又湿，时间久了就会得这种病，所以腰以下感到寒冷而疼痛，腰部沉重好像围着五千铜钱，这种病应当用甘草干姜茯苓白术汤主治。

按语： 本条论述肾着病的成因和证治。

甘草干姜茯苓白术汤方：

甘草 白术各二两 干姜 茯苓各四两

右四味，以水五升，煮取三升，分温三服，腰中即温。

方解： 重用干姜配甘草以温肺、温脾、温中、散寒，云苓配白术健脾除湿，甘草和中。肾着病在肾之外腑并不是肾本身病变，有水，阳虚，不是肾阳衰微，故用健脾温中利水，水液利，则邪气去，故不用温阳法。

按语： 方中甘草应为炙甘草，又后世医家用甘姜苓术汤治疗呕吐腹泻、妊娠、下肢水肿、老年小便失禁、妇人年久腰冷带下等病证，属于脾阳虚而有寒湿者，为该方临床运用拓宽了应用范围。

第十七条 肾死脏，浮之坚，按之乱如转丸[1]**，益下入尺中者，死。**

注：

（1）乱如转丸：形容脉象躁动，如弹丸乱转。《发微》云："肾脉之绝，《内经》云但石无胃，此云浮之坚，坚者，实也。曰按之乱如转丸，益下入尺中是躁疾坚硬。动在尺后，而无柔和之象也。"

语译：肾脉当沉实有力，而肾死脏的脉象轻按之坚而不柔和，重按之乱如弹丸，尺部更加明显，乃真气不固，势将外脱，故主死。

按语：本条论述肾死脏的脉象。医家看过外证，就知道属于哪一脏的疾病，受到哪一种邪气的侵袭，哪一脏的死证，以什么脉象来判断，如脾缺中寒，肾缺中风、中寒，心病有心伤、心虚，肝病、肾病有肝着、肾着，脾有脾约。

第十八条 问曰：三焦竭部⁽¹⁾，上焦竭善噫，何谓也？师曰：上焦受中焦气未和⁽²⁾，不能消谷，故能噫耳。下焦竭，即遗溺失便，其气不和，不能自禁制，不须治，久则愈⁽³⁾。

注：

（1）三焦竭部：三焦各部所属脏腑的机能衰退。

（2）上焦受中焦气未和：成无己注《伤寒论·平脉法》作"上焦受中焦气、中焦未和"。

（3）既云"下焦竭"，又云"不须治，久则愈"，于理难通，当存端疑。

语译：问：三焦所属的各部分虚弱，如上焦虚弱，时常噫气，这是什么原因呢？老师答道：上焦受气于中焦，如中焦脾胃功能衰退，不能消化水谷，则上焦所受胃中陈腐之气，以致经常嗳出食气，是上焦受到中焦的影响所发生的病变。又如下焦所属的脏腑是肾、膀胱、大肠、小肠等，如果这些脏腑的机能衰退，不能制约二便，出现遗溺或大便失禁的现象，这是下焦本部直接发生的病变。三焦虽各有分属，但功能相互为用、互相制约协调，故虽有三焦功能一时失调而发生的嗳气、遗溺失便等病变，不需依赖药物治疗，待三焦气和、正气复而病自愈。

按语：本条论述上、中、下三焦各部生理机能暂时衰退，互相影响或直接发生的病变。

第十九条 师曰：热在上焦者，因咳为肺痿；热在中焦者，则为坚⁽¹⁾；热在下焦者，则尿血，亦令淋秘⁽²⁾不通。大肠有寒者，多鹜溏⁽³⁾；有热者，便肠垢⁽⁴⁾。小肠有寒者，其人下重便血；有热者，必痔。

注：

（1）坚：指大便秘结坚硬。

（2）淋秘：指小便闭塞不通，即癃闭。淋指小便淋沥涩病，秘同闭。

（3）鹜溏：类似鸭的大便，水粪杂下。鹜即鸭。

（4）肠垢：肠中的黏液垢腻。

语译：老师说：肺居上焦，热在上焦者，肺受影响则气逆而咳，咳久伤肺津，可以形成肺痿；脾胃同居中焦，热居中焦者，消灼胃之阴津，使肠道失润，大便燥结坚硬；肾与膀胱同居下焦，热在下焦，热伤阴络则尿血；热在气分，气化不行，则小便淋沥刺痛或癃闭不通；大肠为传导之官，传导功能失职，临床辨证上应区别寒热、有寒的水粪杂下而鹜溏，有热则排出肠垢。小肠为受盛之官、受盛化物功能失职，有寒则阳虚气陷而不能统摄阴血，故下重便血，有热者则热移直肠，发生痔疮。

按语： 本条论述热在三焦和大小肠有热的证状。证之临床，肺痿、大便坚及尿血、癃等也都有属寒者，下重便血有属热者，故不必拘泥于本条文，当以辨证为准。

第二十条 问曰： 病有积、有聚、有槃气[1]，何谓也？师曰：积者，脏病也，终不移；聚者，腑病也，发作有时，展转痛移，为可治，槃气者，胁下痛，按之则愈，复发为槃气。诸积[2] 大法，脉来细而附骨者，乃积也。寸口，积在胸中[3]；微出寸口，积在喉中[4]；关上[5]，积在脐旁[6]；上关上[7]，积在心下[8]；微下关[9]，积在少腹[10]；尺中，积在气冲[11]。脉出左，积在左；脉出右，积在右；脉两出，积在中央，各以其部处之。

注：

（1）槃气：指食气，因饮食所伤引起的一种病症。因饮食所伤，脾气呆滞而郁遏肝气，属土壅木郁，所以有胁痛等症。槃，《千金》作槃，为"穀"的异体字。

（2）诸积：泛指气、血、痰、食等因素引起的积病，包括《难经》所称五脏之积，即心积伏梁、肝积肥气、脾积痞气、肺积息贲、肾积奔豚。

（3）积在胸中：胸痹类疾病。

（4）积在喉中：梅核气、喉痹等病。

（5）关上：关脉上部。

（6）积在脐旁：绕脐腹痛之类的病。

（7）上关上：寸口脉关、寸之间部位。

（8）积在心下：胃寒、胃脘痛之类疾病。

（9）微下关：关尺之间的靠近关的部位。

（10）积在少腹：指少腹寒痛之类的病。

（11）积在气冲：气冲，穴名，属足阳明胃经穴，在脐腹下横骨两端近阴毛处。积在气冲，指寒疝之类的病。"寸口，积在胸中……各以其部处之"列举脉出之处，以定积的部位与临床不尽符合，可存疑。

语译： 问：病有积、有聚、有槃气，是怎么分辨的？老师说：积和聚都是体内的积块，积是五脏的疾病。它始终在发病的地方不移动，多属血分，为阴凝所结；聚是六腑的疾病，有时发作痛的地方不固定，推之能移、时聚时散，多属气分，为气滞所聚，比积病好治得多。穀气为谷气，壅塞脾胃，肝气郁结，故病人胁下疼痛，以手按摩则气机得以舒通，胁病暂可缓解，但不久气又复结而痛复作，必须消其谷气，才能根治其病。积病属阴，故"脉来细而附骨"，即细而沉伏者，便可诊断积病。

按语： 本条说明积、聚、槃气不同点及诊断积病的重要法则。有关积、聚病的鉴别诊断与《难经·五十五难》精神一致，由于积、聚病机和治疗上有一定联系，气滞则血瘀，治血当理气，故一般常积、聚并提。至于积、聚的具体治法可参阅《金匮要略》鳖甲煎丸、大黄䗪虫丸、桂枝茯苓丸等有关条文，这些方剂有行气、活血、通络、化瘀、祛痰、利水、功补兼施的作用，说明积、聚又有气、血、痰、瘀、水之不同类别，对后世治疗积、聚有很大的启迪。

张仲景就积、聚区别脏病、腑病，使人知道病邪的浅深，又列举因饮食伤脾而郁遏肝气的槃气证，以别于通常所说的积、聚。结尾又说明诊断诸积的大法，以及如何推断积的部位，使医家可以从脉症所得以决定治法。

至于榖气虽与饮食有关，但和宿食存在差异，前者重在谷气为患，按之痛止，治宜消食之中偏重理气；后者重在宿食蓄积，按之痛不减，治宜消食之中偏重化积，二者应当明辨。

结　语

本篇论述了五脏风寒和真脏脉象，三焦各部病证及脏腑积聚脉证，对五脏真脏脉的描述与《内经》所说"脉无胃气亦死"的精神一致，但更明白具体。

本书虽脱简较多，但对肝着、肾着、脾约三病的理法方药记述完整无缺。肝着病为肝经气血郁滞所致，用旋覆花汤行气活血，通阳散结；肾着病为寒湿留着肾之外府所致，用甘姜苓术汤温中散寒、健脾除湿；脾约病为胃气强脾阴弱、燥热伤津所致，用麻子仁丸泄热润燥、缓通大便。三方都是常用的有效方剂。此外，篇中对气血虚少发生精神错乱病证的论述，对临床尤有指导意义。

由于五脏六腑分属于上、中、下三焦，因此三焦各部病证，均离不开有关脏腑，如篇中所举热在上焦则肺之气阴两伤而为肺痿；热在中焦则脾胃阴伤，肠道湿润而为痞满燥结；燥热在下焦则肾与膀胱受到影响而为血尿或小便癃闭。下焦有大肠寒、热两证，启发后学临床时必须仔细辨证，辨清病情。

本篇概要指出积、聚、榖气三病特点，是《内经》《难经》理论的进一步发展与运用，具有一定的现实指导意义。

本篇可列问答题如下。

1. 何谓肝着、肾着、脾约，怎样辨证治疗？

答：所谓肝着，见本篇第七条。《金匮要略心典》说：肝脏气血郁滞，着而不行，故曰肝着。"症状为胸胁痞满胀闷，甚则刺痛不移，初起以气滞为主，故患者常喜捶打胸部，使气机畅达得以舒展而减轻症状。治宜行气活血，通阳散结，方用旋覆花汤。"方中旋覆花下气散结、新绛活血化瘀、葱白温阳止痛，三药合用，使气行血运，散结通阳瘀化而肝着自愈。

肾着病，见本篇第十六条。虽然名为肾着，但症状为腰部冷痛、沉重，又因脾主肌肉，主司运化水湿，故用干姜苓术汤治疗。方中干姜温中散寒，白术、云苓、甘草健脾除湿，共奏散寒除湿、暖土胜水之效，使寒温湿化，诸症自愈。

脾约者，见本篇第十五条，是因胃肠燥热、脾阴不足、胃强脾弱、约束津液不能四布，膀胱为其所迫而致。症见大便干结，小便短赤，数日不大便而无所苦。实则泻之，燥者濡之，治宜泄热润燥、缓通大便。药用大黄、枳实、厚朴泄热通便，麻仁、杏仁、芍药润燥滑道，使跌阳燥热得泻，太阴津液得滋，脾阴自疗。

2. 积与聚有何区别？

答：见本篇第二十条。积与聚皆属于体内肿块，但积病在脏，聚病在腑。积病多属瘀血阻滞，推之不移，痛有定处；聚病多属气滞不行，时聚时散有定处。积病治宜活血化瘀，聚病治宜行气散结。积病病程长，病情重，难以治愈；聚病病程短，病情轻，易于治疗。此即《金匮要略》云，"积者，脏病也，终不移；聚者，腑病也，发作有时，辗转痛移，为可治"。

3. 何为榖气，与宿食有何不同？

答：榖气为宿食停滞，土壅侮木，肝气郁结所致，主症为胁下胀痛。榖气与宿食的区别在于，前者病位在肝，病属肝气郁滞，后者病位在胃肠，病属食积胃肠；前者痛在胁下，按之即愈，继而复发，后者痛在脘腹，按之不减，兼见嗳腐吞酸、呕恶厌食等症状；前者以理气为主，消食为辅，后者以消食为主，兼以理气。列表说明如下：

病名	病机	病位	症状	治法
榖气	食积胃肠，土壅侮木，肝气郁结	肝	痛在胁下，按之即愈，继而复发	理气为主，消食为辅
宿食	饮食停滞	胃肠	痛在脘腹，按之不减，兼见嗳腐吞酸、呕恶厌食	消食为主，兼以理气

痰饮咳嗽病脉证并治第十二

论一首 脉症二十一条 方十八首

提 要

本篇所论述痰饮病，如痰饮、悬饮、溢饮、支饮及五脏水等，标题所说的痰饮是广义的，指本篇各种饮病；第一条的痰饮是狭义的，是四饮中的一饮。本篇和咳嗽并列，但重点仍在痰饮，咳嗽只不过是痰饮的证候之一。

一、饮之成因及脉证

饮病有虚有实，突然致病的由"饮水多，故暴喘满"渐积久病，是因食少饮多，水停心下，甚者则悸，微则短气。

脉两手皆弦属寒证，由于攻下药以后，正虚所致；如果偏于一侧，属寒饮邪实。

二、四饮主证

痰饮：素盛今衰，精气津液的生化为饮邪所累，不能外充肌肤，饮邪向下则肠间辘辘有声。

悬饮：饮邪流于胁下，咳嗽吐痰时，牵引胁下作痛。

溢饮：痰饮之邪流行停郁于四肢，当汗出而不汗出，身体疼痛加重。

支饮：痰饮停注于胸膈，咳嗽气逆，不能平卧，外形像水肿。

三、治痰饮病总则

"病痰饮者，当以温药和之"，痰饮病遇寒则剧，因饮为阴邪，易伤阳气，饮邪形成，脾阳不运，治疗时助阳化饮，既不能过用刚燥，又不能一味温补，故说"当以温药和之"。"和之"不是小柴胡证的和法，而是寓有温补肾阳、消水蠲饮之义（"和"理解为"运"或"化"），例如苓桂术甘汤既能温运，又能化水饮，这是对痰饮的治疗原则。

四、症状和治法

1. 痰饮的症状和治法

心下有痰饮，主症为胸胁部胀痛，头晕目眩，治用苓桂术甘汤；若因肾阳不足，水泛为饮的，用肾气丸。

痰饮病，若脉伏，自利以后感到比较舒适，只是心下仍坚满，这是留饮欲解，用甘遂半夏汤顺其自利之势推除。

2. 悬饮的症状和治法

饮停在里脉沉弦，胸胁痛，非用除坚逐水的猛剂不能通其闭，应用十枣汤。

3. 溢饮的症状和治法

溢饮是水气流于四肢，当汗出而不汗出，身体疼痛，四肢肿重，宜用发汗法。水气不升且挟热用大青龙汤，水饮多而寒邪外来的用小青龙汤。

4. 支饮的症状和治法

支饮在隔间，症状是喘满、面色黧黑、脉沉紧、心下痞坚、经吐下后不愈，用木防己汤。方中防己、桂枝一苦一辛，可行水散结消痞满，石膏清郁热，人参补虚，虚者服此汤好转，实者若复发可用本方加茯苓、芒硝软坚化饮导水下行。

心下有支饮，饮邪上乘清阳之位，症见头目昏眩，治用泽泻汤泄水饮而补脾土；支饮胸腹胀满的，症见腹痛、便秘等症，可用厚朴大黄汤通下腑实；喘咳不能平卧，短气不得息，用葶苈大枣泻肺汤通泄逐痰泄肺。

呕吐而不渴为支饮停留，宜小半夏汤以止呕散饮降逆。

支饮病人若咳嗽、烦闷、胸中痛，严重的猝然死亡，这是很严重的饮病。如果上述疾病而不猝然死亡的就会迁延不愈，甚至百日或一年以上，这往往是饮邪有一时暂缓而正气尚能维持。原则上说，仍不能轻视，在审慎病人正气旺盛的恰好时机，及早地以十枣汤去其水饮，祛除病根。

五、水气病

水气在肠间，腹满而口舌干燥，这是水停肠间，阳气被水饮所郁而津液不能向上敷布所致，宜用己椒苈黄汤分消水饮，使邪下行。

水气停心下，先是口渴而后呕吐，这是水饮所致，也宜用小半夏加茯苓汤。

六、咳嗽证治

咳嗽证治、咳嗽变证极多，宜详加鉴别。如果痰饮咳嗽很剧烈，气逆不能平卧，为外有寒邪内有停饮，壅闭肺气所致，宜小青龙汤散外寒，清内饮并治咳满；如果服后出现口燥、多唾、手足厥冷、气上冲或胸满、咳嗽仍甚剧烈，可用苓甘五味姜辛汤加减。

本篇内容丰富，比较重要且实用性强，有极大的临床价值，如痰饮病的治疗原则"当以温药和之"。在水饮病的治法里，提出了温法、下法、利水法和攻补兼施法，如寒热并用的木防己汤等，同时也提到治疗咳嗽的变法，这些都值得我们认真学习，领会经旨。

原文：
第一条 问曰：夫饮有四，何谓也？师曰：有痰饮，有悬饮，有溢饮，有支饮。
第二条 问曰：四饮何以为异？师曰：其人素盛今瘦，水走肠间，沥沥有声，谓之痰饮；饮后水流在胁下，咳唾引痛，谓之悬饮；饮水流行，归于四肢，当汗出而不汗出，身体疼重，谓之溢饮；咳逆倚息，短气不得卧，其形如肿，谓之支饮。
语译：问：饮病有四种，是哪四种？老师答道：有痰饮、悬饮、溢饮、支饮。
问：这四种饮病有什么不同呢？老师答道：脾运不足，饮食不化精微，停在肠间而成水饮，故沥沥有声，从而脉肉得不到充养进而形体消瘦，称为痰饮。

肺失通调，水饮流于胁下，形成澼囊，称为悬饮。

肺失通调，当汗出而不汗出，以致水积于肢体，故肢体疼重，称为溢饮。

脾失运化，肺失通调，水饮留滞于肺，阻碍肺气宣肃，以致咳逆倚息，短气不得卧；且肺合皮毛，气逆水亦逆，故面目浮肿，称为支饮。

按语：《素问·经脉别论》云"饮入于胃，游溢精气，上输于脾；脾气散精，上归于肺，通调水道，下输膀胱，水精四布，五经并行"。这是人体正常的运行情况，从四种痰饮的成因来看，有由于脾不散精者，有肺失通调者，但更重要的是由于肾中阳气的不足。因为肾阳是诸阳之本，主水液，肺的通调和脾的运化精微都要依靠肾阳的蒸化。在痰饮病中，肺与脾的关系，脾为根本。所以又有"外饮治脾，内饮治肾"之说。具体来说，外饮是暂时的病，容易祛除，可以用健脾化痰药；内饮指病从内生，冰冻三尺非一日之寒，不易被治好，必须用温肾化气药。此外，《金匮要略·痰饮咳嗽病脉证并治》中有伏饮、留饮、水气等名称，都是痰饮的通称，并不是指另外特殊的病症。

第三条 水在心，心下坚筑，短气，恶水不欲饮。

语译：胃脘有水饮，往往表现为胃脘部痞硬、跳动、气短、厌恶水、不想喝水。

第四条 水在肺，吐涎沫，欲饮水。

语译：肺为水饮所困，其症状为延绵不断地吐涎沫，以致津液不足，故而出现口渴想喝水。

第五条 水在脾，少气身重。

语译：脾为水困，故少气，肌肉为水湿所浸淫，故身体沉重。

第六条 水在肝，胁下支满，嚏而痛。

语译：肝脉布胁肋，肝经水饮，侵犯肝经经脉，肝经经脉布于胁肋，故胁下支满。支满犹偏满也，嚏出于肺，而肝脉上注肺，故嚏则相引而痛也。

第七条 水在肾，心下悸。

语译：肾水盛而水气上凌心火，故表现为心下悸动。

按语：以上五条论述水饮在五脏的症状，是由四饮推及五脏，意谓水饮为患，不仅留于肠间、胁下、胸膈、肢体，并可波及五脏。但应注意这里所谓水在五脏，均非五脏本身有水，而是受水饮的影响，出现与各脏相关的外候。

第八条 夫心下有留饮[(1)]，其人背寒冷如手大。

注：

（1）留饮：痰饮停留而不去，非四饮之外另有留饮。

语译：心下停留的痰饮，病人的背部有一块手掌大的地方感觉到寒冷。

第九条 留饮者，胁下痛引缺盆[(1)]，咳嗽则辄已[(2)]。 一作转甚。

注：

（1）缺盆：在颈两旁、肩胛骨与锁骨间的凹陷处。

（2）咳嗽则辄已：指咳嗽时痛势特别剧烈。辄已，特别。

语译：患痰饮的病人，胁下疼痛而牵引到缺盆部分，咳嗽时特别厉害。

第十条 胸中有留饮[(1)]，其人短气而渴；四肢历节痛，脉沉者，有留饮。

注：

（1）留饮：《金匮要略心典》言："留饮即痰饮之留而不去者也。背寒冷如手大，饮留之处，阳气所不入也。"魏念庭云："背为太阳，在易为艮止之象。一身皆动，背独常静，静处阴邪常客之，所以阴寒自外入，多中于背。阴寒自内生，亦多踞于背也；胁下疼引缺盆者，饮留于肝，气连于肺也；咳嗽则辄已者，饮被气击而欲移，故辄已。一作咳嗽则转甚亦通，盖即水流胁下，咳唾引痛之谓；气为饮滞故短气，饮结者津液不周流，故渴。四肢历节痛，为风寒湿在关节。若脉不浮而沉，而又短气而渴，则知是留饮为病。而非外入之邪矣。"

语译： 痰饮停留在胸中，病人短气而口渴，四肢各关节痛，脉象沉，是有痰饮停留的表现。

按语： 以上三条论述留饮的证候。留饮，即指水饮留而不去者，饮邪留积处，阳气被阻遏不能展布，所以饮留心下，则见背部一块如掌大地方寒冷，因其俞穴在背，饮留而阳气不达之故。

饮留胁下，则肝络不和，证属悬饮，因气机不利，所以邪下痛引缺盆，咳嗽振动，则痛加甚。

饮留胸中，则肺气不利，气不布津，所以短气而渴，饮留入四肢，痹着关节，阳气不通，是以四肢历节痛。以上种种见症，表现虽有不同但均属于留饮为患。《金匮要略·水气病脉证并治》云："脉得诸沉，当责有水"，水饮久留，阳气闭郁，脉当自沉。故在以上各症中皆可见脉沉（脉沉为阴寒饮停，厥逆洞泄兼癥瘕，沉伏霍乱沉滑痰，沉迟里寒数热盛，沉细气短涩血滞，沉弦腹冷紧心痛）。

第十一条 膈上病痰《脉经》作"膈上之病"，**满喘咳吐，发则寒热，背痛腰疼，目泣自出**[1]，**其人振振身瞤剧**[2]，**必有伏饮**[3]。

注：

（1）目泣自出：两眼泪流。

（2）其人振振身瞤剧：病人颤抖得厉害，引发而上逼液道，则两眼流泪，外攻经隧则身体颤抖。

（3）伏饮：潜伏起来一定时间再发作的饮邪。

语译： 痰饮之伏而不觉者，发则始见也，身热、背痛、腰痛。有似外感，而兼见喘满咳唾，则是人所谓痰之为病，能令人憎寒发热，状类伤寒者也，必有伏饮。

第十二条 夫病人饮水多，必暴喘满。凡食少饮多，水停心下。甚者则悸，微者短气。脉双弦[1]者寒也，皆大下后善虚。脉偏弦[2]者饮也。

注：

（1）双弦：双手之脉俱弦。

（2）偏弦：或左或右一手脉弦。

语译： 饮水过多，水溢入肺者，则为喘满，水停心下者，甚则水气凌心而悸，微则气被饮抑而短气（微饮，指有一点饮邪）。后半条讲痰饮的脉象，弦脉是痰饮的主脉，但不是一定出现弦脉。"善虚"，很容易虚之意。寒邪弥漫于全身，故两手之脉都弦，饮限于局部，故一手之脉偏弦。痰饮可见偏弦之脉，但属偶或见之，而说痰饮脉也有不弦者。

按语： 弦主阴寒，弦脉是痰饮的本脉，但并不是百分之百表现为弦脉。需要注意的是，清澈而稀留滞于胃肠中为饮，若五脏病变，浓缩津液为黏腻之物，并随气机升降出入无处不到者为痰。

第十三条 肺饮[1]不弦，但苦喘[2]短气[3]。

注：

（1）肺饮：水饮犯肺，属支饮之类。

（2）苦喘：喘得特别厉害。

（3）短气：多为宗气不足、心肺功能不足。短气为胸中宗气不足，气短为肺脾气虚，二者不同。

语译： 肺中有痰饮，脉象不弦，只感到气喘厉害而呼吸短促。

第十四条 支饮亦喘而不能卧，加短气。其脉平也。

语译： 支饮也有气喘不能平卧的症状，甚至可以出现肺饮的呼吸短气更重一些，其脉象平而不弦，脉平（接近正常的脉象）而不是弦，而是支饮的轻证，由于饮邪不甚，尚未留伏，故则脉平而不弦。

按语：《金匮要略心典》言："肺饮饮在肺中者，五脏独有肺饮，以其虚而能受也，肺主气而司呼吸，苦喘短气，为肺饮特征，肺病已着。脉虽不弦，可以知其有饮矣。支饮上附于肺，即同肺饮，故亦喘而短气，其脉亦平（如健康人一样，接近正常的脉）而不必弦也。"

第十二、第十三、第十四条论述广义痰饮的病因及其脉症，饮水暴喘，饮消必喘止，这是属于一时性的。如脾胃虚弱，食少饮多，饮不能消，水饮澹荡，轻则妨碍呼吸而短气，重则水气凌心而为心下悸动。

痰饮的脉象一般多见于弦脉，但虚寒的弦脉有别，大下后里虚阳微者，是全身虚寒，故见脉象双弦；因痰饮者是饮邪偏注，故脉象见偏弦。

饮邪犯肺，脉象本应偏弦，但也有脉症不符，脉平而不弦者，而是出现气喘而不能平卧和呼吸短促等症状。此为饮邪妨碍呼吸运动所致，临床应知常达变，不可拘泥。

脾失健运，水精不能四布，以致水饮内停，是形成痰饮病的重要因素。此外，如脏腑功能失常不能通调水道，肾阳虚弱不能化气行水等，都可以引起痰饮病。

第十五条 病痰饮者，当以温药和[（1）]**之。**

注：

（1）和：运、化。不是小柴胡汤证的和法，而是寓有温补肾阳、消水蠲饮之义。

语译： 治疗痰饮病的具体方法是多种多样的，但总的治疗原则是温通三焦、振奋阳气、气化则气出。痰饮由水停，得寒则凝，得温则行，温阳以利水饮，温药发起阳气，开腠理在肺，通水道在脾和肾。

按语： 饮停上焦，麻黄、桂枝和之：麻黄宣肺祛水饮，桂枝温阳化水饮。

饮停中焦，干（生）姜、白术和之：生姜温胃散水饮，干姜温脾消水饮，白术温胃运水饮。

饮停下焦，芍药、附子和之：芍药入肝经，开肝经水络，和血疏肝祛水饮，即利尿之效（真武汤中芍药之效，入肝，开肝经水络）；附子温阳补肾蒸水饮。

具体方证如苓桂术甘汤证、肾气丸证。

第十六条 心下有痰饮，胸胁支满，目眩，苓桂术甘汤主之。

苓桂术甘汤方：

茯苓四两　桂枝　白术各三两　甘草二两

右四味，以水六升，煮取三升，分温三服，小便则利。

语译： 心下部位有痰饮停留，就出现胸胁支撑胀满，眼目昏眩，用苓桂术甘汤主治。

第十七条 夫短气有微饮，当从小便去之，苓桂术甘汤主之；方见上。肾气丸亦主之。方见脚气中。

语译："短气有微饮"一证，总的来说是由于水饮停留，阻碍气机的升降所致，但水饮之所以停，有其不同的原因。若由于中阳不运，水停心下，则其本在脾，当以苓桂术甘汤健脾利水；以方测证，气不化水，以致水泛心下，则其本在肾，除见短气、小便不利，当有畏寒。

方解：苓桂术甘汤中，茯苓、桂枝相伍是通阳利水之要药。茯苓、白术相伍是健脾利水要药，甘草则为益气和中而用。此方是治疗痰饮的基础方，无论胃中有饮、肺中有饮，都应有效。

第十八条 病者脉伏，其人欲自利，利反快，虽利，心下续坚满，此为留饮欲去故也，甘遂半夏汤主之。

语译：水饮停留，阳气不通，所以病人脉伏，假如留饮脉伏之证，未经攻下逐邪，忽然自欲下利，利后自觉畅快，此为留饮有欲去之势；但虽然下利，病因并未根治，因此去者虽去，而新饮仍然日积。故其人心下继续痞胀坚满。饮邪即有欲去之势，留饮非攻不除，因而宜攻破利导之剂，下之去之。

按语："此为留饮欲去故也"，按文义应移到"利反快"之后，仲景常用此语法。

本条论述留饮的证治。第十六条点出"心下"部位，可知其饮在胃，胸胁支满，中阳不运，饮邪内居则目眩，清阳不升，饮邪上逆也。第十七条点出"短气"症，可知其饮在肺，微饮并不重，只影响肺的气化不利，或者指痰饮病在恢复期中（第十二条"水停心下""微者短气"）但没有根治，故不应该只治标而应该治本。苓桂术甘汤与肾气丸是轻重两种治法，前者外饮治脾，后者内饮治肾。第十七条中"当从小便去之"指出小便正常是气化功能恢复的特征，也是饮邪之出路。

甘遂半夏汤方：

甘遂大者三枚 半夏十二枚，以水一升，煮取半升，去滓 芍药五枚 甘草如指大一枚，炙（一本作无）。

右四味，以水二升煮取半升，去滓，以蜜半升，和药汁煎取八合，顿服之。

校勘：《千金》"炙"字下有"水一升，煮取半升"；煎服法作"右四味，以蜜半升，内二药汁，合得一升半，煎取八合，顿服之"。

方解：方中甘遂攻逐水饮，半夏散结除痰，芍药、甘草、蜜酸收甘缓以安中，但甘草与甘遂相反而同用，取其相反相成之效，激发留饮得以尽去。

按语：甘遂半夏汤主治邪盛而留饮散去之病，甘遂荡涤水饮之功极强，《本草纲目》载"不可过服，中病即止"。使用甘遂为何加入相反之甘草？方后服用方法为"顿服之"。方中甘遂与半夏比为1：4或1：5，毒性最低，疗效最高。虽留饮欲去，然非力猛而不能为，甘遂虽药性最强，又能开其壅塞，故虚加入相反之甘草以增其势，如此仍不能攻遂水饮，还须顿服。

第十九条 脉浮而细滑，伤饮 [1]。

注：

（1）伤饮：骤然被外来的水饮所损害，属新病，不是逐渐停积而来的水饮久病。

语译：痰饮病脉多弦，浮而细滑，说明饮邪尚未留伏，是一时性被外饮骤伤所致。

按语：本条论述痰饮初期脉象。

第二十条 脉弦数，有寒饮，冬夏难治。

语译：寒饮脉弦数，是脉症不符，从时令来说，冬季利于热不利于饮，夏热利于饮而不利于热；从药性角度分析，用热药治饮则不利于热，用寒药治热则不利于饮，所以说难治。

按语：本条论述饮病预后与时令气候的关系。

第二十一条 脉沉而弦者，悬饮内痛。

语译：脉沉为病在里，弦脉主痛，悬饮是饮邪潴留于胸胁之间，病在于里，故脉见沉弦。内痛即指胸胁牵引而痛的意思。

按语：本条论述悬饮的脉症。

第二十二条 病悬饮者，十枣汤主之。

语译：悬饮见第二条"饮后水流在胁下，咳唾引痛"。

按语：本条论述悬饮的治法。

十枣汤方：

芫花，熬　甘遂　大戟各等分

右三味，捣筛，以水一升五合，先煮肥大枣十枚，取九合，去滓，内药末，强人服一钱匕，羸人服半钱匕，平旦温服之；不下者，明日更加半钱[1]，得快下后，糜粥自养。

注：

（1）半钱：汉代度量衡不用钱，联系前文当为"半钱匕"，即用五铢钱抄取一边的药量，折合药称约二分八厘（0.87g）。

方解：方中饮邪既结，治当破积逐水，方中甘遂泻经隧水湿，大戟泻脏腑水湿，芫花破水饮窠囊，大戟得大枣就不会伤脾气，诸药合用，使下不伤正。

按语：十枣汤经常用于治疗胸腔积液，一次量是大戟、甘遂、芫花各一分五厘（0.47g）研磨，大枣十枚（去核）加水两碗，煎成汤，先服一半枣汤，隔10分钟，再将余十枣汤送服药末。服药一二小时后即觉得肠中鸣响，有轻痛继泻下清水三五次不等，有时同时出汗，上腹部不适感，兼有少数呕吐，若不用枣汤送下，则呕吐更甚，泻后仅略觉疲软，但诸种症状可见缓解。

第二十三条 病溢饮者，当发其汗，大青龙汤主之；小青龙汤亦主之。

校勘：《脉经》《千金》无"大青龙汤主之"六字及"亦"字。《千金》林亿注"范汪用大青龙汤"。范汪，晋代医家，曾编撰《杂病方》500卷。由于卷帙浩繁，又经尹穆重加纂辑《范东阳方》，亦称《范汪方》。

按语：本条论述溢饮的证治。溢饮是饮溢于肌表，当汗出而不汗出，饮邪停留，出现身体痛重等症，即外溢于体表，故治疗大法应以汗解，亦因势利导之意，应具体分析。溢饮为邪盛于表而兼有郁热，每见脉浮紧、发热恶寒、身体痛、不出汗而喘、烦躁等症，而亦有表寒里饮俱盛者，而见恶寒发热、胸痞、干呕、咳喘等症。治疗方法为，前者宜用大青龙汤发汗兼清郁热，后者用小青龙汤发汗兼温化里饮。

大青龙汤方：

麻黄六两，去节　桂枝三两，去皮　甘草二两，炙　杏仁四十个，去皮尖　生姜三两，切　大枣十二枚　石膏如鸡子大，碎

右七味，以水九升，先煮麻黄，减二升，去上沫，内诸药，煮取三升，去滓，温服一升，取微似汗，汗多者，温粉[1]粉之。

注：

（1）温粉：《千金》用以扑汗，药品为煅龙骨末、煅牡蛎末、黄芪末、粳米粉，和匀，稀绢包，扑之。

方解：本方合用桂枝汤和麻黄汤去芍药加石膏，凡水气不严重而挟热的可以使用。

小青龙汤方：

麻黄三两，去节　芍药三两　五味子半升　干姜三两　甘草三两　细辛三两　桂枝三两，去皮　半夏半升，洗

右八味，以水一斗，先煮麻黄，减二升，去上沫，内诸药，煮取三升，去滓，温服一升。

方解：本方是麻黄汤去杏仁，桂枝汤去生姜、大枣加五味子、干姜、半夏、细辛，使寒饮随表散去。

按语：大青龙汤、小青龙汤虽均表里双解之法，治疗表里同病，同治溢饮，但是用大青龙汤的目的在于发汗、散水、清热，因其证是以发热烦喘为主；用小青龙汤的目的在于行水温肺下气，因其证是以寒饮喘咳为主。

第二十四条　膈间支饮，其人喘满，心下痞坚，面色黧黑，其脉沉紧，得之数十日，医吐下之不愈[1]，木防己汤主之。虚者即愈，实者三日复发，复与不愈者，宜木防己汤去石膏加茯苓芒硝汤主之。

注：

（1）得之数十日，医吐下之不愈：膈间停饮，本属于寒湿，然久病则可热化，"医吐下之不愈"说明治不如法，故用木防己汤以除湿清热、通阳扶正。

语译：膈间有支饮病，病人气喘胀满，心下有痞硬感，面色黧黑，脉象沉紧，得病已数十天，医生施用过吐和泻的方法而病仍不愈，应当用木防己汤主治，虚症的就可以治愈。如果是实证，当时可能病情减轻，但过了三天又会发作，往往再用木防己汤也不行，而应该用木防己汤去石膏加茯苓芒硝汤主治，以加强蠲除膈间停饮的药力。

按语：本条论述支饮的证治。本条尤在泾解释较好，"支饮上为喘满而心下为痞坚，则不特碍其肺，抑且滞其胃矣。面色黧黑者，胃中成聚，营卫不行也，脉浮紧为外寒，沉紧者为里实，里实可下，而饮气之实，非常法可下，痰饮可吐，而饮之在心下者，非吐可去，宜其得之数十日，医吐下之不愈也。木防己、桂枝一苦一辛，并能行水气而散结气，而痞坚之处，必有伏阳"；"吐下之余，定无完气"，书不尽言而意可会也，故又以石膏治热、人参益虚，于法可谓密矣，其虚者外虽痞坚而中无结聚，则水去气行而愈；其实者中实有物，气暂行而复聚，故三日复发矣。

木防己汤方：

木防己三两　石膏十二枚（鸡子大）　桂枝三两　人参四两

右四味，以水六升，煮取二升，分温再服。

方解：此方扶正祛邪。方中防己利水气，石膏清肺热，桂枝通阳行水，人参益气温中，四药合用则正气充旺、水饮自散。《外台秘药》作"石膏鸡子大三枚"，《心典》《浅注》《述义》《新义》《补正》等注本俱作"鸡子大二枚"。

木防己去石膏加茯苓芒硝汤方：

木防己　桂枝各二两　人参四两　芒硝三合　茯苓四两

右五味，以水六升，煮取二升，去滓，内芒硝，再微煎，分温再服，微利则愈。

方解：该方即木防己汤去石膏加茯苓、芒硝。芒硝咸寒可去心下痞硬，茯苓甘淡可渗利痰饮，二者合用以加强蠲停饮的作用，石膏不能治水邪结实，故去之。

按语：下面简要说说木防己汤。

1. 木防己汤证特点

喘满、心下痞坚，而面色黧黑，脉沉紧，由于中有积聚，阳气不通，津液化饮而上逆，故用桂枝、防己辛开苦泄，以通阳气；用石膏知其有热象，用人参知其有虚象，但积聚不消，病根未去，故投药虽得缓解，而难免复发。后方加茯苓、芒硝，导致邪从大小便而去，去石膏可知其已无热象，但也不是治疗积聚之方。本方苦辛通泻、扶正祛邪，药简意密，后世也多以治热痹，用以抢救垂危病人亦可取效。

2. 木防己汤证病因病机特点

张仲景提出木防己汤方的脉症有"喘满""心下痞坚""面色黧黑"和"脉沉紧"，这是由于"膈间支饮"阻碍了气机升降所致。气机"升、降、出、入"（《六微旨大论》）的运动在自然界的大宇宙和人体的小宇宙并存。饮邪阻碍气机的流通，所出现的证候，如"喘满"，涉及心、肺系统，"诸气膹郁，皆属于肺"（《素问·至真要大论》），又如"心下痞坚"则涉及脾胃系统。

"色脉"（《移精变气论》）之诊素为中医诊断所重视，本条条文之"面色黧黑"和"脉沉紧"就是很好的例证。中医藏象理论认为，黑色属于肾的主色，肾又主水液代谢，而痰饮、水气同属阴邪，所以久病痰饮的患者，面色表现为"黧黑"；而"脉沉"主病在脏腑之里，不在皮肤经络之表，"脉紧"主饮邪作祟。另外，本病病程迁延日久，竟"得之数十日"，而医者亦未能辨识此一系列证候的病机，错误地使用"吐下"之法，损伤胃中阴津和脾肾阳气，使病情变得复杂。

综上所述，木防己汤方所主治的病机为：饮邪停留在胸膈部位日久，阻碍人体脏腑气机的升降出入。具体地说，心肺气机不降则"喘满"；脾胃气机升降失调则"心下痞坚"；脾肾阳气不足，饮邪积聚结实，留着为窠囊根蒂，并见"面色黧黑""脉沉紧"。

3. 木防己汤方心解

基于上述木防己汤证的病机内涵和对随证治之的认识，可以为分析木防己汤及其加减方提供有益的讨论背景。

汉代对方剂已做区分，由于方药纹理如车辐，根据取类比象指导临床实践的原则，总结其具有散结、通腠理、利九窍的功效，主治水肿、风肿、中风、手足挛急等病证。方剂的作用不仅仅取决于某一味药，其疗效是通过配伍取得的，性味苦温的木防己和辛温的桂枝是木防己汤方的核心药对，两药配合起到祛湿、散结、通阳的作用，使停留在胸膈间的饮邪消散，此为辛开苦降斡旋气机，所以此七味配伍方法并不是治疗湿热蕴积中焦的泻心汤类方剂所独有。

饮邪积结日久，气机不通，局部之阳气有余，"气有余便是火"（《丹溪心法》），当然此种郁热的本质是虚证，而不是实证，针对郁热选用石膏也极为巧妙。首先，石膏有清热的功效；其次，石膏气味微辛，有助阳气通达；再次，石膏重坠降逆，有利于治疗喘满证；最后，采用人参益气生津，既有益于误治之后保护脾胃，又制约石膏寒凉。

经方的使用并不是一成不变的，仲景通过对临床实践的总结，为后学提供指归，如木防己去石膏加茯苓芒硝汤，就是木防己汤的加减方，此加减法体现了其随证治之的临床思路。

木防己汤方苦辛并用，祛湿散结，疏通三焦，服后痰饮结实得以消散，所以云"虚者即愈"，而复发是因为痰饮停留日久，形成根蒂，必须加茯苓淡渗，芒硝软坚，前者利小便，后者溏大便，此为"去宛陈莝"（《素问·汤液醪醴论》）之法，故方后注云"微利则愈"。

综上所述，木防己汤方的气味配伍特点是辛、苦并用，其功效是祛湿、通阳、散结，使三焦水道通畅，从而有利于消散饮邪的结实积聚；木防己去石膏加茯苓芒硝汤则是辛、苦合咸淡之法，在原方的基础上，通利二便，拔除病根。

第二十五条 心下有支饮，其人苦⁽¹⁾冒眩⁽²⁾，泽泻汤主之。

注：

（1）苦：感觉，形容词做动词，为冒眩所困惑。

（2）冒眩：头目昏眩，是痰饮病常见的症状，用泽泻汤。冒，头如物冒，昏冒而不清。眩，眩而见昏花。

语译： 因支饮留于心下部位，上焦之气浊而不清，上冒清阳，清阳被遏，不能上走头目，故冒眩。心下有支饮泛泛如呕，同时感到昏晕，用泽泻汤主治。

泽泻汤方：

泽泻五两　白术二两

右二味，以水二升，煮取一升，分温再服。

方解： 该方是治水饮轻症的良方，方中泽泻入肾，使饮邪不得停滞而从小便外泄，用白术补脾土以胜水，使饮邪不再聚积。

第二十六条 支饮胸满者，厚朴大黄汤主之。

语译： 支饮兼见腹满，是支饮而兼见胃家实的证候，用厚朴大黄汤主治。

按语： 本条论述支饮兼有胸满的证治。有的医家认为本条"胸满"是腹满之误，否则不能使用治理中焦的厚朴大黄汤，临证时应全面分析病人的体质情况、症状、脉象等。厚朴大黄汤一般用于体实、证实的支饮患者，不能单凭腹满或胸满作为使用的依据。

厚朴大黄汤方：

厚朴一尺　大黄六两　枳实四枚

右三味，以水五升，煮取二升，分温再服。

方解： 本方药物与小承气汤、厚朴三物汤相同，而分量不同。本方重用厚朴、大黄在于治痰饮结实，有开痞满、通大便、行水、使饮邪从下而出的功效。厚朴配枳实行气宽胸膈而除满，调上焦之气，气行水亦行。《张氏医通》指出："此即小承气汤。以大黄多，遂名厚朴大黄汤。若厚朴多，则名厚朴三物汤。"

第二十七条 支饮不得息，葶苈大枣泻肺汤主之。方见肺痈中。

语译： 支饮阻于胸膈，痰涎壅塞，肺气不利，症见胸闷喘咳、呼吸困难等，用葶苈大枣泻肺汤主治。

按语： 本条论述支饮在肺的证治。葶苈大枣泻肺汤证属支饮（肺气肿、肺心病）见痰壅气逆、呼吸困难。该方属泻痰之方，用大枣护其正，可加入小青龙汤同用，后世三子汤（苏子、莱菔子、白芥子）属同一类方，但不及本方有效。

第二十八条 呕家本渴，渴者为欲解，今反不渴，心下有支饮故也，小半夏汤主之。《千金》云小半夏加茯苓汤。

语译： 经常呕吐的人，本来应当口渴、患痰饮病的人感觉到口渴，表示饮随呕去，可知病欲解；若吐后病人反而不口渴，则知水饮仍停留在心下，呕吐虽可排出部分水饮，而支饮并未消除，故反不渴。

按语：本条论述支饮呕吐的预后及治法。本条末，按赵本原注有《千金》云，小半夏加茯苓汤"。

实际上，《千金》仍作小半夏汤，《外台》亦指出"此证当用小半夏汤"。

小半夏汤方：

半夏一升　生姜半斤

右二味，以水七升，煮取一升半，分温再服。

方解：小半夏汤为止呕之鼻祖，其主症为呕而不渴，说明胃有停饮，上逆作呕。半夏味辛性燥，辛可散结，燥可逐饮，生姜能治半夏的燥性，并能散逆止呕。故小半夏汤起和胃止呕，散饮降逆，蠲饮止呕之效。

第二十九条　腹满，口舌干燥，此肠间有水气，己椒苈黄丸主之。

语译：肠间有水气，故饮邪内结，故腹满；水气不化，饮结于内，津不上承，故口舌干燥，用己椒苈黄丸主治。

按语：本条论述痰饮水走肠间的证治。本条口舌干燥的原因，水停肠间、阳气被阻、津液不能输布所致。

己椒苈黄丸方：

防己　椒目　葶苈熬　大黄各一两

右四味，末之，蜜丸如梧子大，先食饮服一丸，日三服，稍增，口中有津液，渴者加芒硝半两。

方解：诸药配合，分消水饮，导邪下行，则腹满、口舌干燥自愈。前后分消的方法为，使水饮行，脾气转而津液生，如果口渴应该加芒硝佐诸药以下腹满而救脾。目前临床用以治疗辨证属于实性的肝硬化腹水等症，方后云"口中有津液"，这是饮去病解之征，若服药后而口渴，则为饮阻气结，故加芒硝以软坚散结。

按语：川椒、椒目同生一物，椒目为子，其性寒走水道，川椒为子皮，其性温走谷道，大建中汤、乌梅丸皆用川椒。

第三十条　卒呕吐，心下痞，膈间有水，眩悸者，小半夏加茯苓汤主之。

语译：饮停于胃、胃失和降、饮邪上逆，突然发生呕吐；心窝部有感，膈间有水饮停留，饮犯清阳，则头目昏眩；水饮凌心，则心下悸，凡此诸症皆膈有水饮所致，用小半夏加茯苓汤主治。

按语：本条论述痰饮呕吐眩悸的证治。

小半夏加茯苓汤方：

半夏一升　生姜半斤　茯苓三两一法四两

右三味，以水七升，煮取一升五合，分温再服。

方解：半夏、生姜能止呕降逆，心悸头晕是水气所致，所以必加茯苓去其停水。

按语：生姜能止呕吐，半夏能开痞满，而欲行其水，则恐非生姜、半夏所擅长，行水止眩悸者，只有茯苓功效为其特长。因此可见，眩与悸病根在心下者皆茯苓所宜，可见茯苓性味归经功用由脾及肺。本条与第二十八条皆以呕吐为主症，同样用半夏、生姜和胃止呕、散饮降逆，本条有眩、心悸，故加茯苓以导水下行，"膈间有水"与"心下有支饮"机理近似，从证候上分析，本条较第二十八条病情重。

第三十一条 假令瘦人脐下有悸，吐涎沫而癫眩，此水也，五苓散主之。

语译：假令瘦人，本条有留饮的病人，肌肤不充，不荣润，即本篇第二条所称素盛今衰之意，并非胖人就不可以适用，相反临床所见，胖人多痰湿，更为适用。饮停下焦，气化不利，膀胱气化不行，故见脐下动悸；水无去路而反逆，故见吐；吐涎沫而颠眩，颠眩就是目眩，故用五苓散化气利水，水气下行，诸证消失。

按语：本条论述下焦水逆的证治。五苓散与奔豚病茯苓桂枝甘草大枣汤证均有脐下悸之候。后者有水气上冲之感，前者证有吐涎沫而颠眩之状，以药测证，本条应用小便不利；五苓散与苓桂术甘汤同属通阳利水之方，但五苓散偏于利水，苓桂术甘汤偏于通阳。

五苓散方：

泽泻一两一分 猪苓三分，去皮 茯苓三分 白术三分 桂枝二分，去皮

右五味，为末，白饮《外台》作水服方寸匕，日三服，多饮暖水，汗出愈。

方解：方中茯苓、白术、泽泻、猪苓甘淡渗泄，使肠间的水邪从小便而出，用桂枝温化下焦，宣通水道。

按语：古代每分六铢，一两合二十四铢，所以有的书把"泽泻"写作五分，把"猪苓"写作十八铢，实际上分量一样。方中泽泻、猪苓、茯苓、白术、桂枝共二两二分，桂枝为二分，占全方分量比之十分之一，通阳药桂枝与利水药这种比例，临床疗效甚佳。

〔附方〕**《外台》茯苓饮：治心胸中有停痰宿水，自吐出水《外台》作"自水吐出"后，心胸间虚，气满，不能食，消痰气，令能食。**

茯苓 人参 白术各三两 枳实二两 橘皮二两半 生姜四两

右六味，水六升，煮取一升八合，分温三服，如人行八九里进之 [1]。

注：

（1）如人行八九里进之：每次服药相隔时间像一般人走了八九里路的时间，大约一个小时。

方解：《外台》中茯苓饮治饮病吐后气满不能食之证，为消补兼施、饮病调理之剂。脾虚不能为胃行其津液，水饮停蓄，滞留于胸膈间，满而上逆，胃失和降，故而吐水；吐后邪去正虚，虚气上逆，脾虚不能运化水湿，胃弱不能消谷，所以气满不能实。方中人参、白术健运脾气使新饮不生，茯苓淡渗利水饮，橘皮、生姜、枳实驱散胃内残留之水饮，共奏"消痰气，令能食"之功。该方亦补充了痰饮病的调理方法。

第三十二条 咳家其脉弦，为有水。十枣汤主之。方见上。

语译：咳嗽的病因很多，临床症状及预后各有差异。临床水饮射肺的病人，脉象弦，弦为水饮的脉象，治法当去其水饮，咳嗽才能痊愈，故用十枣汤以峻下其水。

按语：本条论述咳家有水的证治，本条以下论述痰饮所致的咳嗽证治。

曾治16岁男子，咳嗽十余年，白天不咳，每晚睡前剧烈干咳，睡前需要吃梨一个，吃梨后咳嗽大止，不吃则一夜咳不止。请吾师诊治，查脉右弦滑，左弦细，诊为悬饮。处方：甘遂1.5g，大戟2g，芫花2g，大枣十枚。晨起空腹先饮枣汤，半小时后再服。

第三十三条 夫有支饮家，咳烦胸中痛者，不卒死，至一百日或一岁，宜十枣汤。方见上。

语译：患支饮的病人，咳嗽、烦闷而胸中疼痛的，就有突然死亡的可能；若不骤然死亡，病程缠绵一百天以上，甚至一年左右，如咳烦心中痛的证候存在，为饮邪上犯心肺阳气不通的支饮重症。但正气未虚，故可用十枣汤治疗。

按语： 本条论述支饮重证的治疗。

第三十四条 久咳数岁，其脉弱者可治；实大数者死；其脉虚者必苦冒。其人本有支饮在胸中故也。治属饮家。

语译： 久咳数岁，就痰饮咳嗽而言，久咳正气已虚，脉呈弱象的是脉证相符，故为可治；若见实大而数，则邪气盛，正气衰，是脉证不符，预后不良。脉书有言"久病脉大难调治，沉细而弱而保生"，脉象呈虚象的病人，正气衰而饮邪仍在，必然会感到头目昏晕，因其人本有支饮停留，故当从饮病方面治疗。

按语： 本条论述支饮久咳的脉证及预后。

第三十五条 咳逆倚息不得卧，小青龙汤主之。方见上。

语译： 咳逆依息不得卧为支饮的主症，由于肺素有停饮，又复感寒邪，外寒引动内饮，发为本病，故用小青龙汤散外寒而除内饮。

按语： 本条论述外寒引动内饮的支饮证治。

小青龙汤方：

麻黄去节　芍药　细辛　干姜　甘草炙　桂枝去皮，各三两　五味子半升　半夏半升，洗

右八味，以水一斗，先煮麻黄，减二升，去上沫，纳诸药，煮取三升，去滓，温服一升。

方解： 小青龙汤方以麻黄发汗解表，宣肺平喘，又能利水；配桂枝增强解表通阳散寒之功；细辛、干姜温化寒饮；半夏降逆化饮，与干姜相配，温化中焦水寒之邪。上药皆为辛温，又恐辛散耗阴动阳，故以五味子敛肺止咳；甘草和中护正，调和诸药；芍药酸敛护阴，与桂枝相伍，调和营卫，故温散寒饮而不伤正，以奏外散风寒、内除水饮之功。干姜、细辛、五味子同用，正是"病痰饮者，以当温药和之"之意。仲景治寒饮，常将三者合用，取干姜、细辛入肺，散水寒之邪，五味子入肺，敛肺气之逆，一收一散，散中有收，正邪兼顾，使咳喘止，恰到好处。且五味子敛肺滋肾，与麻黄相伍，具有宣散与收敛并举之功。诸药相合，在外专行开表以散寒，内在独散心下之水气，堪称解表蠲饮之良方。

应用小青龙汤，要注意药物的配伍，方中干姜、细辛、五味子三药必须等量，注意调节升降敛收的时宜，方中麻黄运用分寸，初起表实用麻黄，次用麻黄绒（麻黄捣烂去粉末用），后期喘而汗出用麻黄根。初起桂枝、白芍等量，病久渐虚，仿建中芍药倍桂枝加强收敛，小青龙治外寒内饮，如寒热兼夹，口干思饮，饮不多，加石膏（小青龙加石膏汤），喘加杏仁，咽痛加山豆根，用此汤掌握标准，凡脉现沉微，唏嘘短气不足以息的虚喘，心源性喘证不宜服用。宜用于：久喘伏饮，遇寒即发，咳喘不得卧者；面色发青（水色），面部黑斑（水斑），脉弦滑，苔水滑；水寒射肺，泡沫痰量甚多，落地成水泡，或痰如鸡蛋清样者。

必须强调，方中麻黄、细辛等药，为散邪而设，并非不问虚实就贸然应用。

总之，小青龙汤平喘咳、化水饮之功偏胜，凡咳嗽、痰多而稀（水饮为患）、喘息（水饮阻遏，肺气不宣）或见干呕，甚则呕吐清水（水饮渍入胃中），不渴，恶寒，特别背部有显著怕冷感（水饮犯肺，肺气不宣，卫阳不宣），或有发热（一般热势不高）、舌苔白滑、脉象浮紧或弦紧、细滑、弦细等症，皆可应用。如脾阳不足、肾阳衰微的停饮而为咳为喘，以及虚证咳喘，则非所宜。

针对外寒内饮的病机，组合精密：如麻黄、桂枝解表寒，则监以芍药制其彪悍之性，使

无过汗之弊；细辛辛热，散寒利水；干姜温肺主散；五味子酸敛主收，干姜、细辛、五味子同用，开阖相济以镇咳；半夏降逆涤痰得干姜之温，温降相助以逐饮；和以甘草，共收化水散寒之功。

第三十六条 青龙汤下已，多唾口燥，寸脉沉，尺脉微，手足厥逆，气从小腹上冲胸咽，手足痹，其面翕热如醉状，因复下流阴股，小便难，时复冒者，与茯苓桂枝五味子甘草汤，治其气冲。

语译： 咳喘依息不得卧的支饮证，服小青龙汤后多唾口燥，此为饮邪欲解，是病情好转。但是邪去正虚会引起各种变症，服苓桂五味甘草汤即其中一种。正如尤在泾所说：服青龙汤已，设其人下实不虚，则邪解病除；若虚，则麻黄细辛辛甘温散之品，虽能发越外邪，亦易动人冲气，冲气者，肾虚而气不纳也。"气从小腹上冲胸咽"因"复下流阴股"。"寸脉沉""尺脉微""手足厥逆"而"痹""小便难"都是阳虚，"其面翕热如醉状"（翕热指面色忽红忽热，今称升火）与下文第四十条"面热如醉"（面色经常潮红）属浮阳上越，与冲气上逆同一机理，所以茯苓桂枝五味子甘草汤的道理，尤在泾解释得很好："茯苓、桂枝能抑冲气使之不行；然逆气非敛不降，故以五味子之酸酸敛其气。土厚则阴火自伏（李东垣学说：土厚指脾胃），故以甘草之甘补其中气。"至于变法中其余各方，均示人以随证加减，桂枝今人选用激发肾阳的肉桂。概括地说，五味子、细辛、干姜是治饮之要药，是组成小青龙汤的核心；阳虚病人慎用麻黄、细辛；肾虚气冲时，桂枝（今用肉桂）在所必用；呕吐时半夏在所必用；防麻黄发生副作用时可代以杏仁，胃热用大黄（胃热不能仅凭面热症，还须参考其脉证）。

按语： 自此以下五条，以病案形式论述体虚患支饮咳嗽服小青龙汤后发生的各种变化及相应治法。第三十六条承上条论述服小青龙汤后发生冲气的证治。

桂苓五味甘草汤方：

茯苓四两　桂枝四两，去皮　甘草三两，炙　五味子半升

右四味，以水八升，煮取三升，去滓，分温三服。

第三十七条 冲气即低，而反更咳、胸满者，用桂苓五味甘草汤去桂加干姜、细辛，以治其咳满。

语译： 说明冲气渐平，支饮复作。服桂苓五味甘草汤后，冲气减轻，又出现了咳嗽胸满，这是伏匿肺中余饮重新发作的缘故。喻嘉言说："五饮之中，独膈上支饮，最为咳嗽根底……况支饮久蓄膈上，其下焦之气逆冲而上者，尤易上下合邪也。夫以支饮之故，而令外邪可内，下邪可上，不去支饮，其咳终无宁宇矣。"不仅指出咳嗽为支饮最主要的症状，还强调了蠲饮在治咳中的重要性。故用苓甘五味姜辛汤温肺化饮治之。不用桂者，冲气已平也。

苓甘五味姜辛汤方：

茯苓四两　甘草　干姜　细辛各三两　五味子半升

右五味，以水八升，煮取三升，去滓，温服半升，日三服。

第三十八条 咳满即止，而更复渴，冲气复发者，以细辛、干姜为热药也，服之当遂渴，而渴反止者，为支饮也。支饮者法当冒，冒者必呕，呕者复内半夏，以去其水。

语译： 阐述服苓甘五味姜辛汤后，出现冲气复发和支饮不解上逆二种证候，并指出支饮上逆的治法。服苓甘五味姜辛汤后有两种可能：一是肺饮消除，但由于干姜、细辛热药逼迫可引动冲气上逆。二是肺中支饮较剧，服苓甘五味姜辛汤后，支饮仍停，故口不渴：饮邪上逆，上干清阳则冒眩，中扰胃气则作呕，故在苓甘五味姜辛汤的基础上，复加半夏降逆化饮

治之。仲景列举二种证候，但对前一种情况未列方药，据上文我们认为仍可用桂苓五味甘草汤治之。

桂苓五味甘草去桂加姜辛夏汤方：

茯苓四两　甘草　细辛　干姜各二两　五味子　半夏各半升

右六味，以水八升，煮取三升，去滓，温服半升，日三。

第三十九条　水去呕止，其人形肿者，加杏仁主之。其证应内[1]麻黄，以其人遂痹，故不内之。若逆而内之者，必厥。所以然者，以其人血虚，麻黄发其阳故也。

注：

（1）内：通纳。

语译：本条列举血虚之体，支饮已解，肺气未宣形肿的证治。支饮上逆也常以肾气丸加减治痰饮病，例如《临证指南医案·痰饮》某案："脉沉弦，饮泛呛咳，乃下虚无以制上，议早服肾气丸补纳下焦散失，以治水泛之饮，午服外台茯苓饮转旋中焦，使食不致酿痰，茯苓饮去术。"

按语：《金匮要略》列苓桂术甘汤、肾气丸同治心下有痰饮，一入足太阴脾经，一入足少阴肾经，如何鉴别其症状，不可忽视。赵良仁在《金匮方论衍义》中对短气详分细析，认为短气当分呼与吸，呼气之短用苓桂术甘汤，吸气之短用肾气丸。这种观点与《难经·四难》"呼出心与肺，吸入肾与肝"颇为合拍，用于临床行之有效。冒而作呕服苓甘五味姜辛汤后水去呕止，但病人出现浮肿的现象。这是支饮虽去，肺气尚未宣通，肺主一身之肌表，故形体浮肿。若体实、无汗、肿甚者，可加麻黄辛温发汗宣肺利气；但阴血亏虚者，误用麻黄峻汗不仅伤阴耗血，又能走泄阳气，故不用麻黄，而选杏仁，肺气宣则形肿消。以上四种病变，随证加减施治，方药不离来绳墨，最后一种病变的治法是出奇制胜。

苓甘五味加姜辛半夏杏仁汤方：

茯苓四两　甘草三两　五味半升　干姜三两　细辛三两　半夏半升　杏仁半升，去皮尖

右七味，以水一斗，煮取三升，去滓，温服半升，日三服。

第四十条　若面热如醉，此为胃热上冲熏其面，加大黄以利之。

语译：本条列举支饮已解伴肺气不宣形肿、胃热上熏面热如醉的证治。支饮解后，单纯肺气不宣形肿者，可用苓甘五味加姜辛半夏杏仁汤方治之；若在上述基础上又伴有胃中积热循经上冲熏蒸面部出现面热如醉者，"若"承上文而言，谓前证患具，又兼有面热如醉的症状。"此为胃热上冲其面"一句，意在双关，一方面是解释面热，症由胃热上冲，亦即水饮夹热之证；另一方面是与"其面翕热如醉状"之属，浮阳冲气者，加以区别。可加大黄下其胃中积热，方中一以苓甘五味姜辛半杏汤宣肺化饮，巩固已获疗效，一以大黄泄热，各奏其效，以臻全功。

按语：上述六个证治，以小青龙汤为基本方，娓娓阐述五种病变的过程，并随证出方，与《伤寒论》小柴胡汤下"加、减、去"的叙述方式虽不同，然昭示我们如何在主方上因证用药，随机应变，则是一致的。我们认为这种以小青龙汤为主方的六个证治和六个方子是仲景以病历的形式，记载了治疗肺中停饮的临床实践，也可看成一份病历。陆渊雷认为以下六条是张仲景亲身经历之记载，称其是"随证转方绝妙医案"。然而如果称这六条原文为一份病历，绝非取自一个病人，也不是在一个时间，而是从多次临床观察得出的总结，方随证出，法随证变，其中有三点值得我们效法。

一是审察病机，因证施治。

对上述六条原文的六方，为更清晰地反映其辨证施治之灵活，用图表示如下。

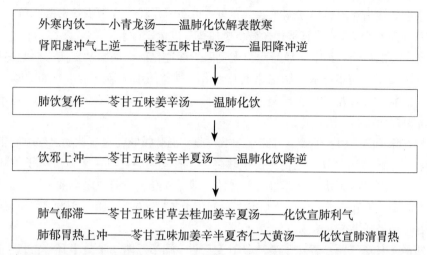

二是随证化裁，择药精练。

徐灵胎称赞仲景用药，"悉有法度……无一味游移假借之处，非此方不能治此病，非此药不能成此方，精微深妙，不可思议"，其中虽未免有溢美之词，但确反映其用药严密、精练、妥帖，如冲气上逆用桂枝，咳而胸满加干姜、细辛，呕纳半夏，肺气不宣形，形肿加杏仁；特别是胃热循脉上冲而面热如醉，用大黄泄胃热，药证丝丝入扣。

三是兼顾体质，因人制宜。

同一种病，由于各人体质不同，证候亦异，法当因人而变，此平素体质，不可不论。仲景很注意验体治病，如支饮渐解出现形肿，若体质壮实者，可用麻黄发汗以消肿；但阴血偏虚者以杏仁取代麻黄，说明他因体质的强弱而分别选峻缓不同药物。其论证用药之细心入微，于此可见，体质致病说仲景在 2000 年前就已创立。

仲景论痰饮重在于饮，饮类同于水。从病初而言，则水停于胃，充于胁，泛于肌肤，逆于胸膈。此四饮之所由来。从其继而言，则水由胃而上入阳分、渐及于心肺；下入阴分，渐及于肝脾，至肾而剧，此五饮之名由来。咳嗽、短气、脉弦、苔白为饮病的主要症状；"温药和之"是治饮病主法，在此基础上略佐宣肺利气，能起协同作用。小青龙汤、苓桂术甘汤、肾气丸是治饮在上焦（肺）、中焦（脾胃）、下焦（肾）的代表方，真武汤具备苓桂术甘汤和肾气丸方义，可用治阳虚水犯水肿。

据近人经验，认为小青龙汤平喘咳、化水饮之功偏胜，凡见有咳嗽、痰多而稀（水饮为患）、喘息（水饮阻遏，肺气不宣），或见干呕，甚则呕吐清水（水饮溃入胃中），不渴，恶寒，特别背部有显著怕冷感（水饮犯肺，肺气不宣，卫阳不展），或有发热（一般热均不高），舌苔滑，脉象浮紧或弦滑、细滑、弦细等症，皆可主治。如脾阳不足、肾阳衰微的停饮而为咳为喘，以及虚证咳喘，则非所宜。

小青龙汤针对外寒内饮的病机，组合精密，如麻黄、桂枝解表寒，则监以芍药制其悍之性，使无过汗之弊；细辛辛散，散寒利水；干姜温肺主散；五味子酸敛主收；细辛、干姜、五味子同用，开阖相济以镇咳；半夏降逆涤痰，得干姜之温，温降相助以遂饮；和以甘草，共收化水散寒之功。兹进一步分析如下：

方中麻黄与桂枝的运用精妙。麻黄、桂枝同属解表散寒之品，如恶寒无汗气喘者则以麻黄（生用）为主，甚则可加杏仁宣肺平喘；如发热恶寒（风）自汗者则以桂枝为主，麻黄用蜜炙；外寒已解或高年夙患痰饮喘咳者，亦可去麻黄、桂枝，或用少量蜜炙麻黄；如饮邪潴留、气化失司者，可以桂木或官桂代桂枝，再加茯苓以化气行水。

细辛与半夏的运用：细辛辛散行水，半夏温燥降逆化痰，如胸肋支满、咳吐稀痰、喘息不得卧、喉痒不燥、苔滑津润、脉弦紧或弦滑者，则重用细辛散饮行水；如喘咳痰涎并出、干呕甚则呕吐清水，则酌加即姜半夏之量，以降逆涤痰。亦可加茯苓、橘红，合二陈以进，但需避免辛温燥烈过剂伤阴。

干姜与五味子的运用：干姜、五味子一散一收，温肺镇咳，对痰饮病之咳嗽起很大作用。因饮为阴邪，蒙蔽清阳之气，故借干姜辛热之性，宣其阴霾之气，复以五味子敛肺之逆气，固耗散之真气，与干姜配伍，有相得益彰之效，即《内经》所谓"以辛散之"，如寒饮偏重，则干姜之量需要倍于五味子；如久咳肺虚，则五味子之量需酌情加重，甚则倍于生姜。

苓甘五味加姜辛半杏大黄汤方：

茯苓四两　甘草三两　五味子半升　干姜三两　细辛三两　半夏半升　杏仁半升　大黄三两

右八味，以水一斗，煮取三升，去滓，温服半升，日三服。

第四十一条　先渴后呕，为水停心下，此属饮家，小半夏茯苓汤主之。方见上。

语译：饮邪有新久的不同，此云先渴后呕，可知以前并无呕吐之症。因见于口渴饮水多之后，因水停心下，才发生呕吐，此属饮家，治以小半夏茯苓汤行水止呕。

按语：本条继续论述痰饮作呕的证治。小半夏汤与小半夏茯苓汤两方都属于化饮利水之方，见眩悸者以加茯苓为佳（饮邪内停，凌心则悸，上逆犯于胃为呕）。这类方剂后世多用二陈汤加减，既治胃（主要是呕吐）也治肺（主要是咳嗽痰多），总的作用是消痰水、降肺胃，确属行之有效。

小半夏汤与小半夏茯苓汤证均有"呕"有"渴"，前者言渴为病欲解，反不渴为心下有支饮；后者言心下有停饮却出现渴，病机在于：一般来说，呕吐多伤津液，应当作渴，渴为饮随呕去的征象，所以说病欲解。今呕后并不渴，这是因为心下有水饮停留，饮为阴邪，且病势较浅，脾气尚有转输之功，所以不渴。而小半夏加茯苓汤证是平素内有停饮，阳运不及，病势较重，不能化气布津，所以出现口渴。联系本篇已椒苈黄丸证，可以加深理解。己椒苈黄丸证有口干舌燥，服药后如口中有津液则提示脾气已恢复其转输之功，能布散津液，病情好转。若药后仍见口渴，则为饮阻气结、气不布津，当以芒硝破坚决壅，则口渴可见。再从《金匮要略·水气病脉证并治》皮水的症状来看，第一条指出"不渴"，第四条又指出"渴而不恶寒者，此为皮水"，可知前者之"不渴"是皮水在表，病势较浅，里气尚和，故而不渴；而后者之"渴"乃病势较深。

结　语

本篇痰饮、咳嗽并提，实际上以痰饮为主，咳嗽仅是痰饮的部分病情，并不包括其他原因所致的咳嗽。

痰饮是一个总的病名，具有局限性、顽固性、迁延性、寒凝性和复杂性。

一是水饮不居、随处积留的局限性。人体正常水液代谢，《素问·经脉别论》曰"饮入于胃……五经并行"，若一旦入肺，脾失健运，肾失温煦，三焦气化不利，则水液代谢障碍，发生水饮随气周留全身，上顶下滂，脏腑里处无处不在，而正气虚处积留于其中，呈局限性，如水留肠间，居于胁下。

二是水饮易聚、结留深伏之顽固性。水饮积留，结聚不散，深伏成窠穴而顽固盘踞，此为留饮欲去故也。"病者脉伏，其人欲自利，利反快，虽利，心下续坚满……甘遂半夏汤主之。"即饮结胃肠，下迫作泻，泻后饮势稍减，阳气略通，症状有稍轻，而水饮复聚，故心下再度坚满。满如故，以甘遂、半夏相反相成，激发顽邪结饮得以尽去而愈。又如"膈间支饮，其人喘满，心下痞坚，面色黧黑，其脉沉紧……"水聚胸膈，气机阻滞，营卫不行，饮结不散，虚实夹杂的支饮重症，以木防己汤苦辛通降，行水散结，清热扶正，其水饮结聚轻者可愈。重者，三日复发，必加茯苓、芒硝，导水下行，软坚散结，才能捣其窠穴，清除病根，使水结饮滞之痞坚消除。吴以岭教授用此方治风心病，心衰时酌情加益气活血药获得良效。

三是水性阴柔、缠绵难愈的迁延性。水性阴柔，饮邪停滞则缠绵不去，历数载而不愈，深伏于体内。年盛不觉，体衰始发，遇气候变化或外感风邪引动伏饮发作，或经年累月咳喘不愈成为素患支饮的人。如"膈上病痰，满喘咳吐，发则寒热……必有伏饮"，又如"夫有支饮家，咳烦胸中痛者，不卒死，至一百日或一岁，宜十枣汤"，论述支饮重证，饮凌于心。心脏之病，不猝死而变为慢性，延续至一百日或一年。以上说明饮邪深伏不去，缠绵难愈，而迁延数日的迁延性。

四是水饮性阴、积蓄伤阳的寒凝性。水为阴邪，积蓄不散，最伤阳气而饮结寒凝。如"心下有留饮，其人背寒冷如手大"及"脉沉者，有留饮"，说明饮邪留积，阳气被遏，阳气不能布达和阴寒凝结，为阳气衰微之征象。

五是水性易变、可寒可热的复杂性。因水饮的寒凝而医者易知，而对热饮难晓。其实仲景治饮治寒饮者有之，治热饮亦有之；支饮温补有之，峻利攻通者亦有之；攻利兼施者有之，寒温并用者亦有之。如水饮积结，亦可化热伤阴，阻滞气血，形成寒热错杂，虚实并见，荣卫阻滞之木防己汤证，以防己、桂枝一苦一辛行水散结，重用石膏清泻郁热，以人参益气生津扶正补虚。又如己椒苈黄丸治"腹满，口舌干燥，此肠间有水气"之痰饮证，即以辛寒宣泄、苦寒通降、分消饮邪而获救，还有以大青龙汤治疗溢饮，即在开发腠理之时加石膏以消里热。

另外，水饮的复杂性还表现在治疗水饮时临床出现一些证候，如治支饮服小青龙汤后出现的冲气，《金匮要略》治冲气，冲气既减再治痰饮咳满，此即"先治其卒病，后乃治其痼疾"之意。

掌握痰饮病症的这五个特征以便掌握治疗痰饮病的多种方法，即"以温药和之"为治本方法，并与行、消、开、导相结合联合运用，标本兼顾以及清泄热饮法、寒温同用等方法乃专攻下直捣窠穴的攻坚方法和先治冲气再治饮邪的先治标后治本的方法及依据痰饮迁延性的特点而制定的后期治疗痰饮的思想方法。这些对有效地治疗痰饮病，正确认识痰饮学说有一定的裨益。

痰饮成因，不出三端，即肺失通调、脾失运化、肾失温蒸，而三者又互有因果关系。证候表现为，其标在于肺胃，其本在于脾肾。"以温药和之"是治痰饮总的原则。治本，可分外饮治脾，以苓桂术甘汤为主方；内饮治肾，以肾气丸为主方。治标，有行、消、开、导四法。

行者，行其气也；消者，消其痰也；开者，开其阳也；导者，导饮邪从大小便出也。

痰饮由水停也，得寒则聚、得温则行，况水从乎气，温药发越阳气，开腠理，逐水道也。发汗宣泄、温化疏中、攻逐渗利，应用温性药，如振奋阳气的桂枝、附子、干姜、半夏、人参，开发腠理的麻黄、生姜、杏仁、细辛，通调水道的茯苓、泽泻、葶苈子，尤以茯苓用的次数最多。

茯苓一般书籍归纳为"利水渗湿，健脾补中，宁心安神"，《本草思辨录》言"抑其治饮治水，能使上中下统泄之于小便者有故"，所谓"健脾补中，宁心安神"，也是通过利水渗湿之功而间接奏效，正如《本经疏证》云"用茯苓之旨，在补不在泄，茯苓之用，在泄不在补"，茯苓配桂枝温心阳，行湿气，通经络而治心悸，配半夏在于化饮止呕吐。

消渴小便不利淋病脉证并治第十三

提　要

本篇论述消渴、小便不利和淋病等症及其治法，由于消渴有小便多的症状，所以跟小便不利和淋病一起论述。

一、消渴

消渴病名见于《内经》，如《素问·奇病论》云："肥者令人内热，甘者令人中满，故其气上溢，转为消渴。"消渴是指渴饮水多的征象，有渴饮多小便也多的，也有渴饮多小便不利的，也有消渴多欲吐或口干燥的，等等。总的来说，消渴是以渴饮为主要症状的病。消渴因胃火盛而出现消谷大便坚结，和小便数多，小便越多，大便就越坚，饮水虽多而渴不解，此为消渴之证。是由内热伤津而成。

各类消渴症状与治法如下：

肾亏消渴：男子肾亏，肾阳不振，不得化水而小便极多，造成"饮一斗，小便亦一斗"，应恢复肾阳，同时滋养肾阴，用肾气丸主之。

肺胃热盛消渴：渴欲饮水，口干燥，因津液灼伤所致，以清热、生津、止渴为主，用白虎加人参汤治疗。

表热挟水消渴：脉浮，小便不利，微热而消渴，此为水热互结，治宜利小便、发汗，宜五苓散。

水热伤阴消渴：脉浮，小便不利，发热，渴欲饮水，小便不利，用猪苓汤。

二、小便不利

小便不利是一个症状，可见于很多疾病，如病人小便不利、口渴，是下寒上燥，阳虚水气内停，应用栝楼瞿麦丸温阳行水气。此外，小便不利证兼有腹鼓浮肿的宜蒲灰滑石，因胃虚热盛的用滑石白鱼散，有心悸或渴而嗜盐的用茯苓戎盐汤。

三、淋

淋病是小便淋漓涩痛为主的病证，症状是"小便如粟状，小腹弦急，痛引脐中"，这是后人所谓的五淋（石淋、血淋、膏淋、气淋、劳淋）之一的"石淋"证（原书无名）。

本篇虽论及三病，但内容不多，而有些有论无方或有方无证。前人疑有脱简，学者掌握其主要精神才能从中得到启迪。

原文：

第一条 厥阴之为病，消渴，气上冲心《伤寒论》作"撞心""不肯止""利不止"，心中疼热，饥而不欲食，食即吐，下之不肯止。

语译： 厥阴病大多表现为两种类型，一为厥和热相互胜负，一为寒热错杂。从本条分析为上热下寒，消渴是内热津伤所致，足厥阴肝经抵小腹挟胃，肝气上逆，则气上冲心，热邪在上则心中疼热；胃寒不能消化饮食，则饥而不欲食，食后即吐，若误用下法，上热未去，下寒转甚，则下利不止。

按语： 本条论述厥阴病的消渴不可使用下法，本条同时见于《伤寒论》。

第二条 寸口脉浮而迟，浮即为虚，迟即为劳；虚则卫气不足，劳则荣气竭。

语译： 用寸口脉象论述卫气不足、营气耗竭的病机，寸口脉象浮而迟，浮脉无力是虚，脉迟为劳，虚是卫气不足，劳是营气阴精耗竭。

按语： 以上两条都不是真消渴。第一条是厥阴病的消渴，其症状和治疗均与杂病消渴不同，《医宗金鉴》认为"必是错简"。本条说明虚劳的脉象，应当编排在《金匮要略·血痹虚劳病脉证并治》中。

第三条 趺阳脉浮而数，浮即为气，数即消谷而大《医宗金鉴》认为"大"下应有"便"字。坚一作紧，气盛则溲数，溲数即坚，坚数相搏，即为消渴。

语译： 趺阳脉浮而数，脉浮说明胃中火气盛，脉数说明胃热亢盛，胃热气盛，则消谷善饥，渴欲饮水，而且大便坚硬；热气有余，水为火迫偏渗膀胱，所以小便频数；小便次数多，津液偏渗，肠道失濡，故大便坚硬；胃热便坚，气盛溲数，两者互为因果，故病消渴，即所谓中消证。

按语： 本条以趺阳脉论述中消证。

第四条 男子消渴，小便反多，以饮一斗，小便一斗，肾气丸主之。方见脚气中。

语译： 男子患了消渴病，肾水不能收涩，肾气虚不能蒸化，则小便增加，以饮一斗，小便也有一斗，用肾气丸主治。肾气丸主治范围广，除本篇外，可见《金匮要略·中风历节病脉证并治》"脚气上入，少腹不仁"；《金匮要略·血痹虚劳病脉证并治》"虚劳腰痛，少腹拘急"；《金匮要略·痰饮咳嗽病脉证并治》"短气有微饮""当以温药和之""苓桂术甘汤主之，肾气丸亦主之"；《金匮要略·妇人杂病脉证并治》妇人小便不利，"此名转胞……以胞系了戾"。

按语： 本条论述下消的证治。上消、中消证，大多属热，唯下消寒热皆有，因肾水水火之脏，内寓真阴真阳。所以肾阴虚、肾阳虚、阴阳两虚均可导致本病。下消之病不仅见于男子，女子亦有，不可拘泥于"男子"二字。"小便反多"说明热性病大热耗津的口渴的小便必不多，而本证病理是肾阳偏虚，不能蒸津化气，所以口渴小便反多，阴虚有热用六味地黄丸、知柏地黄丸、杞菊地黄丸辨证分型论治。临床分上、中、下三消，止消在肺、中消在胃、下消在肾。

第五条 脉浮，小便不利，微热消渴者，宜利小便、发汗，五苓散主之。方见上。

语译： 脉象浮，小便不畅利，身有微热而口不渴的用五苓散通利小便和发汗。

按语： 本条论述表邪未解，热不得泄，用五苓散调治。脉象现浮，说明外表有表邪；小便不利，则水停于中，与消渴病不同。

第六条　渴欲饮水，水入则吐者，名曰水逆，五苓散主之。方见上。

语译：先因膀胱气化失职，水不下输，不仅下焦蓄水进而胃中亦停水，津不上布而口渴，饮水则拒而不纳，故水入则吐。由于第五条、第六条两者的病机在根本上一致，故皆用五苓散化气行水利小便，水去则诸症自除，方中猪苓、茯苓、泽泻淡渗利水，白术健脾运化行水，桂枝通阳解表。此亦表里同治之法。

按语：本条论述膀胱气化不利、下焦蓄水、胃中停水的证治。以上两条见于《伤寒论》。虽皆有消渴饮水之症，但属于外感热性病过程中的一个症状，非杂病中的消渴病，不能混淆。因五苓散以利小便为主要作用，其证亦以膀胱气化不利、小便不利为主。至于第六条未言小便不利，是省文法。故以上两条是为小便不利之病而设。

第七条　渴欲饮水不止者，文蛤散主之。

语译：口渴想喝水，喝了水仍不能止渴，小便依然通利的，用文蛤散主治。

文蛤散方：

文蛤五两

右一味，杵为散，以沸汤五合，和服方寸匕。

按语：第六条因渴而吐；第七条论述文蛤散证，以方测证，恐系外有风寒，内热灼津，热而为渴。

经分析可知，第一至第三条为中消，第四条为下消，第五条、第六条是太阳病的消渴，而不是杂病中的真消渴，故在治疗方面有显著不同。

第八条　淋之为病，小便如粟状[1]，小腹弦急[2]，痛引脐中。

注：

（1）小便如粟状：形容小便淋漓点滴而出，有的注家认为指石淋。

（2）弦急：形容有一阵阵牵引、放射性疼痛。

语译：淋病的症状是小便淋漓不爽，排尿频数而量少，尿道疼痛为主症，如粟米样点滴而出，小腹部有一阵阵牵引性疼痛，并且疼痛延伸到脐部。

按语：本条论述淋病的症状。

第九条　趺阳脉数，胃中有热，即消谷引食，大便必坚，小便即数。

语译：趺阳候胃，脉数则为热，胃中有热故消谷善饥；渴欲饮水，津液不润肠道而偏渗膀胱，故大便坚硬，小便频数。本条与第三条皆是胃热气盛所致，即后世所说的中消证。本条小便频数，茎中不痛，与淋病小便频数、茎中涩痛者不同，安排见于此条用以与淋病鉴别。

按语：本条按第三条后继续论述消渴的病机。

第十条　淋家不可发汗，发汗则必便血[1]。

注：

（1）便血：这里指尿血，本条原出《伤寒论》，因为淋病膀胱有热，且多肾虚、阴液不足，故不可发汗。

语译：本条指出淋家禁发汗。淋家患者多因肾虚膀胱蓄热、阴液亏虚，若再用辛温发汗之法，则发劫营血，迫血妄行，引起尿血。

第十一条　小便不利者，有水气，其人若渴[1]，栝楼瞿麦丸主之。

注：

（1）若渴：渴得很厉害，非喝水不能解其渴。

语译：有水气则小便不利，水为阴邪，首先是脾虚，脾阳虚影响到肾，水不能行，下焦水湿寒邪凝滞。正常情况下口舌津液应保持适当的润泽，故口舌常润。若肾气不足，不能蒸化水气，津液失于上承则口舌干燥。其人若渴，渴得很重，非喝水不能解其渴，同时阳虚不化、水滞不行则小便不利，甚至腰以下可见水肿，用栝楼瞿麦丸主治。

按语：本条论述小便不利上燥中虚下寒的证治。

栝楼瞿麦丸方：

栝楼根二两　茯苓三两　薯蓣三两　附子一枚，炮　瞿麦一两

右五味，末之，炼蜜丸梧子大，饮服三丸，日三服；不知，增至七八丸，以小便利，腹中温为知[1]。

注：

（1）知：愈也。《医宗金鉴》曰："不知，不效也；其知者，已效也。"

方解：上焦肺气不利，肺经有热，中焦脾虚，下焦肾阳虚，肾阳虚温肾阳，治宜化气、行水、润燥三者兼顾，方中附子温阳化气为治病求本，茯苓、瞿麦渗泄水气，茯苓配山药健脾补脾阴，栝楼配山药生津润燥，以治其渴。诸药配合温阳化气，利水润燥。此方乃温凉并用、标本同治之法。

按语：陈修园称"腹中温"为"大眼目"，凭此推测药前当腹中冷，其病本属下焦阳虚，后方云"腹中温为知"。这里是腹中冷、里阳不足的反证。从而可知炮附子一味，当为方中主药。

第十二条　小便不利，蒲灰散主之；滑石白鱼散，茯苓戎盐汤并主之。

语译：小便不利是一个症状，可见多种疾病，发生原因很多，这里仅言主证，并列三方，运用及以药测证，可做如下理解。

按语：本条论述小便不利的三种治法。

蒲灰散方：

蒲灰七分　滑石三分

右二味，杵为散，饮服方寸匕，日三服。

方解：蒲灰散由蒲灰、滑石两味组成，蒲灰（生用）功能凉血、消瘀、消肿、通窍、祛湿、利小便，滑石清热利湿，两药合用化瘀利窍泄热，治湿热引起的小便不利、尿道疼痛、小腹急涩痛。

滑石白鱼散方：

滑石二分　乱发二分，烧　白鱼三分

右三味，杵为散，饮服方寸匕，日三服。

方解：滑石白鱼散方由滑石、乱发、白鱼（夏日墙上爬行的小虫，亦名衣鱼虫），《名医别录》谓其能"疗淋坠胎"，乱发去五淋、大小便不通，白鱼消瘀行血，乱发止血消瘀。可知本证即后世所称"血淋"，病属热性淋症，证见小便不利和少腹胀痛之症。

茯苓戎盐汤方：

茯苓半斤　白术二两　戎盐弹丸大[1]**一枚**

右三味《四部备要》有"先将茯苓、白术煎成，入戎盐，再煎，分温三服"。

注：

（1）弹丸大：弹丸是古代以弓箭射取飞禽用的弹子，约鸡蛋黄大，容积约 10ml。

方解：戎盐即青盐，咸寒，疗溺血、吐血，助水脏，益精气，茯苓、白术利湿健脾，三药合用有健脾渗湿益肾之功。本方适用于脾虚，下焦湿盛的小便不利之证。用戎盐目的有二：一是盐以入肾，二是软坚润下、清理膀胱。《本经疏证》曰："惟其痰之稠，势则凝固胶粘，久留不动，故以戎盐化而渗之。"

按语：蒲灰散中蒲灰，有用香蒲烧灰者，有用败蒲席灰者，有用蒲黄粉者，均有清利下焦湿热之功，从《千金》载蒲黄、滑石两味组方治疗"小便不利，茎中疼痛，小腹急痛"分析，蒲灰当为蒲黄。

三方功效都以利小便为主，兼治淋和溺血，三者病机大多因肾虚膀胱有热所致。与前条栝楼瞿麦丸证下焦阳虚完全不同，此三方主治亦有轻重虚实之异，蒲灰散、滑石白鱼散化瘀利窍、通溺作用最强，茯苓戎盐汤是健脾渗湿益肾通中兼补之剂。

第十三条 渴欲饮水，口干舌燥者，白虎加人参汤主之。方见中暍中。

语译：消渴患者，必渴欲饮水，若饮水后仍然口干舌燥，是肺胃热盛津气两伤之证，用白虎加人参汤益气生津、清热止渴。

按语：本条论述消渴由于热盛伤津的证治。本条亦见于《伤寒论》，有些注家认为非杂病之消渴病，从临床应用体会得出：白虎加人参汤治疗肺胃热盛、津气耗伤之上消证、中消证有良好的疗效。

第十四条 脉浮发热，渴欲饮水，小便不利者，猪苓汤主之。

语译：脉浮发热，渴欲饮水，小便不利者是水热互结、郁热伤阴之候，用猪苓汤主治。

按语：本条论述水热互结、郁热伤阴的小便不利的证治。

猪苓汤方：

猪苓去皮 茯苓 阿胶 滑石 泽泻各一两

右五味，以水四升，先煮四味，取二升，去滓，内胶烊消，温服七合，日三服。

方解：阿胶滋阴润燥，猪苓消饮逐水，茯苓健脾运湿，滑石、泽泻利水清热，为利水而不伤阴之方剂。

按语：阿胶在本方剂后配伍，可以提高四味中药有效成分的提取率或者在热提取时抑制有效成分的热分解。

结　语

消渴病依据病因病机可分为胃热、肾虚及肺胃阴伤等证型，均有相应的临床表现。在治疗方面，肾气丸滋肾温阳，主治下消；白虎加人参汤清热生津主治上消、中消，以中消为主，其他有论无方，后世也有很大发展。

小便不利的证治，有五苓散、猪苓汤、栝楼瞿麦丸、蒲灰散、滑石白鱼散、茯苓戎盐汤等方证。由于病因病机不同，治法各有差异。五苓散化气行水，猪苓汤育阴利水，栝楼瞿麦丸温阳利水，兼以健脾润燥，温凉并用，标本同治，适用肾阳不足、上燥中虚下寒之证；小便不利、瘀血挟热，可用蒲灰散或滑石白鱼散化瘀清热利窍；脾肾两虚挟湿可用茯苓戎盐汤，益肾健脾渗湿。

至于淋病，所述简略，注意淋病禁汗。淋病和小便不利很多方治通用，病机相同，异病可以同治。

水气病脉证并治第十四

论七首　脉证五条　方八首

便　读

水气病即以水肿为主要的疾病。本篇论述风水、皮水、正水、石水、黄汗及五脏之水、血分、气分等疾病，即有水肿症状的疾病。

（一）五种水病

风水：脉浮（或浮紧），骨节疼痛恶风，身重而渴。

皮水：脉浮，浮肿，按之没指，腹如鼓，不渴。

正水：脉沉迟，自喘，身体肿重，腹大，小便不利。

石水：脉沉，腹满不喘，水凝下焦局部，水不外趋下迫。

黄汗：汗出沾衣如黄柏汁，由湿热交作而成，盛于上则身热胸满，头面肢肿，久不愈，就蕴作痈脓，如留于关节则骨节疼痛。

（二）水病证治

1. 水病的病治纲要

诸有水者，腰以下肿当利小便，腰以上肿当发汗。这是治水病大法，亦《素问·汤液醪醴论》"开鬼门，洁净府"的道理。肿在上部为水在表故宜发汗，腰以下为水在下，故宜利小便，这是因势利导的原则去治疗。

2. 水病的各种治法

风水：如见脉浮身重，汗出恶风，为表虚风水，用防己地黄汤，腹痛者加芍药；若兼发热烦躁脉浮而渴，为风水挟热，应用越婢汤治之。

皮水：如见四肢浮肿，四肢皮肤聂聂动者，是水气留于皮肤之中，应当用防己茯苓汤；若皮水兼四肢厥冷，是水阻阳气，不能行于四肢，宜用蒲灰散。

里水：身面目浮肿，脉沉，小便不利的是水气外溢，内有郁热，用越婢加术汤；浮肿未除，无汗、无热的用甘草麻黄汤。正水即内水、里水之谓。

黄汗：汗出沾衣如黄柏汁，身体发肿，发热汗出而渴，胸满，脉沉为湿热郁蒸，溢于肌表，宜芪芍桂酒主之；若黄汗仅在腰部以上，腰髋弛痛，如有物在皮中状，身体疼重，烦躁，小便不利，这是上焦阳虚，下焦湿胜，湿热郁蒸，用桂枝加黄芪汤（即桂枝汤加黄芪）治之。

3. 汗吐下法注意

口渴下利者，禁用下法：诸水病，有渴而下利、小便次数多，为津液缺乏，皆不可发汗，以免促使津液衰亡。

可下之脉症："水病人，目下有卧蚕，面目鲜泽，脉伏，其人消渴。病水腹大，小便不利，其脉沉绝者，有水，可下之"，用十枣汤之类。

挟气冲的，不可妄吐下：水气病人有充气、咳喘、胸中作痛，此为水病陆续积成，不可妄吐下，以免耗伤正气，当先治其冲，宜用温降法。

（三）水病的其他脉证辨别和治法

1. 水病逆脉

正常水病，身体肿重，脉沉，如脉出现盛大而重按无根（即重按不显）为逆象，因水气原为阴病，盛大为阳脉，阴病见阳脉，为真气将脱的征兆，故云"水病脉出者死"。

2. 血分和水分的辨别

血分病是因血而病水，即月经先停止，然后发生水肿，比较难治。

水分病因水而及血，即先水肿而后月经停止，此浅而易行，较易治。

3. 水病和气病的辨别

水病脉沉小，属少阴，为肾水虚寒，宜麻黄附子甘草汤。

如果脉浮（如风水）的属风水，治法当通脉、除风祛水，如内热外寒的用麻黄杏仁甘草石膏汤，风寒挟咳的用甘草麻黄汤加杏子。

4. 气分和水饮病的治法

"心下坚，大如盘，边如旋杯"，属寒气乘阳之虚而结在气分，可去桂枝去芍药加麻辛附子汤主之，若属于水饮停聚引起的则用枳术汤治之。

5. 肺胀证治法

咳嗽而喘，口不渴，外形如水肿，此为水寒射肺，应用发汗蠲饮法（小青龙汤加车前子、射干麻黄汤）。该病的形成是肺、脾、肾三脏的功能失调，与三焦、膀胱有不可割裂的关系，在治疗法则上，本篇提出发汗、利小便、逐水的三大法则，对指导临床实践的价值很大。

原文：

第一条 师曰：病有风水、有皮水、有正水、有石水、有黄汗。风水其脉自浮，外证骨节疼痛，恶风；皮水其脉亦浮，外证胕肿 [1]**，按之没指，不恶风，其腹如鼓，不渴，当发其汗；正水其脉沉迟，外证自喘；石水其脉自沉，外证腹满不喘；黄汗其脉沉迟，身发热，胸满，四肢头面肿，久不愈，必致痈脓。**

注：

（1）胕肿：胕通肤，《素问·水热穴论》曰："上下溢于皮肤，故为胕肿。胕肿者，聚水而生病也。"这里指浮肿。

语译：老师说：水气病有风水、皮水、正水、石水、黄汗五种。风水病脉现浮象，表现为骨节疼痛和怕风的症状；皮水的脉象也是浮的，表现为浮肿，浮肿的特点为用手指按压呈凹陷状，患者由于不是风邪所伤，所以不恶风，腹部胀大像鼓，不口渴，这是皮水的病症，应当用发汗法治疗；正水的脉象沉迟，表现症状以气喘为主；石水脉多是沉脉，其症状为腹部胀满而不喘；黄汗的脉象沉迟，身体发热，胸部胀满，四肢、头部及额面部浮胀，如果久病不愈，会使局部郁热蓄结而发生痈脓。

按语：本条论述水气病五种类型的脉证，提出风水和皮水的治疗原则，前后论述黄汗病的脉证和转归。风水症当有浮肿。《素问·水热穴论》曰："勇而劳甚则肾汗出，肾汗出逢于风，内不得入于脏腑，外不得越于皮肤，客于玄府，行于皮里，名曰胕肿，本之于肾，名曰风水。"

正水、石水以脉迟为主，可知深痼于里，正水其脉沉迟，其外证自喘；石水其脉自沉，外证腹满不喘。两者以喘与不喘的区别，正水是阴寒上冲而有喘，石水是阴寒结于下而无喘。《金鉴要略》云："正水者，水在上病也；石水者，水之在下病也，其病俱在内。"

第二条 脉浮而洪，浮则为风，洪则为气[1]，风气相搏，风强则为瘾疹[2]，身体为痒，痒为泄风[3]，久为痂癞[4]；气强则为水，难以俯仰，风气相击，身体洪肿，汗出乃愈，恶风则虚，此为风水；不恶风者，小便通利，上焦有寒，其口多涎，此为黄汗[5]。

注：

（1）气：这里指水气。

（2）瘾疹：一种丘疹，颜色如皮肤一样。

（3）泄风：皮肤因出疹而发痒，是风邪外出的症状。

（4）痂癞：一种结痂的癞病，症状是眉毛稀少，身有干疮而腥臭。

（5）此为黄汗：有的医家认为是衍文，提出做参考。

语译： 脉浮为风邪外袭，洪为气实而有邪热，风气相搏，指风气合邪，风强则风邪偏盛，皮肤出疹子而瘙痒。由于瘙痒而化脓结痂，故久而为痂癞，这是风气相搏的另一方面，指出风水相搏形成，可以同时合并疮疡痂癞。《医学入门》谓"阳水……或疮病所致"，更进一步证明了外疡与水肿的关系。风水相搏，虽然身体洪肿，但也可以汗出而愈，疡家以畅汗为一要义。伤于风者，往往卫虚而恶风，故恶风是本病见证之一，并可借此与黄汗相鉴别。《素问·评热病论》"邪之所凑，其气必虚，阴虚者，阳必凑之……"是说风水的形成，虽然外受风邪，但有阴虚之素因，此亦含其本在肾，其末在肺之意，由此可见，风水的形成可因风寒束肺，也可以风热合邪引起。黄汗也可见全身浮肿。但有小便通利、不恶风、口多涎等症，可与风水区别。

按语： 本条论述风水病产生的机理。

第三条 寸口脉沉滑者，中有水气，面目肿大，有热，名曰风水。视人之目窠上微肿，如蚕新卧起状，其颈脉动，时时咳，按其手足上，陷而不起者，风水。

语译： 风水脉应浮，今不浮而反沉滑，脉沉主水，滑主邪盛，以风水出现脉沉滑，说明病势在发展，水肿加重，已非风水初起之候；寸口脉现沉滑，是身体里面有水气，面目浮肿而发热。

这是风水较重的证候，看见病人下眼睑微微浮肿，有如卧蚕的样子，可以看到颈部脉管在搏动，时常咳嗽，用手指按病人手部及足部有浮肿，肿处下陷，下陷不能一下子恢复，这也是风水。上述症状是风水深入发展的症状。

按语： 本条进一步说明风水的脉证。

第四条 太阳病，脉浮而紧，法当骨节疼痛，反不痛，身体反重而酸，其人不渴，汗出即愈，此为风水。恶寒者，此为极虚发汗得之。渴而不恶寒者，此为皮水。身肿而冷，状如周痹。胸中窒，不能食，反聚痛，暮躁不得眠，此为黄汗。痛在骨节。咳而喘，不渴者，此为脾胀，其状如肿，发汗即愈。然诸病此者，渴而下利，小便数者，皆不可发汗。

语译： 太阳伤寒病感受风寒邪气而引起，按理论应当骨节疼痛，脉象应为浮紧，但骨节反不疼痛，身体反而感到沉重酸楚，口不渴，这时出汗就会痊愈，这是风水。但是体质虚的患者，汗之过早，汗液大泄，汗出阳损，卫阳不足，阳虚则恶寒，即此为极虚，发汗得之。病人口渴不怕冷的是皮水。身体肿胀而怕冷，症状周身上下游走作痛状如周痹，胸中痞闷，不能进食，疼痛反而集中在关节部分，傍晚时躁扰不宁，难以入寐，这是黄汗，痛在关节。咳嗽而气喘，口不渴的，这是肺胀，症状像水肿病，发汗可以促使痊愈。但是应当注意，诸病中若有渴而下利、小便数者症状出现，表明体内津液已伤，如在用汗法有加重津液枯竭的危险，所以说"皆不可发汗"。

按语：本条再论水肿病的辨证及治疗原则。

第五条 里水者，一身面目黄肿 [1]，其脉沉，小便不利，故令病水。假如小便自利，此亡津液，故令渴也。越婢加术汤主之。方见下。

注：

（1）黄肿：有人认为当是"洪肿"，即肿得很厉害。

语译：患里水病的人，全身及面目肿大，脉沉，小便不利，这是因水湿既不能从皮毛而外泄，又不能下行从小便排出，聚于脾胃而化热，这种情况该用越婢加术汤治疗。如果小便已经畅利，仍有口渴，那是里水。而有亡津液的情况，不能用本方治疗。

按语：本条论述里水的证治。"越婢加术汤主之"应移到"故令病水"之后、"假如小便自利"之前，因为小便自利不能用本方治疗。又有人认为本条是里水溢于表的证候，所以才用越婢加术汤治疗；也有人认为"里水"应改为"皮水"。

第六条 趺阳脉当伏，今反紧，本自有寒，疝瘕，腹中痛，医反下之，下之即胸满短气。

第七条 趺阳脉当伏，今反数，本自有热，消谷，小便数，今反不利，此欲作水。

语译：第六条讲趺阳脉的脉象应当是伏的，现在反而现紧，这是身体本来有寒的缘故。由疝瘕引起的肚子痛，应当用温药治疗，医生反用泻下法，重伤阳气，肺气因寒而不畅达，即发生胸满、短气的症状。

第七条讲趺阳脉的脉象应当是伏的，现在反而现数，数脉主热，胃热盛即容易消化饮食，而且小便次数也多；如果小便反而不畅利，这是要得水气病。

按语：第六条、第七条从趺阳脉变化的情况说明发生水气病的可能性。第六条病人趺阳脉当伏，今反不浮而紧，紧则属寒，故知人体自有寒，还可见素有疝瘕、腹中痛等寒证，如果误下伤阳，脾胃之气受损，水气上逆即出现胸满短气。第七条如趺阳脉不伏而数，数则有热，故知其人本自有热，热能消谷，小便数，今反不利，则水湿留聚，则成为水气病。《素问·至真要大论》曰"诸湿肿满，皆属于脾"。脾虚不运则病水，当属正水病机，正水其脉沉迟，外证自喘，此正水病人脾虚而水气内盛，水气上逆于肺，故有短气、气喘的表现。正水临床有寒湿与湿热之不同类型，故脉有紧数之不同。本书有关石水的病机未见描述，根据《灵枢·邪气脏腑病形》"肾脉……微大为石水，起脐以下至小腹，腄腄然，上至胃脘，死，不治"，与"石水其脉自沉，外证腹满不喘"一致，石水显然与肾虚有关。

第八条 寸口脉浮而迟，浮脉则热，迟脉则潜，热潜相搏，名曰沉。趺阳脉浮而数，浮脉即热，数脉即止，热止相搏，名曰伏。沉伏相搏，名曰水。沉则脉络虚，伏则小便难，虚难相搏，水走皮肤，即为水矣。

语译：本条文义艰涩，有些注家存疑不解，认为本条讲水肿与肺脾两脏关系。寸口肺脉，浮脉说明有表热，迟脉说明有潜藏之势。"热潜相搏"说明表热将有内伏而无外发之机。"名曰沉"，此沉并非脉象。趺阳胃脉，浮而数的脉见于趺阳是指热伏于脾胃，故曰"浮脉即热""数脉即止"。"热止相搏"为热邪留止而无运行之势。"故曰伏"，此伏也非脉象。"沉伏相搏"指表热内伏于脾胃，脾胃不能运化水湿，气化不行，水液停留，故曰水。由于热留于内，气不外行，络脉空虚气滞于中，故小便不利；因络脉空虚，故使水走皮肤而为水病，为皮水病机。皮水的临证特点是"其脉亦浮，外证胕肿，按之没指，不恶风，其腹如鼓，不渴"，或渴而不恶寒，既有表证的脉浮，又有高度水肿。

按语：本条论述水气病由风水向皮水转化形成的原理。本条的病机与之相合，或认为原为风水，有表热，逐渐病情加重，表热内伏，由风水向皮水转化的一种表象。

第九条 寸口脉弦而紧，弦则卫气不行，即恶寒，水不沾流，走于肠间。

语译：寸口肺脉，寒邪外束，可以脉象弦紧，以致卫气不行，不能温分肉，通腠理，故见恶寒。由于肺失宣畅，不能浸润流布，走于肠间，停蓄体内，潴留于肠间，所以形成水气。

第十条 少阴脉紧而沉，紧则为痛，沉则为水，小便即难。

语译：少阴肾脉，紧脉主寒，沉脉主水，肾阳不足，阴寒内盛，不能温煦经脉而身痛，寒水不化则小便难，因而病水。

按语：《素问·水热穴论》云"肾者，至阴也，至阴者，盛水也。肺者，太阴也，少阴者，冬脉也。故其本在肾，其末在肺，皆积水也"，指出风水之病，其本在肾，其末在肺，但因肺失宣畅，不能通调水道，可影响及肾以致小便减少，可见水肿形成与肺、肾两脏关系密切。

第十一条 脉得诸沉，当责有水，身体肿重，水病脉出[1]者，死。

注：

（1）脉出：脉象轻取则有、重按则散、浮而无根、有来无去、失去和缓。

语译：本条说明水气病的脉证及预后。诊得现沉的脉象，身体又肿得很厉害的，应该考虑有水气病。水病脉象浮而无根、有来无去、失去和缓的脉为死症。

按语：水肿病常见脉象浮细、沉迟等。风水病初期兼有表证，脉象见浮数或浮缓，若肿势不消，日久阳气见衰，则脉见沉细或沉迟，脉见沉，从病机推断，不外乎两个原因：一是阴盛阳衰，阴盛则内寒，病在里属寒属虚，脉陷于里，故见沉。阳气虚弱或沉细，沉迟。二是水泛肌表，脉陷于里，故见沉。因此说"脉得诸沉"属水液泛滥、阳气虚弱之征，也属于水肿之常脉。张仲景又指出"水病脉出者，死"，这种脉出有两种释义，一是水气消，阳气渐复，脉象由沉而有起色，这是好的现象；另一种是原来的脉沉而突然暴出，属反常脉象，为阳损及阴、阴阳两虚属危候。临床常见水肿患者后期，阳损及阴，症反见头昏、目眩、心烦、懊侬、小便反多等，脉象甚至可见虚大，但尺部无力，属无根之脉。水肿患者，见过此种情况，预后属不良。

第十二条 夫水病人，目下有卧蚕，面目鲜泽，脉伏，其人消渴。病水腹大，小便不利，其脉沉绝者，有水，可下之。

语译：本条论述水气病可下之证。水气病的患者，目下属脾，下眼泡浮肿明显，状如眠蚕，面目阳明之所主，面目浮肿，皮肤显得光泽发亮，脉现沉伏，病人口渴，喝水很多。患水气病腹部鼓大，小便不畅利，脉沉绝是水气壅瘀不行，脉道被阻遏所致，非真的沉绝，当辨，这里有水，可以考虑攻下水邪的方法。

按语：本条云"腹大，小便不利，其脉沉绝者，有水，可下之"，临床治疗肾炎发汗利小便方面分别划出上半身、下半身界限，又在腹大脉沉绝的情况下更指出下法一种，开辟了后世对水气病实水用下法的途径。

第十三条 问曰：病下利后，渴饮水，小便不利，腹满因肿《脉经》作"阴肿"者，何也？答曰：此法当病水，若小便自利及汗出者，自当愈。

语译：问：病人腹泻以后，口渴喝水，小便不畅利，腹部胀满而前阴肿胀的是什么道理？答：这是由于下利日久，脾肾阳虚，气不化水的缘故，出现这种情况应考虑有形成水肿的可能。假如小便通利，体表也可汗，说明阳气未虚；阳气来复，水湿可以从小便排出，汗液可以外泄，水肿自易消退，所以说"自当愈"。

按语：本条论述下利后形成水肿的病理。以上十三条辨别风水、皮水、正水、石水、黄汗等的症状和治法，说明水邪有兼表或不兼表证、盛于上或盛于下、挟热或不挟热等情况，应参考脉证，以为治水的依据。

第十四条 心水者，其身重而少气，不得卧，烦而躁，其人阴肿⁽¹⁾。

注：

（1）其人阴肿：《金鉴要略》认为是错简，应该放在第十八条论述肾水处。

语译：患心水的病人，多感到身体沉重，而且呼吸短促不畅，不能平卧，心烦而躁动不宁，病人还常有阴肿的症状。

按语：本条至第十八条论述五脏水肿的证候。

第十五条 肝水者，其腹大，不能自转侧，胁下腹痛，时时津液微生，小便续通。

语译：患肝水的病人，腹部膨大，不能翻身，并感到胁下的腹部疼痛，是肝的疏泄不利而引起水液代谢障碍。水液随之升降，故在上则口中津液不断产生，在下则小便继续畅利。

按语：本条论述肝有病而引起的水肿。

第十六条 肺水者，其身肿，小便难，时时鸭溏。

语译：患肺水的病人，身体浮肿，小便困难，经常泄出类似鸭粪状的稀便。

按语：本条论述肺有病而引起的水肿。

第十七条 脾水者，其腹大，四肢苦重，津液不生，但苦少气，小便难。

语译：患脾水的病人，腹部膨大、四肢沉重、口中干、没有津液并感到气短不畅、小便困难，是脾虚不能散津于肺，肺不能下输津液于膀胱。

按语：本条论述脾有病而引起的水肿。

第十八条 肾水者，其腹大，脐肿腰痛，不得溺，阴下湿如牛鼻上汗，其足逆冷，面反瘦⁽¹⁾。

注：

（1）面反瘦：肾水患者面部不浮肿。

语译：患肾水的病人，腹部胀大，脐肿腰痛，不得小便，前阴部湿润如牛鼻冷或湿汗，两足逆冷，面部反见消瘦。

按语：本条论述肾有病而引起的水肿。"面反瘦"不是真瘦，而是相对于"腹大"之"大"、"脐肿"之"肿"而言，连正常的面目都显得"瘦"，故更加衬出腹之"大"、脐之"肿"。

五脏水是仲景根据正水"五脏阳以竭"的病机，在《内经》基础上补充出五种不同的临床证型，发病过程中损及的内脏偏重不同，因而症状随内脏之篇损而差异。心肺居胸中，病在心以上，在表为显著，故二脏水均以身重、自喘为主，而腹大为辅，其中心水则少气而喘，不能平卧，烦躁心悸；肺水则胸满自喘，小便难，时时鸭溏。脾、肝、肾属阴居腹内，病变重心在下在里为突出，故三脏水均以腹大为主，自喘、身体肿重为辅。肝水自转则胁下腹痛，时时津液微生，小便虚通；脾水则四肢沉重，津液不生，少气疲乏，小便难；肾水则脐肿腰痛不得溺，足冷、阴下湿，面反瘦。

正水多类似慢性肾炎、肾病综合征、心源性水肿，其临床症状可见头面、四肢、一身浮肿，胸腔积液，腹水，呼吸困难。常见疾病有心衰、肺水肿、肝大、肾瘀血、肾功减或衰、消化道瘀血。

第十九条 师曰：诸有水者，腰以下肿，当利小便；腰以上肿，当发汗乃愈。

语译： 老师说：凡治水气病的，腰以下肿者，其病在下，属阴，当用利小便的方法，使潴留在下部在里之水，从小便排出。凡水气病在腰以上部位，其病在上属表，当用发汗的方法使停留在上部在表之水排出，就会痊愈。此即《素问·汤液醪醴论》提出的"开鬼门，洁净府"的治法。

按语： 本条指出水气病的一般治疗原则。

第二十条 师曰：寸口脉沉而迟，沉则为水，迟则为寒，寒水相搏。趺阳脉伏，水谷不化，脾气衰则鹜溏[1]，胃气衰则身肿。少阳脉[2]卑，少阴脉细[3]，男子则小便不利，妇人则经水不通；经为血，血不利则为水，名曰血分。

注：

（1）鹜溏：水粪杂下如鸭粪。

（2）少阳脉：漅脉，一说指右尺部（候命门）。

（3）少阴脉细：脉沉而细、沉而无力。

语译： 老师说：寸口脉象沉而迟，脉沉主水气病的脉象，脉迟是内有寒邪的反映，寒邪和水气互相抟结为害，趺阳脉为胃脉，今趺阳脉伏而不起，说明脾胃虚弱，则水谷不化。饮食不易消化有两种情况，一是脾气虚衰而水粪杂下，像鸭子粪便；一种脾胃虚衰精微不化，水湿泛滥于肌肤而形成水肿。又如诊得少阳脉沉而弱，少阳之候三焦之脉，少阳脉沉而弱，表示三焦决渎失常。少阴脉主候肾，诊得少阴脉沉而无力，少阴脉细，主血少肾虚，故少阳脉沉而弱。少阴脉细，在男子见小便不利，在女子多见经水不通，因女子月经与冲脉、肾脉关系密切，冲脉起于气冲，并少阴之经，挟脐上行，阳气不足，血寒而凝，故女子经闭。月经来源由血，先有经闭后发生水气病，叫血分。

按语： 本条从寸口、趺阳、少阳、少阴等脉的变化，说明水气病发生的病机和证型。寸口候肺脉，脉见沉而迟，沉脉主水，迟脉主寒。脉失宣降，治节无权，以致寒水内停。趺阳脉候胃，脉伏为脾胃虚衰，运化失职，故见大便水粪杂下、全身水肿等症。少阳为三焦之脉，脉卑按之沉弱，为三焦决渎之功能不足，水道不通。少阴肾脉，细为血少，肾虚而三焦水道不通畅，故男子小便不利，妇人经水不通，皆可导致水肿，由于经水不通，血不利可变为水，故因经水不通而病水者，又名血分。

第二十一条 问曰：病有血分、水分，何也？师曰：经水前断，后病水，名曰血分，此病难治；先病水，后经水断，名曰水分，此病易治。何以故？去水，其经自下。

语译： 问：病在血分和病在气分的水气病如何区分？老师答道：一个女患者，如果先有闭经，而后病水气，叫血分，比较难治；如果先得水气病，以后又发生经闭的，叫水分，比较容易治疗。为什么这么说呢？水分浅而易行，水去则经自下，故云易治，在治疗上就应先治水病，水去则经血自通。

按语： 本条论述妇人病水，有血分、水气之分。着重阐述妇人有经血症状的水肿病，原书已缺失，兹据王叔和《脉经》补入。

第二十二条 问曰：病者苦水，面目身体四肢皆肿，小便不利，脉之不言水，反言胸中痛，气上冲咽，状如炙肉⁽¹⁾，当微咳喘，审如师言，其脉何类？

师曰：寸口脉沉而紧，沉为水，紧为寒，沉紧相搏，结在关元⁽²⁾，始时尚微，年盛⁽³⁾不觉，阳衰⁽⁴⁾之后，营卫相干⁽⁵⁾，阳损阴盛，结寒微动，肾气上冲，喉咽塞噎，胁下急痛。医以为留饮而大下之，气击不去，其病不除；后重吐之，胃家虚烦，咽燥欲饮水，小便不利，水谷不化，面目手足浮肿。又与葶苈丸下水，当时如小差，食饮过度，肿复如前，胸胁苦痛，象若奔豚，其水扬溢，则浮咳⁽⁶⁾喘逆。当先攻击冲气，令止，乃治咳；咳止，其喘自差。先治新病，病当在后。

注：

（1）状如炙肉：咽中如有物阻塞。

（2）关元：任脉穴，在脐下三寸，本条为推下焦而言。

（3）年盛：年壮之时。

（4）阳衰：女子五七、男子六八阳明脉衰之时。

（5）营卫相干：营卫不和谐。

（6）浮咳：水气上浮、肺失清肃而引起的咳嗽。

语译： 问：患了水气病的病人，颜面、眼睛、身体、四肢浮肿，小便不利，但当老师按脉诊病的时候，病人不谈水气病，主诉反述胸中疼痛，有气上冲到咽部，咽中有窒塞感，好像一块肉粘塞着一样。经过老师分析，病人应该有轻微的咳嗽和气喘症状。结果正如老师分析那样，像这样的病人，临床会出现什么脉象？

老师答道：这种水气病寸口脉沉而紧，脉沉是主水分病的象征，紧脉诸痛主于寒，水气和寒邪相互抟结为害，凝结在下焦关元部位，开始时疾病应当轻微，在青壮年时代没有什么感觉。人到中年以后，阳气渐衰，营卫运行不遂，不流畅。原先凝结在下焦的水寒之气因阳衰而微微蠢动，乘阳虚挟肾气上冲逆，因而咽部窒塞感，胁下也会形成胁牵引作痛等症状的发作，此时医生误以为是留饮病而峻药攻下，结果冲气没有去掉，疾病没有解除。以后错以为胸中有寒饮而复用吐法，则不仅冲气不减，反而使胃中气阴两伤，而气虚心烦。咽中干燥而想喝水，小便不畅利，饮食不消化，颜面、眼睛及手脚出现浮肿；医生又用葶苈丸泄水，当时浮肿略见减轻，以后又由于饮食过度，脾胃乃伤，浮肿又和以前一样严重，胸胁部感到疼痛，水气上冲如奔豚那样，此即水气泛溢犯肺，则必然发生咳嗽喘逆的症状。总而言之，此病先有积水，继而冲逆，复因误用吐、下而浮肿喘逆，在治法上应当先治上冲的水气，冲气既平，然后再治咳嗽、气喘等新病，咳止喘亦止，然后再治水气，进行根本治疗。

按语： 本条以病案形式记录水气病形成经过和误治情况。此病先有积水，继而冲逆，复因误用吐、下浮肿喘逆。在治法上，先应用苓桂术甘汤之类，先治冲气，冲气得平，再治其咳，咳止喘自愈，最后再治水肿病。因冲气、咳喘是新病，而新病又以冲气为急，此即先治卒病、后治痼疾之旨。"病当在后"的"病"指水肿病。

本条与《金匮要略·痰饮咳嗽病脉证并治》中支饮服小青龙汤后引起的各种变证相似，所发冲气的治法机理大体相同，应结合临床实践。

第二十三条 风水，脉浮、身重，汗出恶风者，防己黄芪汤主之。腹痛加芍药。

语译： 患风水病，脉象现浮，示病在表，汗出恶风，是卫气虚，不能固表；身重为水湿引起，故用防己黄芪汤补虚固表，利水除湿。腹痛加芍药以通血闭疼痛即止。

按语：本条论述风水表虚的证治。

防己黄芪汤方：

防己一两　黄芪一两一分　白术三分　甘草半两，炙

右剉，每服五钱匕，生姜四片，枣一枚，水盏半，煎取八分，去滓。温服，良久再服。

方解：见《金匮要略·痉湿暍病脉证治》。

第二十四条　风水恶风，一身悉肿，脉浮不渴《金匮要略心典》作"脉浮而渴"，续自汗出，无大热，越婢汤主之。

语译：风水之病来势急剧，是因气致水病在表，以四肢全身肿为主，风水刚得没有伤阴故脉浮不渴，出一阵汗不出一会儿，一会儿又出一阵汗，反反复复谓之续自汗出，这是由于风水化热，热迫汗外出，有表证。风水在表入里化热，热欲迫汗，风水在表又不能出汗，汗出使热一部分外泄，虽汗出而表证不解，外无大热而郁热仍在，故宜越婢汤发越阳气散水清热。

按语：本条论述风水挟热的证治。

越婢汤方：

麻黄六两　石膏半斤　生姜三两　甘草二两　大枣十五枚

右五味，以水六升，先煮麻黄，去上沫，内诸药，煮取三升，分温三服。恶风者加附子一枚炮。风水加术四两。

方解：《外台秘要》云："皮水，越婢加术汤主之。"煮法后注：本出仲景《伤寒论》。本方的加味法由编书的人从《古今录验》采录而来。

越婢汤方以散邪清热、补中益胃的方法治水，用麻黄通阳气而散表邪，石膏清热，甘草、生姜、大枣以和中调表里，如果恶风，日久汗出伤阳，阳弱卫虚，故加附子、麻黄配白术去表里湿。

第二十五条　皮水为病，四肢肿，水气在皮肤中，四肢聂聂 [1] 动者，防己茯苓汤主之。

注：

（1）聂聂：本是形容树上枝条的微动，这里比喻四肢肌肉的瞤动。

语译：皮水比风水重。皮水这种病，水在四肢，故四肢浮肿，经络不通；水气在皮肤中，阳气被郁，邪正相争，故肌肉轻微跳动，四肢动而微弱，用防己茯苓汤补卫固表、利水除湿。

按语：本条论述皮水的证治。

防己茯苓汤方：

防己三两　黄芪三两　桂枝三两　茯苓六两　甘草二两

右五味，以水六升，煮取二升，分温三服。

方解：防己茯苓汤通阳化气、表里分消。防己、茯苓除湿而利水；黄芪补卫实表、温里补脾胃中气；桂枝和营卫，使风从外出，水从内泄；桂枝与黄芪配合，通阳行痹，鼓舞卫阳；甘草调和诸药，协黄芪以健脾，脾旺则土可制水，防肾水泛滥，减轻水肿。

按语：防己茯苓汤即防己黄芪汤去白术加桂枝、茯苓形成。比较两方药物组成及药物剂量，防己黄芪汤中防己一两、黄芪一两一，而防己茯苓汤中防己、黄芪各三两，且茯苓六两，桂枝三两，显然防己茯苓汤证肌表之水更重，其祛除皮水作用亦特强。

木防己汤、防己黄芪汤、防己茯苓汤和防己地黄汤对比：木防己汤方的主要药对是防己、桂枝，两者配合起到祛湿、通阳、散结、疏利三焦水湿的作用，防己黄芪汤方的主要药对是

防己、黄芪，两者配合起到益气、祛湿的作用。另外，配合生姜、甘草、大枣，补益中焦脾胃，生姜又能宣散水湿。值得一提的是，白术健脾利湿，既有益于固表，又有助于利湿，"诸湿肿满，皆属于脾"（《素问·至真要大论》）。通过对上述两方比较，揭示了防己、桂枝配伍通利三焦之功，治疗饮邪结实者，防己、黄芪配伍益气祛湿，治风湿水之在表，生姜、甘草、大枣和白术健脾益气，治脾虚之里。

防己茯苓汤除了防己、桂枝（木防己汤），还有防己、黄芪（防己黄芪汤）和桂枝、茯苓配伍结构，由此可以看出防己茯苓汤证的病机为表里湿盛、阳气郁痹不通，所以采用防己、桂枝通利三焦，黄芪益气固表，重用茯苓淡渗利湿，全方突出了通阳的力量，佐以甘草，借其甘缓之性，在渗湿、通阳的基础上，并无留湿弊端，却能使药效缓缓发挥，反而有利于祛湿。皮水属于"湿痹之候"，治以"利其小便"之法，叶天士《外感温热论》所谓"通阳不在温，而在利小便"揭示了张仲景治湿的临床思路。

防己地黄汤是防己类方剂的变方，并无祛湿功效，进行比较的意义不大，兹略述其配伍及病机。该方重用地黄汁清热凉血，配伍防己、桂枝、防风和甘草，采用酒浸之法，通利血脉，治疗血虚化风、心肝火旺之狂病。

诸方以表示之，如下：

方名	主要结构	证候	主要功效	配伍佐制	相关脏腑	主治
木防己汤	防己、桂枝	膈间支饮，阻塞气机	祛湿、通阳、散结苦辛升降	甘缓	三焦	痰饮
木防己汤加减	防己、桂枝桂枝、茯苓	根蒂不除，饮邪复聚	祛湿、通阳、散结苦辛升降、咸软淡渗	甘缓	三焦	痰饮
防己黄芪汤	防己、黄芪草、姜、枣	水湿在表，表虚不固	益气、祛湿（表）	甘缓	脾	风湿风水
防己茯苓汤	防己、黄芪防己、桂枝桂枝、茯苓	表里湿胜，阳气痹阻	益气、渗利（表里）	甘缓	脾	皮水
防己地黄汤	生地黄汁	心肝阴虚，兼有表证	凉血、祛风	酒浸	心肝	狂证

第二十六条 里水，越婢加术汤方见上，于内加白术四两**主之；甘草麻黄汤亦主之。**

语译：治疗里水，根据病情，挟里热的用越婢加术汤治疗，无里热的用甘草麻黄汤。

按语：本条论述里水两种治法。有人认为这里的"里水"是"皮水"之误，治疗皮水、表虚有汗，亦用防己茯苓汤；无汗表实挟里热的用越婢加术汤。

甘草麻黄汤方：

甘草二两　麻黄四两

右二味，以水五升，先煮麻黄，去上沫，内甘草，煮取三升，温服一升，重覆汗出，不汗，再服。慎风寒。

方解：麻黄散寒解表、宣通肺气，肺为水之上源，肺气通，则小便利，可以消水肿。甘草和中解表并能缓和麻黄温燥之性。

本条一证两方，应加以比较。《金匮要略·中风历节病脉证并治》介绍的《千金方》越婢加术汤主症有"腠理开，汗大泄"。本条甘草麻黄汤后服法曰："温服一升，重覆汗出，不汗，再服。"可推测越婢加术汤证有汗，而且汗出很多，原因是太阳表实挟里热。甘草麻黄汤证是无汗，无汗的原因是表实，临证需详审。

第二十七条 水之为病，其脉沉小，属少阴；浮者为风，无水虚胀者，为气。水，发其汗即已。脉沉者宜麻黄附子汤，浮者宜杏子汤。

语译："水之为病"包括风水和正水，脉象沉小，属少阴病，是属正水。脉象浮是风，没有水而虚胀的是气。水气病通常用发汗为主的方法治疗就可以治愈，脉象沉的应该用麻黄附子汤，脉象浮的用杏子汤。

按语：本条论述正水与风水的不同治法。

麻黄附子汤方：

麻黄三两　甘草二两　附子一枚，炮

右三味，以水七升，先煮麻黄，去上沫，内诸药，煮取二升半，温服八分，日三服。

方解：该方在《伤寒论》少阴篇称麻黄附子甘草汤，煎服法中八分作"八合"。方中麻黄宣肺散寒解表，炮附子跌阳通经络，甘草和中，这是治疗寒湿水肿，病变重点在太阳之实证。这是治虚，太少两感而有水邪的方法。

杏子汤方：未见，恐是麻黄杏仁甘草石膏汤。

按语：原注认为杏子汤恐是麻黄杏仁甘草石膏汤，魏荔彤认为挟热者可以用麻黄杏仁甘草石膏汤；如不挟热可以在麻黄甘草附子汤中加杏子，即后世所谓的"三拗汤"。

寒湿水肿属太少两感者，用麻黄附子汤或麻黄附子细辛汤。寒湿伤阴，完全陷入少阴者，用真武汤。对于水肿无寒热表证，使用麻黄，即使其用量再大，也只见利尿，而极少用其发汗，故寒湿水肿，尽可放胆使用；寒湿水肿，病变重点在太阳表实，用甘草附子汤，麻黄可大量使用。

朱良春对《金匮要略·水气病脉证并治》中气分证和桂枝去芍药加麻辛附子汤也有独到见解，认为此方证为寒邪凝聚、气滞不通之候，实基因于心阳衰微，心气内结，在肺源性心脏病及风湿性心脏病心力衰竭患者中最易发生。曾治61岁女性，凤患肺源性心脏病，3个月前因咳喘、心悸腹水治疗月余，诸恙已平，近因受寒、劳累，诸恙复发，咳喘剧烈，夜不能卧，心下坚满，按之如盘如杯，腹大如鼓，下肢浮肿，小便不利，面色灰滞，舌质紫暗，苔薄，脉沉细。辨证为心阳不振，大气不运，水邪停聚不化，予桂枝去芍药加麻辛附子汤原方，连进五剂，咳喘遂平，心下坚满已软，腹水渐退。

继承经典是创新的基础，但经典不是真理的终结。朱良春从病证结合出发，从民间发掘出金荞麦治肺痈（肺脓疡）挽救了数以千万计患者的生命，改写了《金匮要略·肺痿肺痈咳嗽上气病脉证并治》"始萌可救，脓成则死"的记载，而且金荞麦治肺痈的疗效远超过《金匮要略》所载的葶苈大枣泻肺汤、桔梗汤以及《千金方》所载之苇茎汤，成为当代治疗本病的首选，西药抗生素更不可同日而语。这是病证结合的集中体现及更高层次，是对经典的发扬及超越。

国医大师朱良春精研传承经典，首创病证结合。卓越的继承成就了超群的创新。正如南京中医药大学已故教师江育仁老师评价朱良春："才智天生，思维超人；善于继承，勇于创新；病证结合，见解英明；虫类研究，誉满杏林。"朱良春所创病证结合，概言之，是中医辨证与西医辨病相结合，强调"辨证是绝对的，辨病是相对的""中医辨证为体，西医辨病为用"。

水气病可以从脉症补充方剂，正水因肾阳不足，寒邪甚，而阴寒之邪乘中阳之虚侵于上，主证脉沉迟而喘，从条文"其脉沉小，属少阴"浮者为风水、虚胀者为气水，发其汗即止，脉沉者宜麻黄细辛附子汤。如有表邪可以用麻黄甘草汤温经发汗，无表证的可以温补脾肾之阳，可以理中汤、肾气丸之类；如水势泛溢阳气被困时，证属实。体未虚用十枣汤等逐水之剂，急治其标，后再图其本。石水是阴寒痼结，应温下之法，正虚邪盛，先扶正气，如真武汤、肾气丸之类，正气未衰可逐水，如十枣汤或后世神祐丸。《儒门事亲》方：甘遂（面裹不会透，水煮百余沸，取出用冷水浸过，去面焙干）、大戟（醋浸煮干）、芫花（醋浸者）各半两，黑丑、大黄各一两为细末，水泛为丸，小豆大，每服五十至七十丸，临卧温水送下。治停饮肿满、湿痹、胃绞作痛等症。

第二十八条 厥而皮水[1]**者，蒲灰散主之。**方见消渴中。

注：

（1）厥而皮水：皮水有四肢厥冷的症状。皮水之所以有厥冷，并非里阳虚弱，魏荔彤《金匮要略方论本义》认为："乃卫阳外虚之厥也。皮水之邪即盛，必溢于四肢，周身之卫气凝滞不行矣，故令得厥。"

语译：四肢发凉而患皮水病的人，外有水肿，内有郁热，阳气被郁，不能达于四肢，故手足厥冷。治以蒲灰散以清热利湿、利小便，使水肿消失，阳气得伸，则厥冷自可痊愈。

按语：本条论述皮水见有手足逆冷证治。厥者，逆冷也，凝于足者为厥，按本条之厥指身冷，即第四条"渴而不恶寒者，此为皮水。身肿而冷，状如周痹"证候的概括，所以厥冷是水湿痹其表阳之故。

第二十九条 问曰：黄汗之为病，身体肿—作重。**发热汗出而渴，状如风水，汗沾衣，色正黄如柏汁，脉自沉，何从得之？ 师曰：以汗出入水中浴，水从汗孔入得之，宜芪芍桂酒汤主之。**

语译：问：黄汗与风水相似，风水脉浮，黄汗脉沉，风水恶风，黄汗不恶风，黄汗这种病，身体浮肿，发烧出汗而口渴，病状像风水，汗液染着衣服，颜色正黄像黄柏汁，脉象沉，这个病怎么得的？ 老师答道：因为正在出汗的时候，便进入水中洗澡，水从汗孔渗入皮肤而得了这种病，应该用芪芍桂酒汤治疗。

按语：本条论述黄汗病机及证治。

黄芪芍药桂枝苦酒汤方：

黄芪五两　芍药三两　桂枝三两

右三味，以苦酒一升，水七升，相和，煮取三升，温服一升，当心烦，服至六七日乃解。若心烦不止者，以苦酒[1]—方用美酒醯[2]代苦酒**阻故也。**

注：

（1）苦酒：醋。

（2）美酒醯（xiān 先）：醋的一种。

方解：芪芍桂酒调和营卫，祛除水湿。方中黄芪补气固表，桂枝、芍药调和营卫，配苦酒以增强泄营中邪热的作用，苦酒治在血分，引桂枝入营，驱逐水湿，水湿得祛，气血畅通，则黄汗之证可愈。

第三十条 黄汗之病，两胫自冷；假令发热，此属历节。食已汗出，又身常暮盗汗出者，

此劳气也。若汗出已反发热者，久久其身必甲错；发热不止者，必生恶疮。

若身重，汗出已、辄轻者，久久必身瞤，瞤即胸中痛，又从腰以上必汗出，下无汗，腰髋⁽¹⁾弛痛，如有物在皮中状，剧者不能食，身疼重，烦躁，小便不利，此为黄汗，桂枝加黄芪汤主之。

注：

（1）髋（kuān）：髀上部位。

语译：黄汗这种病，两小腿往往冷凉，假如两小腿发热，是历节病；吃饭以后出汗，晚上又常出盗汗，是虚劳病；如果出汗以后，反而发热，那么日久营血就会凝涩，卫气熏灼，可以产生像瘀血症引起的肌肤甲错（皮肤干枯，粗糙如鱼鳞状）形成；如果身热不止的，就会长恶疮；如果身体沉重，虽然出汗以后感觉身体轻快，但日久必阳虚，引起肌肉颤动及胸中作痛，又会从腰以上出汗，腰以下不出汗，腰及髋部疼痛而无力，好像有什么东西在皮中，如果病势转剧，内伤于脾，不能进食，外伤于肌肉，则身体疼痛；而沉重伤于心则心烦而烦躁；影响膀胱气化则小便不利，水湿无汗排泄，潴留于肌肉而生水肿，这是黄汗，用桂枝加黄芪汤主治。

按语：本条进一步讲述黄汗证治及其与历节、劳气的鉴别。

桂枝加黄芪汤方：

桂枝三两　芍药三两　生姜三两　大枣十二枚　甘草　黄芪各二两

右六味，以水八升，煮取三升，温服一升，须臾饮热稀粥一升余，以助药力，温服取微汗；若不汗，更服。

方解：桂枝加黄芪汤是桂枝加黄芪汤行阳散邪之方。桂枝汤调和营卫。啜粥出微汗，再加黄芪走表逐湿，使阳郁得伸，则热可外达。营卫调和，而病自解。

按语：芪芍桂枝汤、桂枝加黄芪汤，皆治黄汗，皆有宣畅阳气、排出水湿的作用，但临证辨证有所区别：前者周身汗出，表气已虚，故重用黄芪为君；后者汗出不彻，腰以上有汗，腰以下无汗，故主以桂枝汤、辅以黄芪。

黄汗病的病因病机乃汗出入水中浴，水从汗孔入而得之。表虚营卫失和、湿热交蒸，故发热汗出色黄，黄汗应与黄疸汗出色黄有所区别，黄汗之汗出粘衣染衣兼手腕部发黄如蜜蜡状，伴身热身困重，小便不利，脉沉；而黄疸汗出色黄，伴面目黄、身黄、小溲黄，并见口苦、纳呆、腹胀等湿热蕴蒸脾胃的症状。黄汗多由营卫壅闭所治，邪在肌表，故宜用固表调营卫祛表湿，本证兼有身困重邪在肌表的变化。

第三十一条　师曰：寸口脉迟而涩，迟则为寒，涩为血不足。趺阳脉微而迟，微则为气，迟则为寒。寒气不足，则手足逆冷；手足逆冷，则营卫不利；营卫不利，则腹满胁鸣程本作"肠鸣"相逐；气转膀胱，营卫俱劳，阳气不通即身冷，阴气不通即骨疼；阳前通则恶寒，阴前通则痹不仁；阴阳相得，其气乃行，大气⁽¹⁾一转，其气乃散；实则失气，虚则遗尿，名曰气分。

注：

（1）大气：胸中宗气"阴阳相得，其气乃行，大气一转，其气乃散"，这是气分病而致水肿的治疗原则，也是胸痹、心痛、短气的治疗原则。失气与遗溺分别为气实与气虚之征，水肿病中若见有这些症状，更说明病在气分。

语译：老师说：以寸口脉，趺阳合诊。寸口脉肺，迟则卫气不行则恶寒，涩则营血不利为其病机。趺阳为胃脉，微迟为气血阻滞，寒水滞留于内，加之营卫不利，故外则手足逆冷，内则腹满肠鸣而失气；或气转膀胱而遗溺；在营卫不利的情况下，如卫气被阻遏不能卫外则身冷；营血不能濡养于内则骨疼；卫气先通，营血未行，则阴气留滞亦恶寒身冷；营血先通，卫气不行则阳气独滞而麻痹不仁。因此必须阴阳相得营卫运行，气机通畅，寒气得散。然营卫不行，阴阳相失，有虚有实，以失气者为实，遗溺者为虚，实则行气而利水，虚则补气而利水。所谓气分，即水寒之邪导致气机阻塞，营卫不利。本条说明了气与水的关系，即后世所谓"气滞水停"气行水行的理论基础。

按语：本条论述气分病的病理机制及其脉证、治则。"阳前通则恶寒，阴前通则痹不仁"二句，《金匮要略释义》认为恐有错简，"前"字疑为"不"字之误，云："前，齐断也，俗作剪。"将"前"字作"断绝"理解，"前通"即断绝疏通，再三思虑认为均与仲景原文未能尽合，考《注解伤寒论·辨脉法》中早有"卫气先通""阴气先通"之语。成无己以"前"作"先"解，故尤氏于此条二句中之"前"字亦作"先"解是颇有道理的。盖从广韵谓"前"，先也。既然"前通"在《伤寒杂病论》中并非独见，则于本条绝不会把"不"字误为"前"字。故"前通"作"先通"解释较为合理，"恐有错简"之说不能令人信服。

历代注家对二句的不同解释，可归纳为四种情况：

黄坤载《金匮悬解》以通而未畅作解，曰"阳欲前通而未能遂通则恶寒，阴欲前通而未能遂通则麻木不仁"，此说将原文"欲""未能遂"做限制词语，虽能自圆其说，但从原文语气看并无通而未畅之义。

曹颖甫《金匮发微》以"阳"作太阳，"阴"是少阴作解，曰"太阳之气通于前，而肾阳不与俱行，则小便已，啬啬恶寒"。"少阳之气"，笔者认为应为少阴之气，通于前而三焦之火不与俱至，则少腹满而外证不仁，此将"阴""阳"局限在"少阴""太阳"立论，失之过偏。

程云来《金匮直解》则以"阳"指"卫气""阴"指"营气"作解，云"身冷者阳不能卫外""骨疼者阳不能温内"。唯内外之阳已虚，纵卫气前通于表而犹恶寒，营气前通于表而犹痹不仁者，此皆阴阳乖舛，致营卫失其衡，必待阴阳相得，则营卫之气斯行……此云虽有一定道理，但是犹未尽。

赵良仁《金匮玉函经二注》和尤怡《金匮要略心典》结合全条精神，认为此二句是在阐述水肿气分病属阴阳相失而不相得的病变，从阴阳互根的生理作解，笔者赞同此种见解，做如下阐述：

若单是阳气先（前）见通行，而阴不与阳俱行，尤怡认为是孤阳独至，缺乏真阴（精血）灌注，阴不与阳配，孤阳不生，加之营阴之气未通，阳失真阴，同样起不到温润肌肤的作用，不但身冷还会恶寒。换言之，对阴阳失调的恶寒证，仅仅通阳而不和阴是不可能治愈的，故云"阳前通则恶寒"。反之，若单是营阴之气先（前）见通行，而"阳"不与"阴"俱行，"营气未与卫之阳合，孤阴独至"，缺乏阳气的温煦，阳不与阴相配，孤阴不长，加之卫阳之气未行，阴气独滞，阴失其阳，同样不能起到营养血脉的作用，不但骨疼，还会麻木不仁。换言之，对阴阳失调的麻木不仁，仅仅调养阴血而不通阳，也是不能治愈的，故云"阴前通则痹不仁"。

二句在阐述气分病属阴阳相失而不相得的病变，对临床把握"阴阳相得"的治则和遣方用药，需注意阴阳互根都有不可忽视的指导价值，以仲景方举例说明。

桂枝加黄芪汤是益气温阳行痹治疗血痹虚劳之方，若只用芍药、大枣等除痹和阴，而不用黄芪、枝桂、生姜温通阳气，则"血痹阴阳俱微""外证身体不仁"的病证不能解除，此即"阴前痛则痹不仁"临证之实例。

桂枝加黄芪汤是滋阴和阳的天下第一名方，外证用之解肌调营卫，内证得之化气调阴阳，方中若用桂枝、生姜、甘草等阳药，而不配芍药、大枣等阴药，则汗出恶风太阳表虚证无法解除。

第三十二条 气分，心下坚，大如盘，边如旋杯，水饮所作，桂枝去芍药加麻辛附子汤主之。

语译：气分的疾病，心下坚硬像盘那样大，边缘像圆盘那样，这是由水饮引作的疾病，用桂枝去芍药加麻辛附子汤主治。

按语：本条论述气分病治法。《医宗金鉴》指出"气分，心下坚，大如盘，边如旋杯，水饮所作"当是衍文，观"心下坚"之本条自知。"桂枝去芍药加麻辛附子汤主之"当在上条"气分"之下，义始相属，正气气分之治法，必是错简在此。据此，本条更宜与前条互相参看。

桂枝去芍药加麻辛附子汤方：

桂枝三两　生姜三两　甘草二两　大枣十二枚　麻黄二两　细辛二两　附子一枚，炮

右七味，以水七升，煮麻黄，去上沫，内诸药，煮取二升，分温三服，当汗出，如虫行皮中，即愈。

方解：本方为温阳散寒通利气机之剂。可以通彻表里，使阳气运转，消散阴霾，适用于心肾阳虚、三焦气化失常，致水气内停或溢于全身出现一系列阴寒凝滞之证，如哮喘、心悸、水肿等病，且兼见心下痞寒者。

麻黄辛温，解表散寒，宣肺平喘而利水道；桂枝温经通阳而解肌；生姜温中散寒；麻黄、桂枝、生姜配合温散走上，振奋卫阳，宣散太阳寒水之邪；细辛辛温香窜，无结不散，无滞不散，又能通利肾气，尤适用于阴寒凝滞之证，故能温肺化痰，行气止痛；附子温经散寒；附子配细辛，辛温走下，温发里阳而暖少阴肾水之寒；甘草配桂枝辛甘化阳，能益心气，配大枣补中以健脾，强健气机运转之枢，配生姜温中散寒，助麻黄宣散水气，服药后汗出，如虫行皮中，这是阳气通行营卫，而不致荣卫不利。

第三十三条 心下坚，大如盘，边如旋盘，水饮所作，枳术汤[(1)]主之。

注：

（1）枳术汤：《脉经》作"枳实术汤"。此句《肘后》作"心下坚痛，大如碗，边如旋杯"，名曰气分，水饮所结。杯，即盘子。

语译：本证是因脾弱气滞，失于传输，致水气痞结于胃部，心下坚硬像盘那么大，边缘像圆盘那样，这是由于水饮引发的疾病，用枳术汤主治。

按语：本条论述气分的另一种证治。

枳术汤方：

枳实七枚　白术二两

右二味，以水五升，煮取三升，分温三服，腹中软即当散也。

方解：这是水湿阴寒乘脾胃虚弱而结滞的疾病，制订了开寒邪、消水邪的方法。

按语：仲景于气分心下坚大如盘者，出其两方，一方治阳虚于上阴气凝结于心下，用桂

枝去芍药加麻辛附子汤；一方治水饮结于心下，用枳术汤。再从两方剂药味组成看，前者兼有手足逆冷、或身冷、或骨节疼痛恶寒、或痹不仁等，是表里同病，为寒实证；后者病在中焦，是脾虚水饮内停的里虚夹滞证。

〔附方〕**《外台》防己黄芪汤：治风水，脉浮为在表，其人或头汗出，表无他病，病者但下重，从腰以上为和，腰以下当肿及阴，难以屈伸。**方见风湿中。

语译： 风水表虚，水湿盛于风邪，患者湿从下受，湿多风少，所以用防己黄芪汤主治。

按语： 以上十四条指出水气病有寒湿、湿热、实邪、气虚等不同，治疗有发汗、扶阳、敛阴的区别，使医者得以参酌脉证做适当的治疗。

《外台秘要》名木防己汤，用量与仲景防己黄芪汤不同，转录于此：生姜三两，大枣十二枚，劈，白术四两，木防己四两，甘草二两，黄芪五两。

结　语

本篇论述了水气病的病机、辨证和治疗。水气病的形成主要是由于阳气衰微、水停不化，进而泛滥全身，与肺、脾、肾三脏有密切联系，与三焦、膀胱也有不可分割的关系。

本篇根据水气病的不同脉证和病因，提出了风水、皮水、正水、石水、黄汗五种类型，并根据水气病形成的内脏根源论述了肝水、心水、脾水、肺水、肾水的临床特征，前五种水气类型与五脏水之间有密切的内在联系，辨证时应该互参。

正水治疗提出"开鬼门，洁净府"两大法和"去宛陈莝"一大变法，"诸有水者，腰以下肿，当利小便；腰以上肿，当发汗乃愈。""其脉沉绝者，有水，可下之。"发汗、利小便、逐水为治疗水气病三大原则，条文中未提。

从部位上来分析治诸水的原则，正水发汗，因水郁化热且湿气重，见一身面目黄肿，用越婢加术汤；无郁热者，用甘草麻黄汤；因阳虚水泛，见面身肿、手足不温者，用麻黄附子汤；兼寒凝血少、身痹不仁用桂姜草枣麻辛附子汤；至于利下法方剂，则散在其他各篇中，根据医家注解。因水郁化热，腰以下肿甚，小便黄赤不利，用牡蛎泽泻散；水寒互结，证见上温下寒，腰以下肿甚，小便不利，用栝楼瞿麦丸；因阳虚不化，见浮肿下利，四肢沉重，小便不利，用真武汤。

关于水气病的治疗，注意四点：

一是凡发汗时，须照顾卫阳，卫表不固时，尤益气固表，不可过发其汗。

二是攻下利水时，须护其津液，见"渴而不利，小便数者，皆不可发汗"。因渴而下利，小便多为津液不足之证，再发其汗，则津液枯竭。喻嘉言认为治水肿病，遇渴，下利之证，如利小便，则津液随竭，中止受困，甚则脉代气促，濒于死亡。此类告诫值得重视。

三是治用下法：因水积日久不化，见身肿腹大，二便不利者，用十枣汤；兼郁热而口舌干燥，用己椒地黄汤；因水湿淹肺，胸满喘急者，用葶苈大枣泻肺汤；若全身肿满，上吐下闭，阳气危困者，宜急下之，用大黄附子汤，当先治冲气，令止，乃治咳，咳止，其喘自善，最后治水肿，体现了《金匮要略》先治卒病、后治痼疾的治则。

四是凡治水肿，应气水同治。通过治疗，必使肺、脾、肾三脏阳气得复，三焦膀胱之气得化，如此水道通畅，阴寒气散，此是治病求本的方法。

至于《金匮要略》指出水病脉出者死，这是从水肿病人脉象变化来测知疾病的预后。水为阴邪，凡病水者，多为阴寒内盛，且水肿水湿泛滥于肌肤，身体浮肿，脉陷于内，常以沉脉多见。但若突见脉浮而无根，这是阴病见阳脉，为一种反常现象，说明病人阳气涣散，真气外脱，多预后不良，后世也有以症状变化推断测知预后的。

黄疸病脉证并治第十五

论二首　脉证一十四条　方十首

便　读

一、黄疸

黄疸以一身面目发黄、小便黄为特征，俗称黄病，亦名发黄。几千年来，中医一直采用目测的方法观察黄疸病理性质的浓淡及色泽的鲜明与晦暗，判断黄疸病理性质的寒热属性及病情进展。目测法是中医临床诊断黄疸病的主要手段，其优势简便易行，以该法诊断黄疸病，是古代临床医生必备的诊断技能。探究黄疸病成因，据《伤寒论》《金匮要略》论述：一是外感，故有阳明发黄、太阴发黄之称；二是饮食，故有谷疸、酒疸之称。外感湿邪，内伤饮食，以致脾胃运化失常，湿郁化热，熏蒸于外，故发黄疸。后世进一步认识到，阳黄之作，湿从火化，瘀热在里，胆热液泄与胃之浊气共并，上不得越，下不得泻，熏蒸遏郁，侵入肝则身目俱黄，热流膀胱，尿色发黄，黄如橘子色，阳主明，治在胃。阴黄之作，湿从寒化，脾阳不能化热，胆汁为湿所阻，渍于脾，浸淫肌肉，溶于皮肤，色如熏黄，阴主晦，治在脾。

黄疸失治，则可蓄血成瘀，或因脾伤肾，伤及肾阴可变为黑疸。然而黄疸一症，其成因不外湿热一端，故其治疗方法，清利湿热是一主法，但除此之外，八法皆可随证应用。

（一）黄疸病原及脉证

黄疸是风与湿邪相合而成，脾易受湿，湿热相搏，瘀郁而成黄疸，致全身面目肢体出现黄色，这是黄疸总的成因。至于谷疸、酒疸、女劳疸则另有形成原因。

发黄与黄家脉证：凡脉沉，渴欲饮水，小便不利为发黄症状。黄家是久患黄疸的病人，多见腹部胀满，身体发黄，烦躁不得眠，此为瘀热夹湿在里，经久不能排除的缘故。

黄病被火劫出汗后症状：黄疸原为湿热交蒸，如用火劫法（如辛温发汗、烧针、火熨等）则发热烦喘，胸满口燥。

黄疸轻重表里辨别：辨疸轻重可以口渴来区别，疸病不渴为轻症，口渴为热盛重症。

（二）黄疸的治法

宜及时治疗：黄疸病当以十八日为期，治之十日以上，反剧者难治。日浅邪气易除，日久邪盛而正衰故难治。

清法：清热利湿是黄疸病的治法通则，为正治法，所以治黄疸病用清法、下法是正法，其他方法是变法。

消法：即《内经》"坚者消之"，消为逐渐消磨之意，用硝石矾石散。

下法：湿热发黄可下，如一身身热发黄、腹里有热（指肠胃实热），可用下法，如大黄硝石汤。

汗法：如见脉浮，为邪近于表可用发汗法，但在发散中需要兼顾卫气，使病除而表不伤，用桂枝加黄芪汤、麻黄连翘赤小豆汤。

吐法：误药变哕治法，黄疸病，小便色不变，自利，腹满喘，无里热证，如误用寒药攻热，会伤胃阳，而致胃虚发哕，宜小半夏汤温胃止哕，治黄疸用吐法；酒疸，心中热，欲吐者，吐之愈。

温法：本篇不出具体方剂，后世茵陈理中汤、茵陈术附汤类温脾化湿，可斟酌使用。

补法：男子黄，小便自利，当以虚劳小建中汤；诸黄，猪膏发煎主之。

和法：诸黄，腹痛而呕者，宜柴胡汤。

二、三种病疸的证治

谷疸是"谷气不消，胃中苦浊，浊气下流"所致。脉证为趺阳脉紧散，尺脉浮，食后即头眩，小便不通，身体尽黄，有寒热，心胸不舒适。应用苦寒通泄的茵陈蒿汤使湿热从小便出。

酒疸是饮酒过多而致，其证为心中懊恼郁闷不安而热，不能食，时欲吐，小便不利，时足下热。治法是解上部热，除中、上部的实，用栀子大黄汤，这是上下分消的治法。

女劳疸是肾虚内热所致（如因房劳、房事不节而伤肾阴），其证为额上黑，微汗，手足心热，薄暮即发，膀胱有急迫感，小便自利。如果兼见腹部膨胀如水状，乃阴阳俱伤，为难治（亦有人认为此条是女劳疸挟有瘀血之变证），可用硝石矾石散。

原文：

第一条 寸口脉浮而缓，浮则为风，缓则为痹，痹非中风，四肢苦烦，脾色必黄，瘀热以行。

语译：寸口两手三部脉（左右寸关尺），浮则为风，风泛指外邪，缓则为痹，痹者湿阻。痹非中风，说明这个浮缓脉不是主"中风"证（即桂枝汤证）。"四肢苦烦"是描述四肢酸重，难以描绘说不出的不舒适，湿热黄疸多数出现这个症状。脾主四肢，"四肢苦烦"是湿困于脾的特征，而黄疸不过是"瘀热以行"的一种表现，重要的是治其脾湿。

按语：本条论述黄疸病的发病机制。《伤寒论》云"伤寒脉浮而缓，手足自温者，系在太阴（脾），太阴当发身黄"，伤寒与杂病在发病因素上虽然不同，但据此可以理解脾脏是病湿的渊源，也是发生黄疸的主要病机所在。

第二条 趺阳脉紧而数，数则为热，热则消谷，紧则为寒，食即为满。尺脉浮为伤肾，趺阳脉紧为伤脾。风寒相搏，食谷即眩，谷气不消，胃中苦浊，浊气下流，小便不通，阴被其寒，热流膀胱，身体尽黄，名曰谷疸。

额上黑，微汗出，手足中热，薄暮即发，膀胱急，小便自利，名曰女劳疸；腹如水状不治。心中懊忱而热，不能食，时欲吐，名曰酒疸。

语译：趺阳脉以候脾胃，趺阳脉象紧而数，脉数是有胃热，胃热则消腐食物，故曰"热则消谷"。脉紧表示脾寒，脾寒则影响传导，所以食后胀满，故曰"食即为满"，于是脾湿胃热，胃有热则欲食，脾有湿则难消。

谷食积滞于胃，化为浊滞，困于脾土；又见小便不利，湿无出路，湿与热合，日久郁蒸而成黄疸，此是由于饮食不节所致，与饮食有关，所以称为谷疸。

"尺脉浮为伤肾，趺阳脉紧为伤脾"，指出谷疸和女劳疸的不同脉象。尺部浮是风伤肾，尺脉以候肾，脉当沉，今反浮，此浮与上文（浮）亦作热解。女劳疸是肾虚有热，故尺脉浮；趺阳脉紧为伤脾；紧脉主痛主寒主湿。谷疸为湿困于脾，故趺阳脉紧。"风寒相搏"，"风寒"泛指病邪，犹言湿热相搏，是产生湿热的根源。因为脾胃有湿热，即使勉强进食，由于消化功能减弱，故进食后反而不舒；湿热上冲则头眩流于下焦，影响肾气化功能，因而小便不利；小便不利；湿热无由出路，于是郁蒸成黄疸，发病之由与饮食有关，所以称为谷疸。

额上发黑并微微出汗，每到薄暮就会感到手足发热，小腹膀胱处拘急不舒服，但是小便仍畅利，这叫作女劳疸；如果腹部胀满，好像里面有水一样的，就难以治疗。

按语：本条承上文进一步探讨黄疸的病机、分类及主证。额上发黑，额上为心部，心部黑，黑为水色，水主肾，水克火，下焦肾气，水克心火，微汗出是头上微汗出，手足心热为阴虚，"薄暮即发"即日将落之时，膀胱急亦少腹拘急为肾虚所致，与虚劳里急症状相同。

女劳疸的特征是额上黑，小便自利，可见发病之因当为湿。本证属肾虚，病至后期，出现"腹如水状"是脾肾两败，名曰不治。

酒疸是饮酒过多所致，酒性体阴而为阳，湿热内蕴，饮入于胃，产生阳热，伤人之阴，阴伤之久上熏于心，故心中郁闷不舒，烦热不安；湿热盛于内，清浊升降之机受阻，浊气不降，胃气上逆，故不能食，时常泛恶作呕，这叫作酒疸。

谷疸以湿热郁蒸为主，以食谷即眩为主证，酒疸是心中懊恼而热为主证，两者均有小便不利。而女劳疸，腹如水状为伤肾或肾病及脾的征象，肾为先天之本，脾为后天之本，故认为难以治疗。谷疸、酒疸、女劳疸三者病机和证候均有不同。

第三条 阳明病，脉迟者，食难用饱，饱则发《伤寒论》作"微"**烦头眩，小便必难。此欲作谷疸。虽下之，腹满如故，所以然者，脉迟故也。**

语译：谷疸多属实证，多属胃有湿热，脉当数，今反迟，是太阴（脾）虚寒证，脾气虚寒，不能运化水谷，故难以饱食，饱则健运失权而为烦闷，湿浊上逆，则见头眩，湿浊下流故小便难，病属于虚寒，不宜用下法，下之损伤中阳，不但腹满如故，且使病情加重。

按语：本条论述谷疸从寒化的病机。《伤寒论》云："伤寒发汗已，身目为黄，所以然者，以寒湿在里，不解故也，以为不可下也，于寒湿中求之。"论太阴寒湿发黄的证治：伤寒发汗，皆可从汗而解，何以发黄？究其原因，乃素有"寒湿在里"。汗出表解而寒湿不除，且汗出易伤阳，使中阳更虚。寒湿郁阴，胆汁反逆，故可见身目发黄。原文明确指出"以寒湿在里，不解故也"，此为寒湿发黄的根本原因，治疗此证，不可因其黄疸而误认为阳明湿热发黄而投清下之剂，当以治寒湿为主，寒湿祛除，气机通畅，胆汁则循常道，黄疸自退，故曰"于寒湿中求之"。仲景未出方，以上证候肯定用温法，经验证明，根据寒湿轻重而分别治之。后世茵陈理中汤、茵陈术附汤、茵陈四逆汤类，温脾化湿可以斟酌使用。

第四条 夫病酒黄疸，必小便不利，其候心中热，足下热，是其证也。

语译：患酒黄疸病人，必然小便不畅利，感觉心中热，足下热，这是酒黄疸的症状。

第五条 酒黄疸者，或无热，靖言了了[1]**，腹满欲吐，鼻燥；其脉浮者先吐之，沉弦者先下之。**

注：

（1）靖言了了：形容病人很安静，不多说话而心里清楚，这里是说明此条与酒疸通常有烦热的情况不同，属于酒疸的变症。靖，安静的意思。

语译：患酒黄疸的人，有的不发热，说话安静而明白清楚，腹部胀满，想呕吐，鼻孔干燥，如果脉浮可先用吐法，如果脉象沉弦先用下法。

按语：以上两条进一步论述酒疸的证治。酒疸的形成原因是湿热内蕴、清浊升降失常，湿热上蒸则心中烦热；湿热下流气化不利则小便不利、足下热，"小便不利"是形成酒疸的关键，小便自利，湿热有出路，不致发生黄疸。

第六条 酒疸，心中热，欲呕者，吐之愈。

语译：患酒黄疸，感觉心中热，想呕吐，用吐法治疗就会痊愈，欲呕者吐之，是顺应病势的一种疗法，即所谓因势利导。

按语：《金匮要略》明确指出治黄疸可以用吐法者，仅此一条，且不出方，但篇后有瓜蒂汤治诸黄，《删繁方》《古书方》说服瓜蒂散吐出黄汁，可见古人治黄疸确实有应用吐法，然不可贸然轻试。以上三条都是论述酒疸的证治，具体内容各有侧重，第四条是对第二条的补充，是酒疸的一般病情；第五条是论述酒疸的特殊情况，更全面地认识黄疸；第六条说明吐法在一般情况与特殊情况下可酌情采用。

酒疸是饮酒过多所致，湿热内蕴，上熏于心，故心中郁闷不舒，烦热不安，湿热盛于内，清浊升降之常受阻，浊气不能下行，胃气反而上逆故不能食，时常泛恶亦吐，病因嗜酒而成，故称酒疸。酒为水液，体阴用阳入胃助热生火，阴伤损液—耗气伤血—血络伤瘀阻，有伤酒、酒癖、酒疸、酒鼓之别。

本条文主要精神在于讨论黄疸分类和主证。谷疸以"食谷即眩"为主证，酒疸以"心中懊恼"为主证，女劳疸以"额上黑"为主证，但谷疸、酒疸皆小便不利，女劳疸则小便自利。

第七条 酒疸下之，久久为黑疸，目青面黑，心中如啖蒜齑 [程本作"抓"] **状，大便正黑，皮肤爪** 之不仁，**其脉浮弱，虽黑微黄，故知之。**

注：

（1）齑（jī基）：经过捣、切的辛辣的食物（如姜、蒜）叫齑。

语译：或其他辛辣酒疸经用泻下法治疗后，时间久了就会变成黑疸，以致两眼发青，面色发黑，心中感到吃了蒜的东西似的难受，大便完全是黑色，皮肤感觉迟钝，用手去抓没有什么感觉，脉象浮而弱，皮肤虽黑而略带微黄色，所以知道是由酒疸变为黑疸。

按语：本条论述酒疸误下变为黑疸的证治。本条系酒疸误下变为黑疸。"虽黑微黄"说明疸色黑黄相兼，这一点鉴别诊断应予注意。而"目青面黑""大便正黑"均为内有瘀血之征。

第八条 师曰：病黄疸，发热烦喘，胸满口燥者，以病发时火劫其汗 [1]**，两热所得。然黄家所得，从湿得之。一身尽发热而黄，肚热，热在里，当下之。**

语译：老师说：患了黄疸病，有发热、心烦、气喘、胸中胀满、口中干燥等症状。这往往是由于刚发病时，本属湿热发黄，而医生误用火攻的方法发汗，以至于湿热与火邪互相搏结衍变而成。然一般黄疸病发生，除了有热邪外，往往是由于挟有湿邪而得。故在治疗方面，如果病人全身发热而皮肤发黄，肚子里也觉得热，这是里有热，应当用泻下法治疗。

按语：本条论述误用火劫而发黄的证治。在学习本条时，应注意几个"热"字，如"两热"为火与热互相搏结。"一身尽发热"指发热很高，没有一点儿恶寒现象；"肚热"指腹部发热更严重；"热在里"为"一身尽发热而黄，肚热"指出治疗方法当用下法通腑泄热。因为本证虽由湿而来，但误治后，湿从热化，病情急剧，应用苦寒急下其热，减轻病势。

本条有证无方，有人主张用栀子大黄汤、大黄硝石汤及大柴胡汤，择机而用。

第九条 脉沉，渴欲饮水，小便不利者，皆发黄。

语译：脉沉为病在里，渴欲饮水，因水与热邪相遇而湿热熏蒸，又由于小便不利，湿热没有出路，无法排出，因而发生黄疸。

按语：本条论述黄疸病的成因。

第十条 腹满，舌痿⁽¹⁾疑作身痿黄，躁不得睡，属黄家⁽²⁾。

注：

（1）舌痿："身痿"之误，萎黄、发黄而不明润。

（2）黄家：平素有黄疸而时时发作的病人。

语译：本条论述黄疸由急性转成慢性表现。病人腹部胀满，身体发黄而不明润，烦躁不能安睡，这是黄疸病病人。舌痿黄是身痿黄之误，指黄色晦暗，即后世所称阴黄，与阳黄之黄色鲜明有别，而黄成家。可知黄疸已转入慢性。

按语：第九条论述湿热内郁发黄，第十条论述黄疸由急性转成慢性的表现；第九条为湿热熏蒸，第十条是寒湿伤阳。

第十一条 黄疸之病，当以十八日为期，治之十日以上瘥，反剧为难治。

语译：本条是张仲景通过大量的临床观察后总结出来的规律。一般黄疸病至 17～18 日之后，病情就不再发展，治之 10 日以上瘥黄疸渐退，病情逐渐好转，多为甲型传染性肝炎，但病情 18 日后黄疸继续加深，治之 10 日亦不见转机，病情逐渐加重，就可能是重症肝炎。

上海市传染病医院临床统计发现：亚急性重症肝炎从发病极期即黄疸达到高峰，临床症状比较严重的平均数为 18 天，而重症肝炎患者的病程到极期，平均持续 17 天，也就是发病 36 日以后，病情逐渐好转，一般平均病程在 4 个月左右完全恢复。如果出现病进入极期后虽然经过 17 天左右的相持阶段，病情仍不见好转，如纳差、腹胀、精神萎靡、出血倾向等症状加重，预后均不佳，死亡病例平均病程为 36 病日。而黄疸越深，到达极期的时间越短，病情越凶险，一般黄疸肝炎多在 18 病日内黄疸达到高峰，很少有相持阶段，总病程多在 3 个月以内，急黄一般在 10 天左右，即没有生命危险。

第十二条 疸而渴者，其疸难治；疸而不渴者，其疸可治。发于阴部⁽¹⁾，其人必呕；阳部⁽¹⁾，其人振寒而发热也。

注：

（1）阴部、阳部：阴指在里，阳指在表。

语译：口渴是湿热化燥的现象，同时也意味着病邪入里，热重，病势正在发展，故"其疸难治"；如口不渴，是病邪尚浅、里热不盛的现象，正气尚能胜利，故"其疸可治"。

呕吐证多发病于里，即发于阳恶寒发热病多在表；所以说发于阳部。本条的发于阴、发于阳，即《金匮要略·脏腑经络先后病脉证》第十三条阳病、阴病，亦为疾病的分类方法。

按语：第十一、第十二条论述黄疸的预后，对诊断判断湿热黄疸的预后有一定的参考价值。

第十一条论述黄疸的病程，在湿热黄疸，18 日为期，如前所述基本上符合实际情况。

第十二条论述渴与不渴，推断黄疸的预后，渴为内热重，故为难治。阳部、阴部分别指里与表，湿热黄疸初起，或呕、或发寒热、或兼而有之，在临床上都可见到。

第十三条 谷疸之为病，寒热不食，食即头眩，心胸不安，久久发黄，为谷疸，茵陈蒿汤主之。

语译：谷疸这种病，怕冷发热，不能吃东西，如果吃了东西，就感觉头晕，心胸不舒适，时间长了身体就会发黄而成为谷疸，用茵陈蒿汤主治。

按语：本条为清法适应证，论述谷疸湿热证的证治。谷疸为阳明湿热瘀郁之证，阳明既郁，营卫之源，壅而不利，则作寒热，健运之机，窒而不用，则为不食，食入则适以助湿热而增逆满，为头眩、心胸不安宁，茵陈、栀子、大黄苦寒通泄，使湿热从小便而出。

茵陈蒿汤方：

茵陈蒿六两　栀子十四枚　大黄二两

右三味，以水一斗，先煮茵陈，减六升，内二味，煮取三升，去滓，分温三服。小便当利，尿如皂角汁状，色正赤，一宿腹减，黄从小便去也。

方解：茵陈清热利疸，为退黄专药。

大黄荡涤实热，去除积滞，善于破结行瘀。仲景认为凝结之证，如燥结、水结、血结等，皆用大黄。本证谓湿热胶结，却涉及血分，故谓"瘀热在里"。此为太阳蓄血证相提并论，说明能行血导滞，破湿热蕴结。

栀子善清三焦之热，利小便，驱湿热，治疗心神烦乱，有除呕作用。

第十四条　黄家日晡所发热，而反恶寒，此为女劳[1]得之；膀胱急，少腹满、身尽黄，额上黑，足下热[2]，因作黑疸，其腹胀如水状，大便必黑，时溏[3]，此女劳之病，非水也。腹满者难治。硝石矾石散主之。

注：

（1）女劳：色欲过度。

（2）足下热：主要指足心部位，该处有足少阴肾经脉通过，肾热则足下亦热。

（3）大便必黑，时溏：说明是脏病，内有瘀血，并有便血的证候。

语译：黄疸病多由湿热熏蒸，郁于阳明，故日晡所发热而不恶寒。若日晡所发热而反恶寒，则非阳明证，而为女劳疸肾虚内热证。膀胱急，少腹满，大便必黑，时溏，为瘀热内着所致；身尽黄，额上黑，足下热，是虚热熏蒸引起，如女劳疸日久不愈，则变为黑疸，所以说"因作黑疸"。其腹胀如水肿症状，但与其他水肿病无关，病发展至后期，出现腹满症状，是脾肾两败的现象，预后不良。"硝石矾石散主之"一句是倒装笔法，是肾虚挟有湿热而言，不适于脾肾两败腹满之证。

按语：本条论述消法适应证，论述女劳疸转变为黑疸兼有瘀血湿热的证治。本条原文方证不符，证为女劳，女劳属虚，岂可用"硝石矾石散"？因此不可曲解，本篇第七条"酒疸下之，久久为黑疸，目青面黑，心中如啖蒜薤之状，大便正黑，皮肤爪之不仁，其脉浮弱，虽黑微黄，故知之"，未出方，如用硝石矾石散，还多少有些对症。"酒疸下之"当指用大黄等方剂，但如内有癥积而发为黄疸者，猛下并不能解决问题，所以"久久为黑疸，目青面黑"，"大便正黑，皮肤爪之不仁"，都是瘀血成癥之症，其脉浮弱，更不宜用下法，只可用消法，消即逐渐消磨之意，即《内经》所谓"坚者消之"。硝石矾石散目前主要用于清胆石，硝石或火硝或用芒硝，各地不一，矾石多用胆矾，以面糊丸或制成片剂，吞服每片含一分，每次服3～5片，每日服2～3次，饭后服，有一定效果。

硝石矾石散方：

硝石　矾石烧，等分

右二味，为散，以大麦粥汁，和服方寸匕，日三服。病随大小便去，小便正黄，大便正黑，是候也。

方后云：小便正黄则湿热已去，大便正黑为瘀血而下。

方解：硝石咸寒走血，咸能软坚，消瘀通热。矾石（黑矾）酸咸入气分，清胃中、肾中之热兼以祛水湿。硝石、矾石并用，并能泄中满而润下也，使湿热从大小便排泄，而腹满得以消减，每服方寸匕，剂量较小，药力不峻烈，非一日之功，适量久服。因石药碍胃，故用大麦粥黏滑和服保护胃气，可以起到宽胃益脾的作用。

按语：消法之中用活血化瘀法是治疗黄疸病的一个重要方法，特别是肝昏迷症。因血结瘀阻而引起并不少见，往往见于咯血呕血之后，离经之血与热结而导致昏迷者，下大便色黑如柏油，瘀血得下，下后神志渐清者，与《伤寒论》中桃核承气汤"血自下，下者愈"的论述相符，但这是体壮气实，侥幸得生。

兹举瘀血黄疸病例：陈某，女，24岁，妊娠五月余，肾热发黄，晨小产一死婴，出血极少，当夜神志不清，谵妄而进入深昏迷，黄疸加深，肝浊音界缩小，高烧，并有肝臭。经某医院抢救、输液处理昏迷三日未醒。中医会诊：病人神昏烦躁不安，苔薄白，舌质少见紫红，脉象沉弦，按其少腹有痛楚之状，考虑小产死婴，恶露甚少，恐有瘀血内留与热相搏，扰犯心神，急宜清热、导瘀、开窍。方药为桃仁12g，大黄12g，元明粉9g，丹参9g，川芎5g，枳实9g，山楂9g，茵陈15g，连翘9g，菖蒲5g，犀角、羚羊角粉三分冲，另用安宫牛黄丸频服，两剂后便通瘀下，神志即渐转清。三剂后全清醒。后由该院按一般保肝治疗，恢复甚快，二年后又产一女孩，哺乳过程良好。

肝内胆管炎及其所致肝硬化医案：李某，男，3岁，1987年7月19日初诊。患儿呕恶倦息五日后目睛发黄，5月29日去某县医院诊断为急性黄疸型肝炎，住院治疗，黄疸日深，高热不退。6月14日去某医院求医无效。6月29日凌晨转入某儿童医院治疗，住至第三周末，即见腹水，腹胀如鼓，脐突，青筋裸露，瞳散，其气声微。经查诊为肝内胆管炎，不排除肝内胆管梗阻。主张肝穿或剖腹探查，生死未卜。患儿已耗资六千余元，无力筹资，退而乞服中药以冀生机。刻下见症：神疲少气无言，身体羸瘦，下肢水肿，蜷卧，睛黄，发疏干，肤糙痒，鼻衄，齿衄，呕恶，腹壁静脉曲张，便秘溲少，肝大六指过脐线，质硬，表面光滑，脾大二指，舌质暗淡，舌边瘀斑，舌系带瘀血，苔黄厚滑腻，脉弦滑数。治以利胆退黄、活血化瘀。方药用茵陈蒿汤加味：茵陈9g，栀子6g，大黄3g，鳖甲6g（后下），川郁金4g，丹参4g，槟榔3g，豨莶草3g，二苓10g，当归4g，车前子4g（包煎）。温分3服，4剂。

次日家长告知：药后小便如皂角汁状，质稠，色赤，残留地面干如黄漆，小便利，大便下燥屎五六枚，一夜腹胀减，嘱继服余药。

7月23日二诊：目睛黄退，有神，腹水、腹胀缓，肝肋下三指，脾大一指，思饮，垢苔渐退，脉转和缓，上方去车前子、二苓，加白芍养血柔肝，4剂。

7月27日三诊：神清，肝肋下一指，质地中等，边锐，大便乍难乍易，瘦时黄时清，下肢肿消，思饮纳差。首方再减郁金、丹参、龙胆草、槟榔，大黄减为2g，加鸡内金3g，5剂。

8月2日四诊：纳可，二便调，神清爽，肝脾肋下未及，舌质渐红润，浊腻苔尽去，舌瘀斑消，脉细滑，治宜养血软坚兼清余热。茵陈8g，栀子4g，大黄1g，当归3g，白芍4g，鳖甲6g。每日1剂，调治4周。复查肝功（-），10月22日母子欣然归故里，后追访体健无恙。

阳黄之作，湿从火化，瘀热在里，胆汁与胃中浊气熏蒸日久，气滞血瘀，瘀血结于胁下形成痞块。血不行则病水，湿浊疫毒蕴聚形成臌胀。此案黄疸、积聚、臌胀集一人之身。伤寒有合病、并病之论，临床病情有千变万化之别，其合病、并病之论远不能囊括世间疾病之错综复杂，仅提纲挈领示人以规矩，临证治病必伏其所主，究其所因。热蕴为其主因，故以茵陈蒿汤为众药之首直捣病之巢穴。茵陈、栀子清热利湿通利小便导邪下出；大黄后煮欲助茵陈、栀子使湿热之邪尽出，取其推陈致新之功；湿热疫毒稽留，胆管梗阻，加龙胆草有解毒活血利湿之妙；当归辛苦而温，芳香醒脾和血，以防众苦寒药伤正；鳖甲软坚散结养阴血，善疗肝脾肿大；川郁金辛苦寒，凉心热散肝郁，与丹参合用善疗胁痛，现代临床研究此二药与茵陈、栀子配合增强利胆退黄之功；秦伯未言槟榔"腹满溲短加入二三钱辄奏捷效"，其能祛湿，湿去三焦通利；二苓、车前利水不伤正。诸药协同而奏效，邪衰其半去诸清热凉血渗利之品，加白芍养血柔肝而护正，大黄少用取其健胃之功，湿热胶结非浅日可图，需缓缓调治。

经方流传于世已千年有余，至今仍被国内外医家所推崇，在识病辨证基础上选用经方，其验犹彰。宗仲景之方旨，不囿于仲景方范围，举一反三，触类旁通，诚如王履《医经溯洄集》中言："仲景立法，天下后世之权衡也，故可借焉以为他病用。虽然岂特可借以治温暑而已，凡杂病之治，莫不可借也。"（据《北京郊区县论文集·临床验案·崔德成临床验案举隅》第233页）

第十五条 酒黄疸，心中懊㤢或热痛，栀子大黄汤主之。

语译： 患了酒黄疸，心中烦闷不宁，或者感到心中发热疼痛，用栀子大黄汤主治。

栀子大黄汤方：

栀子十四枚　大黄一两　枳实五枚　豉一升

右四味，以水六升，煮取二升，分温三服。

方解： 栀子、大黄苦寒泄热，枳实开结而散胸腹滞气，香豉升散，酒家积瘀成热而发黄疸可用本方清除实热。

按语： 栀子大黄汤治黄疸重点在于心中懊恼或热痛，重点在心下（胃），故变茵陈蒿汤法，减大黄之用量（因不需重用以泄腹满），加枳实、豆豉而散胸腹滞气，香豉升散，酒家积郁成痰而发黄疸，可用本方清除实热。

关于黄疸病用大黄的问题，根据临床经验，凡实热黄疸，如见大便难，或大便见白色，病属于实证，可以早用大黄，并可持续服用。因为黄疸除阴黄外，多属于湿热壅滞肠胃，即使发热，多属于实热，故下不厌早，但剂量不宜过大，可先重后轻。有人主张湿热黄疸先用茵陈蒿汤，后用栀子大黄汤，排出肠胃的积滞，然后用茵陈五苓散利小便，以除余湿。这种体会深合治疗谷疸的机理。

本方清心中及上焦之热，偏于上焦，热多湿少。

第十六条 诸病黄家，但利其小便；假令脉浮，当以汗解之，宜桂枝加黄芪汤主之。 方见水气病中。

语译： 引起黄疸的成因，一般来说，多由于湿热郁蒸气化失职，以致小便不利，湿热无从排泄而成，因此黄疸的正治法，必须是通利小便以排除湿热，所以说"诸病黄家，当利其小便"。可以有例外，假使表虚发黄，有恶寒发热，脉浮自汗时，审其实非内热影响者，仍当汗解，宜用桂枝汤调和营卫以解表，加以黄芪扶正拖邪。

按语： 本条论述诸病黄家表虚的证治。黄疸病脉浮，为风胜于湿，故用汗解的方法治疗。

方以桂枝汤调和营卫而解肌表的风邪，加以黄芪以实腠理，喝热粥为助，使周身微微汗出，则肌表之邪去，虽有里湿，也能向下渗泄。

《金匮要略心典》云："小便利，则湿热除而黄自已，故利小便为黄家通法，其脉浮则邪近在表，故宜汗解，亦脉浮者先吐之意，但无外风而欲出汗，则桂枝发散之中，比兼黄芪固卫，斯病去而表不伤，抑以助正气以逐邪气也。"

《医宗金鉴》云："诸黄家病，谓一切黄家病也。黄病无表里证，热盛而渴者，当清之，湿盛小便不利者，但当利其小便。假令脉浮则为在表，当以汗解之，宜桂枝加黄芪汤。于此推之，可知脉沉在里，当以下解之也。"

《伤寒论》云："伤寒瘀热在里，身必发黄，麻黄连轺赤小豆汤主之。"伤寒指外有寒邪束表，瘀热在里，言湿热蕴郁在里，外有寒邪束表，当见无汗、恶寒、头痛、身痛等表证；内有湿热蕴郁，则见心烦懊恼、小便不利等证。因病势偏于表，治疗当以麻黄连轺赤小豆汤宣散表邪，清热利湿。

麻黄连轺赤小豆汤方：

麻黄二两，去节　连轺[1]二两（连轺根是）　杏仁四十个，去皮尖　赤小豆一升　大枣十二枚，擘　生梓白皮一升，切　生姜二两，切　甘草二两，炙

右八味，以潦水[2]一斗，先煮麻黄，再沸，去上沫，内诸药，煮取三升，去滓，分温三服，半日服尽。

注：

（1）连轺（yáo 摇）：赵本后有"连翘根是"四字，现以连翘代用。

（2）潦水：地面流动的雨水。

方解： 本方以麻黄、生姜、杏仁辛温解表散邪，又开提肺气以利水湿之邪；连翘、赤小豆、生梓白皮辛凉而苦，清热利湿以退黄，大枣、甘草甘温健脾和胃。诸药协和，使表里宣通，湿热泄越，其病自愈。

《金匮要略·妇人杂病脉证并治》中红蓝花酒白酒直接入方，与他药配伍，发挥协同作用。

以上两方证的区别，从理论上来说，同为表证，后者无汗而湿热内郁，前者表虚而湿热不重，但桂枝加黄芪汤证已点出利小便是治黄大法，汗解是变证，无汗而湿热内郁者，固可用汗法，用麻黄连轺赤小豆汤；至于桂枝加黄芪汤实际是补虚固表之方，与用小建中汤意思相同。

第十七条 诸黄，猪膏发煎主之。

语译： 有些黄疸病的患者，可以用猪膏发煎主治。此方为润燥祛瘀之方。《千金》云："太医校尉史脱家婢黄病，服此，胃中燥屎下，便瘥，神验。"据此，可能为治萎黄病之方，不一定是黄疸。

猪膏发煎方：

猪膏半斤　乱发如鸡子大三枚

右二味，和膏中煎之，发消药成，分再服，病从小便出。

校勘：《外台》有"内发"二字。"药成"作"尽研，绞去膏细渣"七字。

方解： 猪膏发煎方中，猪膏利血脉，散风热，润燥结，能通大便，以此可知本证是由燥结兼血瘀所引起的萎黄证。本条为润法开先河。

按语：本条论述肠胃燥结的萎黄证治。猪膏发煎是润燥通便，促进肠胃功能恢复，方中猪膏润燥，乱发消瘀，可知本证是由于燥结而兼血瘀所引起的萎黄证，非由湿热而致的黄疸病。据《千金方》《外台秘要》的记载本方证应有少腹急满、大便秘结等症状。

本条诸黄应灵活看待，因为本方不治一般黄疸，更不宜湿热发黄，煎药时加香油，首先是通便，通、润、清、导治阳明经闭。

《金匮要略心典》指出本条治黄疸不湿而燥者之法。《伤寒类要》云男子、女人黄疸，饮食不消，胃胀，热生黄衣，在胃中有燥屎使然，猪膏煎服则愈，盖湿热经久变为坚燥，譬如麹曲，热久则湿去而干也。《神农本草经》云猪膏利血脉，解风热乱发消瘀，开关格，利水道，故曰病从小便出。

《爱庐医案》有用猪膏发煎治黑疸验案一则，录之如下以备参考：

疸症多种，黑者属肾，肾气过损者曰女劳疸，今肌肤舌质尽黑，手指映日俱黯，强壮之年，肾阳早已不举，体虽丰腴，腰软不耐久坐，脉弱身疲，纳食足冷，显属肾阳伤残太甚。血余120g，猪油480g，熬至发枯，取油盛贮，一切食物中可以用油者俱用之。煎方：制附子21g，炒枸杞子5g，炒黄柏3g，菟丝子5g，茯苓9g，牡蛎20g，茵陈5g，杜仲9g，熟地黄18g。

再诊：前方已服20余剂，肌肤之半化，其势渐转阴黄，形神大振。胃纳加强，且可耐受理事矣。再拟补养脾胃：人参9g，沙苑子9g，山药9g，杜仲9g，熟地黄9g，云苓9g，白术5g，茵陈5g，枸杞子5g。

热退寒除，外邪已结，而湿热未清，方用茵陈汤加减。服药后一周，黄疸退尽，诸症消失。本病例西医诊断为急性传染性肝炎，两周后复查肝功能基本正常。

第十八条 黄疸病，茵陈五苓散主之。

语译：有些黄疸病，可用茵陈五苓散主治。

茵陈五苓散方：

茵陈蒿末十分　五苓散五分方见痰饮中。

右二物和，先食饮方寸匕，日三服。

方解：本条论述湿重于热的黄疸治法。本条只言黄疸病而未指出症状，从方药测证，可知本方是黄疸病初期轻型，当有形寒发热、食欲减退、小便短少或不利等症状，故用茵陈五苓散利水清热去湿。方中五苓散化水行气，茵陈清热利湿，可知本条是湿重而内热不甚的黄疸。

按语：《金匮要略心典》中，此正治湿热黄疸者之法，茵陈散结热，五苓利水祛湿。《医宗金鉴》中黄疸病之下，当有"小便不利者"五字，茵陈五苓散方有着落，必传写之遗。黄疸病脉沉，腹满在里者，当以大黄硝石汤；脉浮无力（当为有汗）在表，以桂枝加黄芪汤汗之；小便不利者，不在表里，故以茵陈五苓散主之。

本条文为湿热俱重，湿重于热。

第十九条 黄疸腹满，小便不利而赤，自汗出，此为表和里实，当下之，宜大黄硝石汤。

语译：这和《伤寒论》中阳明发热汗出须急下存阴之例同。"此为表和里实"是对病机的概括，因表和里实，里热成，汗出更易损耗阴液，故治当攻下，以大黄硝石汤通腑泄热。

按语：本条论述下法适应证，即论述黄疸热盛里实的证治。黄疸病腹部胀满，小便不利而赤是内热极盛的表现，因为里热熏蒸，所以更见自汗。

大黄硝石汤方：

大黄　黄柏　硝石各四两　栀子十五枚

右四味，以水六升，煮取二升，去滓，内硝，更煮取一升，顿服。

方解： 方中栀子、黄柏清胃泄热，大黄、硝石攻下瘀热，诸药合用，共奏清热通便、利湿除黄之功。

按语： 此方与茵陈蒿汤的区别在于，茵陈蒿汤以清为主，湿热两盛，用大黄主要在于清热解毒；此方以下为主，适用于实热内盛，用大黄主要在于荡涤胃肠积热。

临床上对黄疸病首先区别阴黄、阳黄，再进一步在湿热发黄（阳黄）的范围内分湿盛、热盛或湿热两盛。三者的区别是：

湿盛：舌苔白腻，倦怠少食，恶心呕吐。

热盛：舌苔黄糙，口渴心烦，小便短赤。

湿热两盛：舌苔黄腻，心胸烦闷，小便短赤。

本条与茵陈蒿汤方主证的区别在于茵陈蒿汤适用于热重于湿，本方适用于湿重于热。茵陈蒿汤和茵陈五苓散方都属于治湿热黄疸常用方剂，实际两方可以合用。治疗黄疸应以清热利湿为主，至于湿热黄疸来势急暴，往往入血入营更需用清法，方用犀角地黄汤、清营汤及安宫牛黄丸。

附张书清医案一例：

蒋，四肢面目俱黄，脉形糊滑，此为湿热蕴遏为五疸之谷疸，官桂、赤白茯苓、黑山栀、泽泻、瞿麦、上湘军、白术炭、猪苓。

二诊：黄疸大减，前者以清其渊，官桂、黑山栀、焦麦芽、范志曲、陈皮、川朴、猪苓、泽泻、茵陈。

本医案首方即以茵陈蒿汤与茵陈五苓散，次方是茵陈五苓散加减，可见治黄疸当以清利湿热为主。

第二十条　黄疸病，小便色不变，欲自利，腹满而喘，不可除热，热除必哕。哕者，小半夏汤主之。 方见痰饮中。

语译： 黄疸病属于实热者，必大便不通，小便不利而色赤。现小便色不变，欲自利，为太阴虚寒，非湿热实证，虽腹满必虚满而喜按。如误认为实热证用栀子以除热，必定会损伤胃气而发生呃逆，正治法当以理中、四逆辈温运脾阳，反之中阳被寒药抑遏，胃气欲伸而不能伸，则发生呃逆的症状，所以应用小半夏汤温胃和中以止呃逆，待呃逆停止，然后再治黄疸。

按语： 本条论述黄疸误治变证的证治。小半夏汤是误治变见呃逆的治标之法。《金匮要略心典》云："便清自利，内无热证，则腹满非里实，喘非气盛矣。虽有疸热，亦不可以寒药攻之。热气虽除，阳气则伤，必发为哕。哕，呃逆也，魏氏谓胃阳为寒药所坠，欲升而不能者是也。小半夏汤温胃止哕，哕止，然后温理中脏，使气盛而行健，则喘满除，黄病去，非小半夏汤治疸也。"

《金匮要略论注》云："黄疸中有真寒假热者，谓内实小便必赤，今色不变加自利，虚寒也；虽腹满而喘，虚亦喘，实证有喘，虚喘。误以为热，而攻除之则虚其胃而哕；哕由胃虚而气逆，逆则痰壅：故曰哕者小半夏汤主之，谓哕非小故，惟半夏能行痰下气而调胃。胃调然后消息治之，非小半夏即能治黄疸也。"小半夏汤是黄疸误吐后出现呃逆的，非黄疸正治之方，但亦有不因误治而见呃逆者，亦可用本方治疗。

第二十一条 诸黄，腹痛而呕者，宜柴胡汤。必小柴胡汤，方见呕吐中。

语译：黄疸病，有腹部疼痛而呕吐的，宜用小柴胡汤治疗。

按语：本条论述黄疸见少阳证的证治。在黄疸病发病过程中，如见往来寒热，胸胁苦满，腹满而呕是肝邪犯胃的现象，肝胆疾病影响脾胃，宜调和肝脾，故和法在黄疸过程中广泛应用，但不局限于小柴胡汤，如逍遥散、四逆散、柴胡疏肝散以及大柴胡汤等，多通用于慢性肝炎、胆石症，又如大排石汤治疗胆石症，其组成为柴胡、白芍、广木香、生大黄、黄芩、制半夏各9g、枳实12g、黄连6g、吴茱萸3g、芒硝15～30g。大柴胡汤和左金丸加味治疗胆管结石属于肝郁气滞型，或见右胁肋下或心窝部作痛引及肩背，胸闷，嗳气，或伴泛呕吐，口苦咽干或伴黄疸，舌苔薄白或黄，脉弦或带数，属于和法范畴。

若出现往来寒热、胸胁苦满、头昏目眩、脘闷欲吐脉弦等症状，选用小柴胡汤去姜枣加茵陈、白芍；湿盛可加厚朴、陈皮、苍术、藿香等；热盛的可加山栀、黄柏；热盛而便秘，可用大柴胡汤；如见肝郁气滞证候的，可用柴胡疏肝散；如肝脾两虚的，可用逍遥散等。这些方法皆从小柴胡汤演变而来，临床时值得参考。

《金匮要略心典》云："腹痛而呕，病在少阳；脾胃病者，木邪易张也。必以小柴胡散邪气、止痛、呕，宜非小柴胡能治诸黄也。"

《医宗金鉴》云："呕而腹痛，胃实热也，然必有潮热便硬，始宜大柴胡汤两解之；若无潮热便软，则当用小柴胡汤去黄芩加芍药和之可也。"

黄疸初期出现少阳证，应用小柴胡汤治疗，方中人参甘、温，能助湿生热，湿热重者当去人参加茵陈；如里热渐盛，大便秘结，则为少阳、阳明并病，当用大柴胡汤和解少阳、攻下阳明。

第二十二条 男子黄，小便自利，当与虚劳小建中汤。方见虚劳中。

语译：男子发黄，小便自行通利的，应当给予治虚劳的小建中汤。

按语：本条论述虚劳萎黄的证治。本条方症有人认为不是黄疸是萎黄，是所见不广，主观臆测。萎黄病当然可用小建中汤，但黄疸病人确可见用小建中汤的证候，古代有医案可考，现在也有临床报道，摘引如下：

《环溪草堂医案》记载：两目及身体皆黄，小便自利而清，此属脾虚，非湿热也，名曰虚黄。黄芪四两，白芍三两，地肤子二两，茯苓四两。酒浸服。

《静香楼医案》《金匮要略·黄疸病脉证并治》记载：面目身体悉黄而中无痞满，小便自利，此仲景所谓虚黄也，即以仲景法治之：桂枝、黄芪、白芍、茯苓、生姜、炙甘草、大枣。

《金匮要略心典》记载："小便利者，不能发黄，以热从小便去也。今小便利而黄不去，知非热病，乃土虚而色外见，宜补中而不可除热者也。夫黄疸之病，湿热所瘀也，故在表者汗而发之，在里者攻而去之，此大法也。乃亦有不湿而燥者，则变清利为润导，如猪膏发煎之治也；不热而寒、不实而虚者，则变攻为补，变寒为温，如小建中之法也。"

《医宗金鉴》记载："妇人产后经崩，发黄色者，乃脱血之黄色，非黄疸也。今男子黄而小便自利，则知非湿热发黄也。询知其人必有失血亡血之故，以致虚劳之色外现。斯时汗、下、渗、利之法俱不可施，惟当与虚劳失血同治，故以小建中汤调养营卫，黄自愈矣。"

本条"男子黄，小便自利，当与虚劳小建中汤"所指之"黄"是"黄疸"还是"萎黄"，历代医家纷争诸多，当今教材认为"属虚劳范围的萎黄证"，但仲景未将此条列入《金匮要略·血痹虚劳病脉证并治》，是错简，抑或他故？朱良春从病证结合考虑，发现部分黄疸患者，临床并见心动过缓，当属胆红素刺激迷走神经之故，多见于黄疸后期、黄退而未净，乏力神疲，心悸怔忡，脉细缓而迟，或结代，心电图出现心律失常，颇合胆心综合征诊断。从中医辨证认识，是肝病传脾，胆邪及心，苦思对证方药确以小建中汤较为恰当，此方建中益气，调和营卫，兼可治心，颇合《难经·十四难》所云"损其心者，调其营卫"。

朱良春曾治疗一男性，32 岁患者，患黄疸型肝炎 3 个月，经治疗黄疸大部消退，但目黄仍较明显，唯感心悸不宁，胸膺刺痛时作，舌苔花剥，脉细缓而结代，心电图示窦缓及室性早搏，肝功轻度损害，脉证合参，乃肝邪犯脾、气血亏虚、脉络瘀阻，予益气化瘀、建中和营，药用桂枝、白芍、生芪、当归、丹参、红花、天花粉、生地黄、淮小麦，服 20 剂，脉转调匀，目黄渐退，精神趋振，复查肝功正常。故朱良春认为此处小建中汤所治之黄仍为黄疸而非萎黄（不排除异病同治），乃治黄疸的变法。受此启发，我们在治疗胆囊疾病引发胆绞痛并通过神经反射引起冠状动脉供血不足导致心绞痛、心律失常、面色萎黄、心悸怔忡、脉细缓乏力，应用小建中汤可有助缓解症状。还有反复心衰所致之心源性黄疸，可见胆红素增高、肝功异常、乏力困顿、心悸脉缓、面色萎黄者，应用"损其心者，调其营卫"之小建中汤往往有效。

〔附方〕**瓜蒂汤：治诸黄。**方见暍病中。

按语：吐法的治病原则：根据《素问·阴阳应象大论》病"其高者，因而越之；其下者，引而竭之"之旨，根据临床所见，患者服用瓜蒂散后却有黄汁从口鼻如涕流出，流出后心胸痞塞豁然，然后食植物油炸馒头，吐后以糜粥自养，然小便通利，小便先正黄后小便色灰，使小便而出也。

瓜蒂散方：

瓜蒂一分，熬黄　赤小豆一分

右二味，各别捣筛，为散已，合治之，取一钱匕。以香豉一合，用热汤七合，煮作稀糜，去滓。取汁合散，温，顿服之。不吐者，少少加；得快吐，乃止。诸亡血、虚家，不可与瓜蒂散。

方解：瓜蒂汤即一物，瓜蒂汤方中专用瓜蒂，味苦而长于涌吐，如果患黄疸病而胸膈满闷或心烦懊恼想吐而没有其他症状的，可以用此汤催吐，因势利导，以去心胸的邪气。古书记载黄疸之治，多用瓜蒂，认为它能去湿除黄，只是后来比较少用，据实验及临床验证确实有疗效。

《伤寒论》云："病如桂枝证，头不痛，项不强，寸脉微浮，胸中痞硬，气上冲喉咽，不得息者，此为胸有寒也，当吐之，宜瓜蒂散。"

关于胸中痰实的证治，病因病机为痰阻胸中，气机不利。证候为病如桂枝汤证（发热恶风、自汗等证），卫气不固，头不痛，项不强，并非太阳中风证，为鉴别而设，寸脉微浮，痰实壅滞胸中，居于高位。胸中痞硬，气上冲咽喉不得息，痰阻胸膈，肺气肃降失司。当涌吐痰实，用瓜蒂散方主治。《金匮要略·痉湿暍病脉证治》云："太阳中暍，身热疼重，而脉微弱，此以夏月伤冷水，水行皮中所致也，一物瓜蒂汤主之。"

《本经》记载瓜蒂主大水，身面四肢浮肿：伤暑则气热，挟湿则疼痛，暑湿伤阳，故脉微弱，其缘于夏月贪凉饮冷或汗出入水，水行皮中，阳气被遏所致，治宜一物瓜蒂散去湿散水。

《千金》麻黄醇酒汤：治黄疸。

麻黄三两

右一味，以美清酒五升，煮去二升半，顿服尽。冬月用酒，春月用水煮之。

《千金》谓此方"治伤寒热出表发黄疸"乃指外感风寒，湿热在表郁阻而成黄疸，脉象浮的应当用汗法治疗，以麻黄醇酒，使药力周行全身，则黄从肌表而解。

结　语

黄疸一证，以阳黄居多，为主证；阴黄居少，为变证。

阳黄，临床分类如下：

初起有表邪：症见发热恶寒，头痛，无汗或有汗，无汗表实，用麻黄连轺赤小豆汤加减；表虚，用桂枝黄芪汤加减；身热有汗，口渴，脉浮数或数，用银翘散加减。

热重于湿：症见发热口渴，治以清热利湿，可用茵陈蒿汤、栀子柏皮汤或大黄硝石汤。

湿重于热：四肢倦怠，脘痞纳呆，大便溏软，小便不利，口不渴或口渴不欲饮，舌苔湿润或白腻，脉濡缓或濡滑，治以利湿或渗湿为主。可用茵陈平胃散、茵陈五苓散或化瘀汤。

湿热化火：症见发热口渴，烦躁不安，舌质红绛，舌苔灰黑或焦黑，甚则衄血、呕血、便血、谵妄、昏迷、脉洪滑或洪数，治以泻火解毒、清营凉血，用清瘟败毒饮、犀角地黄汤加承气汤通下解毒，或服安宫牛黄丸清心开窍。

阴黄，临床分类如下：

寒湿困脾：治以温化寒湿、健脾理气，茵陈术附汤加减。

脾肾阳虚：治以健脾温肾、化气行水，方以附子理中汤合真武汤加减。

肝肾阴虚：症见面色黧黑，形体消瘦，口干舌燥，烦躁少寐，舌质红绛，少津，脉弦细数。治以滋养肝肾、柔肝泻火，可用一贯煎合知柏地黄汤加减。

气血瘀滞：症见面色黧黑，双胁胀痛，肝脾肿大。治以活血化瘀、通下理气，可用桃花化浊汤合桃仁承气汤或大黄䗪虫丸。

关于治法，退黄，不外二便，汗法很少用，用茵陈、黄柏、大黄，亦可用瓜蒂散。

有腹水，用中药利尿五苓散、疏凿饮子、五皮饮，再配合小剂量西药利尿药。

有瘀血，用抵当汤，水蛭、虻虫、桃仁有抗凝血素类物质。

湿热化火，扰动心神，以致出现善忘、如狂或狂躁，昏迷用泻火解毒，急用大承气汤，重者用安宫牛黄丸或紫雪丹，黑便用桃仁承气或抵当汤。

黄疸一证辨证，首以气血辨证，黄疸以阳黄居多为主证，阴黄居少为变证，虽然湿热、寒湿可致黄疸，然而并非都可以形成黄疸，究其原因，病机关键在于邪入血分。若仅在气分，甚至弥漫三焦，一般不会出现黄疸；若入于血分，不能透营转气，壅滞百脉，遏迫胆汁不循常道而外溢，浸渍于肌肤才能出现黄疸。有些肝病患者早期开始没有黄疸，后来出现黄疸，由于病邪由气分转入血分。

古人虽有"治黄不利小便非其治也"之说，黄疸辨证应采用温病三焦辨证部位，采取不同的退黄途径：偏于上焦、中焦应以芳香宣化，芳香化浊，理脾和中，使病邪从上中焦化散；偏于中焦、下焦应以清热利湿，苦温燥湿，苦寒燥湿，宣化中焦，使病邪从中焦、下焦渗利；邪热、湿热蒙闭心包者，应以清热利湿宣化三焦，佐以凉血清心，清宫开窍。

治黄原则如下：

其一，治黄必利小便，小便利黄自退，方如茵陈蒿汤、茵陈五苓散、栀子柏皮汤。

其二，治黄必活血，血行黄易却，清热利小便药治疗黄疸可收到一定效果，有时疗效不明显，关键是没有血分药，热入血分只需凉血散血，加入赤芍、牡丹皮、丹参、鸡血藤、紫草、红花等血分药，养血活血、凉血活血或温通血脉，则疗效更突出。

其三，治黄需解毒，毒解黄易除，湿热益盛则毒邪益炽，热助毒邪，毒助热极，黄疸日趋深重，可致热迫血分，逆传心包之急黄、瘟黄。

其四，治黄要化痰，痰化黄易消，《金匮要略》中小半夏汤和瓜蒂散用和法吐法治疗黄疸，开历史治疗黄疸要化痰的先河，给人治疗黄疸要化痰的启迪，在病因病机上分析湿热之邪侵犯机体，湿聚生痰，热灼津液生痰，脾虚健运失司，聚湿生痰。肾阳虚衰水气上泛而为痰，血瘀日久亦可化为痰水（血不利则病为水），痰湿阻滞血脉又可致瘀血，古人云"怪病多从痰论治"，不仅怪病治之于痰，治黄疸病也要化痰湿，以加速利湿退黄之效。

利小便、活血、解毒、化痰有四大好处，一可加速退黄疸，二有利于肝脾肿大的回纳，三有利于肝功能的恢复，四可缓解肝脾肿大及肝胆区的疼痛。

治疗黄疸，当辨虚实寒热。酒疸，属于实热的，治以清凉为主，如栀子大黄汤；属于虚寒的，后世用茵陈与温中药同用。女劳疸，属于虚寒的或用和中，如小建中汤；或须润导，如猪膏发煎；有中满的，需稍稍通利，如硝石矾石散。谷疸，有湿热的，治疗宜疏泄，如茵陈蒿汤及大黄硝石汤；有寒湿的，治疗宜温利，后世以茵陈附子汤同用。又茵陈五苓散可治湿热黄疸的轻症。以上均讲的是里证辨证施治。汗法选用桂枝加黄芪汤证，适宜于湿热郁表表虚的证型。此外，《伤寒论》也有发黄的论治，应与本篇参照阅读。

惊悸吐衄下血胸满瘀血病脉证治第十六

脉证十二条　方五首

便　读

　　本篇包括五种病名，以论述血证为主，有关惊悸二条。因惊悸是心病，心主血，胸满为血证中偶有的证候。惊悸、胸满和血病有一定的关系，所以并为叙述。下面介绍惊悸、血病。

一、惊悸

　　1. 脉象

　　寸口脉动而弱，惊则气乱故脉动，悸属里虚故脉弱。

　　2. 治法

　　如水饮所致，用半夏麻黄丸；

　　若火邪所致，治宜桂枝去芍药加蜀漆牡蛎龙骨救逆汤。

二、血病

（一）脉证鉴别

　　1. 血病一般诊断

　　病人无寒热，面无血色，多因少血所致，如脉沉弦为阴分不靖是衄血；脉浮弱为阴脉不充，是下血病；如兼心烦咳嗽，是血从上溢为吐血。

　　2. 吐血死证

　　吐血病人，咳嗽，气上逆，脉数发热不得卧者，此为有阳无阴，为死症。

（二）症状与治法

　　1. 吐血不止

　　针对原因治疗，如血热妄引，宜用凉药。如属气虚挟寒则须用温法，可用柏叶汤行阳通隧，引血归经。

　　2. 吐衄

　　热盛的吐血衄血，可用泻心汤，以三黄清热泻火，达到止血目的。

　　3. 下血

　　下血分远血、近血，多属脾虚气寒，宜黄土汤健脾益气。

　　先下血后大便的称近血，多属大肠湿热，宜赤小豆当归散。因赤小豆能行水湿，解热毒，当归能引血归经。先大便后出血者为远血。

　　4. 瘀血

　　属气血壅结的，症见胸满，唇痿，舌发青，口燥，漱口不欲咽，无寒热，脉微大而迟，腹部外形没有胀满而自感胀满。

5. 亡血禁汗

衄家误汗，阴津更伤，则见额上两侧脉陷而不起，脉紧急，甚至两目直视而不能眴，不得眠，若损伤卫外阳气则见寒栗而振。

原文：

第一条 寸口脉动而弱，动即为惊，弱则为悸。

语译： 动脉滑数行如豆，指指下摇摇无定居，诊得寸口脉象为动脉是属惊证；诊得脉象沉小又无力，重手按之软如绵为弱脉，弱脉主证为阳衰，元气亏，弱脉在此"弱则为悸"。寸口的脉象动而且弱，动弱并见，脉动是惊的表现，脉弱是阳虚心悸的表现。

按语： 本条论述惊与悸的病因病机。从条文中脉象分析，惊与悸本有外来和内生的不同，但从临床所见，受惊必致心悸，心悸又易发生惊恐，惊与悸互为因果，连续反应，故在辨证治疗时，既要看到二者的区别，也要注意二者的内在联系。

本条的要点有三：其一，指出惊与悸的关系，一般以为因惊而悸者轻，不惊而悸者重，悸者易惊，二者关系密切。其二，动脉、弱脉可见于心悸患者，惊则气乱，动则不宁，可见心悸猝然发作之时，弱脉无力，血虚气血不足，常见心悸、久病之人。血不养心，没有外界刺激而发。其三，动脉出现与情绪激动，如突遭惊怖、巨响等刺激有关，故应避免这些诱发因素，以防心悸发作或加重。惊是暂时、实证、惊恐之后，气血凝聚，短时间可见动脉。

本篇只有首条和第十三条论惊悸，把惊悸放在篇首，这也说明亡血家必有惊恐的症状。

第二条 师曰：尺脉浮⁽¹⁾，目睛晕黄⁽²⁾，衄未止。晕黄去，目睛慧了⁽³⁾，知衄⁽⁴⁾今止。

注：

（1）尺脉浮：尺脉主肾，尺脉浮主肾经虚火。尺，赵本及俞乔本并作"夫"，程氏《金鉴》同，其余诸家本均作"尺"。

（2）目睛晕黄：一方面是说眼睛发黄，有黄晕；另一方面是说病人视物昏黄不清，不透亮的感觉。"肝开窍于目"是因为肝经有蓄热。

（3）慧了：明晰清楚的视觉。

（4）衄：鼻衄。

语译： 老师说：尺脉脉现浮象，尺脉以候肾，肾寓相火，目为肝窍，肝主藏血，相火亦寄于肝，尺脉应沉而候肾，而反见浮，是肾阴亏虚相火妄动之象；目睛昏黄，视物不清，是因为肝经有郁热、上扰于目所致；肝肾阴亏，肝经郁热循经上扰，势必迫血妄行，热迫阳络，则衄血，故知"衄未止"；若昏黄退去，目睛清澈透亮，视物清晰，说明阴精回复邪火泯降，血也平静，故知衄血止。

按语： 本条从脉证尤其是目睛的感觉判断衄血的预后。衄家不可发汗，故有"夺血者无汗"之论述，机理不难理解，应进一步理解告诫之，如果衄家没有发热的症状，就不存在可汗可不汗的问题，临床所见失血量多的患者，常在血后伴有发热，有属于瘀血发热，有属于气虚、阴虚而发热。如误用辛温发热，导致伤阴伤阳，甚至损伤动血之弊，并联系临床实际说明衄家不可发汗实践意义，对误汗引起的症状举一反三，认为"尺脉浮"为肝肾之火内动，迫血上行，血溢于阳络而成衄，肝阳上亢，循经上扰于目，所以目睛昏黄。昏黄是视物不清。临床常见出血病人，主要是衄血病人在衄血及复发的情况下，其症状除衄血外，同时可见头昏目模糊等症状。主要特征为肝阳上亢，虚火内动，若经治疗，衄血症出，但眩晕症状仍未消失，应防止衄血再现，主要是肝阳未平。若衄血病人初起见有眩晕，经治或未治而眩晕消失，说明内火已平，血得宁静，衄血可止，即条文所云"目睛慧了，知衄今止"。从临床来看，引起失血的原因不外乎虚与火。虚包括气虚、血虚，火又有实火和虚火。无论虚火与实火，无论吐、衄、咳血，火迫血则外溢，火性上炎，因此头晕目糊。这个症状的存在与消失可观察火清与否，血静与否，我们在观察出血病人时常注意到这个症状，对出血病人预后观察有较大的帮助。

第三条　又曰：从春至夏衄者太阳，从秋至冬衄者阳明。

语译：老师说：从春季到夏季流鼻血的多属太阳，从秋季至冬季流鼻血多属于阳明。

按语：本条论述衄血有表热和里热的不同，并与四时气候相关。有的注家认为太阳主外，春夏阳气盛，所以鼻衄多属太阳；阳明主里，秋冬阳气伏，所以衄血多属阳明，这里给读者一个病因方面的概念。所谓"太阳"主要指外感方面的病因；"阳明"或认为是属于内伤方面的病因，即由于脏腑津液耗损，三焦热邪熏灼所致；或认为阳明热实。但不论外感、内伤等病因，鼻衄以热证多见，应结合其他证候以辨证求由，不受本条概念的约束。临床高血压、眩晕患者出现衄血应引起高度关注，以防止肝阳动血化内风。

第四条　衄家不可汗，汗出必额上陷，脉紧急[1]**，直视不能眴**[2]**，不得眠。**

注：

（1）额上陷，脉紧急：赵本及后世多种注本原作"额上陷，脉紧急"，并以此随文训释。《医宗金鉴》认为衄血、吐血之象，阴已亡矣，若发其汗，汗出、液竭，诸脉失养，则额角上陷中之脉为热所灼。"紧且急也"这种说法似较有理。

（2）眴（xuàn炫）：眼球转动。

语译：经常流鼻血的病人，阴血必亏少，虽有表证，也不可发汗，因血汗同源，若再发汗则重伤阴血，经脉、目睛以及心神均失去濡养，所以见额上陷脉紧急、目睛直视不能转动、不得眠等证。

按语：本条论述衄家禁汗及误汗的变证。本条同时见于《伤寒论》。

第五条　病人面无色，无寒热。脉沉弦者，衄；浮弱，手按之绝者，下血；烦咳者，必吐血。

语译：病人面色白而无华，是脱血的征象；"无寒热"说明失血并非兼外感，而是属于内伤，内伤出血表现为吐、衄、下血等证候的不同；脉象沉弦，是流鼻血；脉象浮弱，用手重按就摸不到，是下血过多的征象；心烦咳嗽则血从上溢而吐血。

按语：本条论述衄血、吐血和下血的不同脉证。《灵枢·决气》云："血脱者色白，夭然不泽。"内伤失血有虚实之分，联系《金匮要略·血痹虚劳病脉证并治》"男子面色薄者，主渴及亡血，卒喘悸，脉浮者，里虚也"及"男子脉虚沉弦，无寒热，短气里急，小便不利，面色白，时目瞑，兼衄，少腹满，此为劳使之然"，可知本条之失血也属虚劳所致。

第六条　夫吐血，咳逆上气，其脉数而有热，不得卧者，死。

校勘："脉数"后《巢源》有"浮大"。

语译：吐血、咳嗽感觉气上冲，脉现数象，发热，不得安睡的是死症。这是因为吐血不仅伤血而且耗气，气为血之帅，血为气之母，气与血互相滋生依附。吐血的病人见脉数身热，是阴血大虚，阳气不能敛藏而浮越于外的表现。若见咳逆上气，不得寐之症，是为气随血脱而不能归根，阴竭阳无所附，神魂躁扰于外之象，预后多险恶。

按语：本条论述吐血的预后。

第七条 夫酒客咳者，必致吐血，此因极饮过度所致也。

语译：平素嗜酒并有咳嗽病症的，很可能发生吐血，这种吐血往往由于酗酒或一下子喝酒过多而诱发。

按语：本条论述酒客咳血、吐血的病因病机。吐血之因，有气虚不摄者，有阴虚火旺者。此因为湿热熏蒸之吐血，治疗时不可专治其血，当以清除湿热，后世主张用泻心汤配合栀子柏皮汤。

第八条 寸口脉弦而大，弦则为减，大则为芤，减则为寒，芤则为虚，寒虚相击，此名曰革，妇人则半产漏下，男子则亡血。

语译：寸口脉象弦而兼大，但象弦脉而重按则又现衰减，象大脉细辨却又中空而似芤脉。这种重按而现衰减的弦脉见于寒证，大而中空的芤脉见于虚证，虚和寒相结合的脉象叫作革脉。妇人见于这种脉象，就可能小产或子宫出血而断续不止；男子见于这种现象就会患失血之类的疾病。

按语：本条论述亡血虚寒的脉象。这里专为失血立论，故去掉《金匮要略·血痹虚劳病脉证并治》第十二条"失精"二字，并与第六条、第七条对比，说明亡血不一定都是阴虚，也可出现阳虚。

第九条 亡血不可发其表，汗出即寒栗而振。

语译：素有失血病的病人，不能发汗，汗后就会怕冷，寒战的基础上再发汗，更易亡阳产生寒栗而振的症状。本条同时见于《伤寒论》。

按语：本条论述亡血误汗伤阳的变证。

第十条 病人胸满，唇痿舌青，口燥，但欲漱水不欲咽，无寒热，脉微大来迟，腹不满，其人言我满，为有瘀血。

语译：病人胸部胀满，嘴唇干痿而不润泽，舌色发青，口中干燥，只想漱水而不愿意把水咽下去，没有怕冷发烧的表证，脉象微大而迟，往往外无腹满之形，内有痞闷难忍之感，这是由于外无行而内实有滞，知其血积在阴也，非气壅在阳也。病人主诉腹部胀满，但实际上并不胀满，这往往是里有瘀血的缘故。

按语：本条论述瘀血的脉症。胸为阳位，心肺所居，宗气居于此，血瘀于胸则产生胸满，血瘀则气血流通不畅，唇痿、口舌干燥、舌青、舌质暗有瘀斑或瘀血、口燥，瘀血影响气血流通，特别是气的流通，影响宗气生成与运行。

第十一条 病者如热状，烦满，口干燥而渴，其脉反无热，此为阴伏，是瘀血也，当下之。

语译：病人似发热的样子，感觉心烦，胸满，口中干燥而渴，脉无热证象征，这是热伏于阴血，表示有瘀血，应当攻下。

按语：本条论述瘀血化热脉症治法。第九条、第十条为出血留瘀在体内出现的症状。一般文献记载瘀血留在体内的症状是疼痛、面色晦暗、口唇青紫以及脉涩等，第九条、第十条描述瘀血的脉证是胸满、唇痿、舌青、口燥、但欲漱水不欲咽、腹胀满以及脉微大而迟。此脉证符合临床，因此说唇舌青紫、脉现涩象可断其为体内有瘀血停滞的情况，但留瘀病人并非完全如此。仲景提出口燥、不欲咽水以及胸腹胀满是常见症状，由于内有瘀血壅滞、气机痞塞，故而胸满腹胀，瘀血阻滞，津液不能上腾，所以出现口燥，但气分无热，营液不亏，因而虽口燥而不欲咽水。临床所见血症患者，除衄血（包括鼻衄、齿衄）外。

其他部位出血，均可出现留瘀在体内的情况，特别是咳血、吐血患者，如出血量较大，多有留瘀的可能，这些患者除有出血情况，每兼有胸腹满及口燥、不欲咽等症，严重的患者不但有胸满的感觉，而且感到烦满，以此来判断留瘀与否。

第十一条是叙述瘀血停留在体内而引起的后患。以目前有关资料看，瘀血留在人体内，可出现气血运行不畅，气机不利，甚至有再出血的可能。从临床实践观察，留瘀在体内，可出现五种病变：瘀血停滞，气血运行不畅通，不通则痛；瘀血停留，营气受限，卫气独行，可现发热；瘀血停留，郁而发热，热侵血分，上蒙心营，可出现昏迷；瘀血停滞，血脉不通，可能出现再出血；瘀血停滞经脉脏腑可结为癥瘕。

此外，瘀血不去则新血不生，因此瘀血停留后患无穷。仲景在此提到如热状，烦满，又把这种现象称为阴伏，说明从临床实践观察对瘀血的精辟的描述，对我们有很大启发。

体会： 要把中医书籍读活，就必须紧密结合临床实践，学了就用，在应用中再学，效果更好。姜春华老中医在回忆录中写了一节《读书和看病结合》，记叙他少壮时看病，凡日间看过的病，入夜就查阅前人治验。自己处方治疗无效的就借鉴前人治法的可取之处，参照印证。金寿山也很有体会，他认为要把书读活，必须接触临床，才能体会得真切。例如《金匮要略》描述瘀血病人"口燥，但欲嗽水，不欲咽"，他最初理解为"渴不欲饮"。后来在临床上看到许多肝硬化病人，往往诉说口中黏腻，才恍然悟出，《金匮要略》说口燥而不说口渴，是言其口中黏腻，并非"渴不欲饮"。

以上十条，先说明失血的病证，如衄血、吐血、女人半产漏下、男子亡血等，再说明瘀血的证候，与非瘀血的证候相区别，使医者临床时以辨明虚实。

第十二条 火邪者，桂枝去芍药加蜀漆牡蛎龙骨救逆汤主之。

语译： 误用火法而发生的变症，用桂枝去芍药加蜀漆牡蛎龙骨救逆汤主治。

按语： 本条论述火劫致惊的治法。本条只举火逆而没有说出症状，应与《伤寒论》"伤寒，脉浮，医以火迫劫之，亡阳，必惊狂，卧起不安者，桂枝去芍药加蜀漆牡蛎龙骨救逆汤主之"互参，用此方可不必拘泥于火邪治病，属心阳不足、痰扰心神而见惊狂、卧起不安等症者，均可应用，虽然此方冠以"火邪"二字，近代早已不用火劫发汗之法，且方中用蜀漆，前者治疟的蜀漆散（蜀漆、云母、龙骨）。疟与惊悸症不同，蜀漆何以能治惊悸？方言"救逆"，是否有"救逆"之效，这个问题常让学者费解。按蜀漆为常山之嫩枝叶，常山蜀漆早已列入《神农本草经》，俱为历代之良药。《本草正义》曾认为"本是二物"如用量稍多，常致恶心呕吐，出现此反应也常是产生治疗效果的标志。临床上遇有些猝然发生重症的心悸不宁，气短，四肢不温，脉来急数，往往不易计数（如心率160次/分），心电图检查为室性或室上性心动过速，往往中西医一般治疗措施不能控制病证，用本方通阳镇惊安神。因无蜀漆，遂用常山，急煎服之，药液入胃，移时恶心、呕吐，吐出痰涎及部分药汁后，心动旋即恢复正常，心悸顿失，诸症均减，继之加减出入本方，巩固以防再发，体会到桂枝去芍药加蜀漆牡蛎龙骨救逆汤能满意地控制心动过速，确有救逆之攻。

桂枝去芍药加蜀漆牡蛎龙骨救逆汤方：

桂枝三两，去皮　甘草二两，炙　生姜三两　牡蛎五两，熬　龙骨四两　大枣十二枚　蜀漆三两，洗去腥

上为末，以水一斗二升，先煮蜀漆，减二升，内诸药，煮取三升，去滓，温服一升。

方解：《伤寒论》说此方所指亡阳，与少阴汗出的亡阳不同。少阴亡阳是气虚，所以用真武汤、四逆等回阳，扶元气。本方所指的亡阳是心神被热邪所逼而耗散，因而惊狂，卧起不安，所以用散邪行血救逆安神的药品。桂枝入心助阳，甘草补养心气，龙骨、牡蛎安神镇惊，蜀漆通泄阳邪，生姜、大枣补中。

第十三条 心下悸者，半夏麻黄丸主之。《脉经》无此条。

语译：心下胃脘停饮，悸动，水饮内停，上凌于心，心阳被遏，故心下悸动用半夏麻黄丸主之。《脉经》无此条。

按语：本条论述水饮致惊的治法。

半夏麻黄丸方：

半夏　麻黄等分

右二味，末之，炼蜜和丸小豆大，饮服三丸，日三服。

方解：半夏麻黄丸主治心下胃脘有停饮、水气上逆而引起的心悸。半夏降逆蠲饮，麻黄轻以宣发阳气，用以为丸，不发汗而能舒发心阳，并能协同半夏通阳化饮，饮去而悸自平。

按语：本条说明悸证不一定全是气血亏虚所致，也有因水饮内停等实邪为患的。此处正推悸动的治法，临床以半夏麻黄为基本方，配以附子、炙甘草、太子参、仙茅等，淫羊藿治疗心悸（病窦综合征，胃中不适，畏寒腰酸，神痿，脉迟）病理奏效，初步体会，仲景举此两方证正是实践经验所得，在辨证基础上从脉的至数而论，桂枝去芍药加蜀漆牡蛎龙骨救逆汤大致适用脉象疾数的心悸；半夏麻黄丸（加味）可以治脉象迟缓的心悸，两方正是治悸良方（当然治疗惊悸还当审证求因，辨证施治，参用其他方药）。

第十四条 吐血不止者，柏叶汤主之。

语译：吐血日久不止的，每为中气虚寒、血不归经所致，用柏叶汤主治。

按语：本条论述吐血属于虚寒的治法。凡遇吐血症，属热伤伤络的，应以清热；属劳伤阳络的，应当治理虚损；吐血服寒凉药而不止，症见面色萎黄、舌质淡、脉虚数等，这是热伏阴分，必须用温散药以宣导其热，使热散则血不所逼而自止，用柏叶汤正是针对病因而立。

柏叶汤方：

柏叶　干姜各三两　艾三把

右三味，以水五升，取马通汁一升，合煮，取一升，分温再服。

方解：本方寒热药兼用，取柏叶之清降，折其上逆之势而又能收涩止血；干姜、艾叶补阳守阴，并助柏叶以止血；马通（即马尿）性微温，引血下行以止血，四味合用，共奏温中止血之效。

按语：马通汁，即马尿，古人常用来止血，如无马通汁，可用童便代之，其效亦佳。若将柏叶、干姜、艾叶三药炒炭应用，可加强止血功效，但阴虚火旺迫血妄行者，非本方所宜。

第十五条 下血，先便后血，此远血也，黄土汤主之。

语译：下血，大便在先，便后出血，血来自直肠，黄土汤治疗的出血称为远血，多由中焦脾气虚寒统摄无权下渗所致，用黄土汤温脾摄血。

黄土汤方亦主吐血、衄血：

甘草　干地黄　白术　附子炮　阿胶　黄芩各三两　灶中黄土半斤

右七味，以水八升，煮取三升，分温二服。

方解：本条论述虚寒便血的证治。远血是血虚滑脱，随便而下，所以必须温补，以治滑脱。方中灶心黄土又名伏龙肝，性温燥入脾，有温中涩肠止血的作用，配以附子、白术温阳健脾以摄血，地黄、阿胶滋阴养血以止血，甘草甘缓以安中，又用苦寒之黄芩作为监制，使不致辛温太过。

第十六条 下血，先血后便，此近血也，赤小豆当归散主之。方见狐惑中。

语译：下血，先血后便，是为近血，其证多因湿热蕴结大肠、迫血下行所致，治宜赤小豆当归散清利湿热、活血化瘀。

方解：近血是血液妄行，未便先下。赤小豆当归散清利湿热、活血化瘀，其中当归以和血脉，赤小豆以清脏毒，浆水调和脏腑，使血热可以清除。

按语：本条论述湿热便血的证治。上述两条论述远血与近血，其病证有寒、热、虚、实之分。黄土汤所治远血属脾寒中虚，脾虚失统；而赤小豆当归散所治之远血则为大肠湿热热伤阴络。在临床就诊时，则应根据先便后血、先血后便区分出血部位远近，再注意便血的颜色、出血量多少及全身情况。若下血暗紫稀薄、便溏腹痛、面色无华、疲倦懒言、手足不温、舌淡脉细诸症，宜以黄土汤服之。若见下血鲜红或兼脓液、大便不畅、舌苔黄腻脉数者，应服赤小豆当归散。

第十七条 心气不足，吐血、衄血，泻心汤主之。

语译：心藏神，心主血，心火亢盛，扰乱心神于内；迫血妄行于上，故见心烦不安、吐血、衄血，治以泻心汤。

按语：本条论述热盛吐衄的证治。"心气不足"，《千金》作"心气不定"，《医宗金鉴》认为当是"心气有余"，所以才能用泻心汤。

泻心汤方亦治霍乱：

大黄二两　黄连　黄芩各一两

右三味，以水三升，煮取一升，顿服之。

方解：泻心汤清泻实热，热去则心气足，吐衄自止。黄连、黄芩泻心火，祛湿热，大黄能止血下瘀。此方除治疗因火邪内炽而产生的血症外，并治内有积滞的湿热黄疸、外科疮肿兼见心烦便秘等，上焦、中焦热盛的证候，以及三焦积热而产生的目赤肿痛等症。

按语：原注"亦治霍乱"，有的注家认为方证不合，主张删去，是有道理的。泻心汤与柏叶汤均治吐血，但有寒温之别。前者主治气逆血热，常见面赤舌红、烦渴便秘、脉数有力等症；后者主治气寒血脱，常见面白无华或萎黄、舌淡、脉微弱或虚数无力等症。国内有报道口服生大黄粉治疗上消化道出血的报道，实为活血泻心汤导瘀止血之意。

体会：以上六条，提出了治疗火邪和血症的方剂，其中桂枝去芍药加蜀漆牡蛎龙骨救逆汤治火邪，因火邪与惊有关系。出此一条，使惊悸、下血的病例比较完备。柏叶汤和泻心汤是治疗血症的两大法门，柏叶汤偏温性，泻心汤是寒凉之剂。治疗便血的黄土汤有温补作用，赤小豆当归散则能清血热，两者虚实不同。以上治血症的方法给后世以很大的启发。

结　语

惊与悸从脉象动弱而分为两种病情，前者由于惊而气乱，后者气血不足，但两者在病变上又有一定的联系，惊久可以致悸，虚悸易常致惊，所列二方：一为桂枝去芍药加蜀漆牡蛎龙骨救逆汤，有通阳、镇静安神之效，用于治疗火劫致心阳不足、神气浮越的惊狂症，临床治疗脉疾数之心悸疗效显著；一为半夏麻黄丸，具有蠲饮通阳之功，用治寒饮凌心的心下悸动，临床治以心动过缓的病窦患者疗效颇佳。两者有所不同，应加区别。

血症是本篇所论重点，从第二条至第十一条，先说明失血的病证，包括吐血、衄血、妇人半产漏下、男子亡血，下血及瘀血，再说明瘀血的证候，胸满只是瘀血的一个症状，与非瘀血的证候相区别，使医者临床时得以辨明虚实。

血症的产生有因四时气候的变迁，或因饮酒过度，或因五脏所伤，均可导致阳络伤则血外溢而吐衄。阴络伤则血内溢而便血，离经之血，蓄结不散，则成瘀血。吐衄、下血，治疗从第十四至第十七条。吐血不止，属于中气虚寒，不能摄血，用柏叶汤温中止血；吐血、衄血属于心火亢盛、迫血妄行的，用泻心汤苦寒直折清热、降火止血；由于脾气虚寒、先便后血的远血，用黄土汤温脾摄血；由于大肠湿热、先血后便的近血，用赤小豆当归散清利湿热、活血化瘀。以上治法，虽不能概括全部，但有寒有温、有补有泻，示人以规矩。

胸满是瘀血一个症状，胸为阳位，内居心肺两脏，宗气居此。血瘀于胸则产生胸满，血瘀不流通，瘀血影响气血流通，特别是气的流通。仲景在此指出瘀血产生胸满。胸满是瘀血之果，瘀血治疗，有法无方，《伤寒论》及本书治瘀之方可以随证选用。活血化瘀法补充、丰富了治疗胸痹心痛的病因病机及治法。

关于血症的治疗禁忌，本篇提出禁汗。《灵枢·营卫生会》云"夺血者无汗"，故失血者不可发汗，误汗伤阴，直视不得眴，误汗伤阳，则寒栗而振。

关于血症的预后，凡吐血、下血、便血后，目睛慧了，说明诸血已止；目睛昏黄，视物昏花，说明出血症未愈，这确属临床经验的总结，测试出血症的精华。它有理论有根据，经临床验证没有差错。

呕吐哕下利病脉证治第十七
论一首　脉证二十七条　方二十三首

便　读

呕吐、哕、下利三病，多系胃肠疾患，论述呕吐，下利为多，哕症较少。本篇着重论述胃肠的疾病，呕吐包括作呕、作吐和干呕。哕即呃逆。呕吐病机与胸中阳气有关，与脾胃阳气虚弱有关。

一、呕吐

（一）脉证辨别

呕吐病，先呕吐、后口渴为痰水随吐而出，胃阳恢复，为好转现象。先口渴而后作呕的，是水饮停积，当作饮病治疗。如"朝食暮吐，暮食朝吐"为宿食不化，是因为脾失健运所致，称作胃反证。

（二）治法

总则：呕家有痈脓的不可治呕，脓尽自愈。切勿见呕治呕，又病人欲吐的，为病势在上，应用吐法，不可下，这是治呕的规律。

中焦停饮呕吐：呕吐不能进食，为中焦停积水饮，治宜消饮降逆为主，用小半夏汤。

肝寒水气上逆：呕而胸满，为胸中阳气虚，水寒之气乘之所致，治以吴茱萸汤，用吴茱萸散寒降逆，参姜草补中益阳气。

心下痞结作呕：呕而肠鸣，心下痞结，病邪乘虚陷入心下形成痞结，致使中焦升降失常，寒热错杂，宜半夏泻心汤辛开苦降。

阴盛格阳呕吐：呕而肠弱，小便利，有微热发厥，为内有寒，阴寒之气上逆而致呕吐，阳气向外格热而微热，当治本回阳，以四逆汤主之。

少阳经致呕吐：呕而发热，寒热往来，胸胁苦满，心烦喜呕，宜用小柴胡汤疏解清热，和胃降逆。

胃反虚证：胃反呕吐，特点是"朝食暮吐，暮食朝吐"，为脾胃虚寒，宜用大半夏汤和胃补虚，降逆润燥。

浊气不降呕吐：主症食入即吐，为浊气积滞之故，当清阳明积滞为先，以大黄甘草汤。

胃有停饮作呕：胃反，吐而渴欲饮水，用茯苓泽泻汤，散邪消水。

上下俱病干呕：干呕同时下利，少阳胆火犯胃肠，此上下俱病，宜黄芩汤加生姜半夏汤。

胃寒干呕：干呕吐逆，并吐涎沫，此为胃阳不足，寒湿内聚所致，宜温中和阳止呕为主，用半夏干姜散。

二、哕

（一）实证哕逆诊治法

如哕而腹满，视其大小便情况决定治法，如大便不通，即通大便；小便不通，就利小便。阴前部不利宜五苓散，后部不利宜三承气汤。

（二）哕逆治法

哕逆有寒热之分，如属于胃虚而热的，可用橘皮竹茹汤，以橘皮、生姜和胃降逆，竹茹除热止哕，人参、甘草、大枣安中。

三、下利

（一）脉证辨别

下利脉沉为邪结下焦，则下重，脉大为实邪，一时不能好转，脉微弱数为邪衰正亦衰，而阳气有将复趋向，为自止情况，虽发热不死。

下利患者有微热而口渴，脉弱为将愈的情况，如脉数、发热微而汗出，亦为阳气回复，正气方振，表气调和之象，为欲愈的征兆。如下利症脉绝，手足厥冷，为阴竭阳亡之象，一昼夜间脉还，手足温者生，脉不还者死。

（二）治法

禁表法：下利是里证，一般禁用表法，当温养中土为宜，如误表则汗出而伤及阳气，往往出现腹胀满。

表里两治法：下利后腹胀满，身疼痛，当先温里后解表，温里者宜四逆汤，解表者宜桂枝汤。

可用下法的下利证：下利用攻下，是通因通用的反治法，如胃热燥屎，下利谵语，脉滑数者，可用小承气汤。

收涩固脱法：虚寒下利，日久不愈，便下脓血形成滑脱的宜养肠固脱，用桃花汤治疗。

湿热下利证治：湿热下注，热利下重，或里急后重，肛门灼痛如赤痢象，宜清热燥湿，用白头翁汤。

阴盛格阳下利证治：下利清谷，汗出，手足厥冷，为下焦火衰，中焦虚寒，内寒外热，宜用通脉四逆汤，回阳救逆，固脱止痢。

原文：

第一条 夫呕家有痈脓，不可治呕，脓尽自愈。

语译：由于引起呕吐的原因很多，故提出"呕家有痈脓，不可治呕"的论治原则。素有呕吐的病人，如果一旦吐出物中混有脓液，说明里面有痈疡溃脓的情况，这时一定不要用止吐的药物，因为脓排干净后，呕吐自然中止。

按语：本条论述内有痈脓而呕吐的治法。"呕家有痈脓"说明不是一般的呕吐病证，而是痈脓破溃所致，痈脓的部位主要指胃脘部（有的注家认为是胃脘上口），似亦不能完全排出咽喉部的化脓性炎症产生的脓状物。

本条同时见于《伤寒论·辨厥阴病脉证并治》。《外台》引仲景《伤寒论》作"夫呕家本有痈脓者，不可疗也，其呕脓尽自愈"。《医宗金鉴》云："呕家呕吐，或谷，或水，或痰涎，或冷沫，今呕而有脓，此内有痈，脓溃而呕，非呕病也。"

第二条 **先呕却渴者，此为欲解。先渴却呕者，为水停心下，此属饮家。呕家本渴，今反不渴者，以心下有支饮故也，此属支饮。**

语译： 条文从先呕后渴、先渴后呕和呕而不渴三种情况，说明水饮致呕的一般辨证，其要虽是辨口渴，先有呕吐后有口渴的，表示疾病将要痊愈；先口渴而后呕吐的为水饮停留于心下，这是有水饮病；呕吐的病人本应当口渴，现在反而不渴的，是心下有支饮的缘故。

按语： 本条论述水饮致呕的情况。"先渴却呕"，《金匮要略·痰饮咳嗽病脉证并治》第四十一条"却"作"后"，"此属饮家"后有"小半夏茯苓汤主之"。"呕家本渴"也见于《金匮要略·痰饮咳嗽病脉证并治》第二十八条，"此属支饮"作"小半夏汤主之"。

小半夏汤与小半夏加茯苓汤证均有"呕"有"渴"，但前者言渴为病欲解，不渴为心下停饮；而后者言心下有停饮却出现渴，其病机可从其他中举例加以助证。

根据一般病情，呕吐多伤津液，应当口渴，渴为饮邪，随吐而去的征象，所以说病欲解，今呕后并不作渴。这是因为心下水饮停留，饮为阴邪，且病势较浅，脾气尚有转输之功，所以"不渴"。而小半夏加茯苓汤证是平素内有停饮，阳运不及，病势较重，不能化气布津，所以出现口渴。联系《金匮要略·水气病脉证并治》中有口渴干燥，服药后如口中有津液，则提示脾气恢复其转输之攻，能布散精微，病情好转；如药后仍见口渴，则为饮阻气结，气不布津，当加芒硝以破坚决壅则口渴可解。再从《金匮要略·水气病脉证并治》中皮水的症状来看，第一条"皮水其脉亦浮，外症胕肿，按之没指，不恶风，其腹如鼓，不渴，当发其汗"指出"不渴"，第四条"渴而不恶寒者，此为皮水"可知前者之"不渴"是皮水在表而病势轻浅，里气尚和，故久作渴，而后者之"渴"乃病势较深。

第三条 **问曰：病人脉数，数为热，当消谷引食，而反吐者，何也？师曰：以发其汗，令阳微，膈气虚，脉乃数，数为客热，不能消谷，胃中虚冷故也。脉弦者，虚也，胃气无余，朝食暮吐，变为胃反。寒在于上，医反下之，今脉反弦，故名曰虚。**

语译： 病者脉象现数，数脉主热，一般说来胃有郁热而脉数，当消谷引食，今反呕吐，是因误汗伤其胃阳，以致胃中虚冷，不能腐熟水谷所致，宗气积于膈上胸中，来源于水谷之气，谷气又禀受后天胃气而成。今误汗损伤胃阳，耗损胃气，必然使膈上宗气不足，故曰"令阳微，膈气虚"，须知这种脉数是由于误汗而使阳气衰微，膈上虚弱而造成的，属于虚阳上越，故曰"客热"（假热的表现之一）。其所以不能消化饮食，是由于胃中虚冷的缘故，其脉数，必虚数无力。

呕吐而出现弦脉，也有属于虚寒的。寒者由于胃气的虚寒，自然不能正常腐熟水谷，以致发生"朝食暮吐"的胃反病；本来上边是胃中虚寒，阳虚外越的虚数脉，医生误认为是实热，反用寒下药，复损其胃阳，以致脉出现弦脉，此处弦脉，是不任重按的弦脉，这种弦脉是属于虚证的情况。

按语： 本条论述虚寒胃反的病机。本条"胃中虚冷故也"以上说明由于误汗而脉变数是有"客热"，亦见于《伤寒论·辨太阳病脉证并治》。本条指出误汗、误下损伤胃阳而致胃反的病理变化。虚寒是胃反之本，并非胃反，全由于误治所致。自"脉弦者，虚也"以下，说明误下而致胃虚寒，胃气不旺，故见弦脉。

第四条 **寸口脉微而数，微则无气[1]，无气则营虚，营虚则血不足，血不足则胸中冷。**

注：

（1）气：主要指卫气（阳气的一部分）。卫气出于上焦，行于脉外，敷布于周身体表。无气指卫气不足，正由于卫出于上焦，为胸中的阳气，也说明了"无气"与"胸中冷"之间的有机联系。

语译： "寸口"指两手的寸关尺，"脉微而数"是脉数而无力之意，脉微表示卫气不足心阳虚，营气随之而虚；营气虚也反映了血的不足，营卫之气都虚，也就产生胸中觉冷的症状。

按语： 本条继续论述胃反气血俱虚的病机，进一步说明胃中虚冷，不能消谷，气血生化之源不足，以致气血俱虚、全身虚寒的病机变化，所以说"微则无气"。"无气"犹言气虚，人体卫气营血是相互滋生的，营以气为主，气虚则营虚，营为血之源，营虚则血亦不足，气血俱虚，则宗气不足而胸中寒冷，胸中冷则胃阳微，胃阳微能影响消化吸收形成呕吐。哕下利等胃的疾患，而营卫宗气皆赖于胃阳的腐熟水谷以生成，如胃阳虚则营卫宗气生化无源，而胸中阳微亦能影响心脏气血循环，形成胸痹胸痛，血不足则胸中冷，是故脉不通出于胸中冷，胸中冷由于血不足，血不足由于营虚，营虚由于无气，无气又由于胃阳微，胃阳微又由于血不足，层层相因，互为因果。

"无气"是阳微之互辞，"气"这里指的是宗气，以营卫宗气皆出于胃，故责之胃阳虚，从祖国医学的记载及临床中所见，说明冠心病是胸中阳微，心血不足，血流失常，从而可知冠心病病机之一是由于胃阳虚导致胸中阳微。

气为营之主，所以无气则营就虚，营又为血之源，所以营虚血就不足。卫为气，营为血，现营卫均虚，所以胸中冷，胸中冷反映了上焦阳气不足，并会影响到中焦而产生胃中虚冷，这是由于心胃之关系，心胃既互相影响又互相依赖，由于心需胃供应营养，胃需要心供应血液，胃强则心亦强，胃弱心亦弱，上焦阳气影响中焦产生胃中虚冷，出现呕吐、哕、下利等症状。这是脉兼数，实际上是胃阳虚的虚寒假热，脉应当以数为主，是数而无力。

第五条 趺阳脉浮而涩，浮则为虚，涩则伤脾，脾伤则不磨，朝食暮吐，暮食朝吐，宿谷不化，名曰胃反。脉紧而涩，其病难治[1]。

注：

（1）脉紧而涩，其病难治：紧指阴寒内盛，脉涩反映了气血、津液、脾阴的亏耗，所以说"其病难治"。

语译： 胃为阳土，脾为阴土，胃下降则和，故趺阳脉不应浮，浮则胃阳升而不降，所以说"浮则为虚"。脾气宣升则健，故趺阳脉不当涩，涩则脾气伤，所以说"涩则伤脾"，脾受了损害就不能磨化食物，早晨吃进去的饮食，傍晚就会吐掉，傍晚吃掉的东西，早晨就会吐掉，停留在胃中的食物不能消化，这称为胃反病，如果脉象紧而涩，就难以治愈。

按语： 本条论述脾胃两虚的胃反证，并从脉象上阐述病机及预后。

第六条 病人欲吐者，不可下之。

语译： 病人想吐的，不可以用泻下法，说明治病方法要因势利导。病人欲吐，是病邪在上，正气有驱邪上出之势。"其高者，因而越之"，若误用下法，逆其病势，会导致内虚邪陷，引起变证丛生，故曰"不可下之"。

第七条 哕而腹满，视其前后，知何部不利，利之即愈。

语译： 实证腹满，见于小便不利的，是水邪上逆所致，当利其小便，小便通利则呃逆自止；见于大便不利的，乃因燥屎积于胃肠，腑气不通，胃气不降所致，当通腑降浊。大便通利，胃气因和，呃逆即愈。

按语：本条论述实证哕逆的治法。

第八条 呕而胸满者，吴茱萸汤主之。

语译：呕吐而胸部胀满，用吴茱萸汤主治。

按语：本条论述肝寒挟水饮上逆轻证的治法。

吴茱萸汤方：

吴茱萸一升，人参三两　生姜六两　大枣十二枚。

右四味，以水五升，煮取三升，温服七合，日三服。

方解：吴茱萸汤是治疗胸膈寒凝的方剂，能止寒呕，使寒散而满自消，满消寒自止。呕吐病机与胸中阳气有关，与脾胃阳气虚有关。方中吴茱萸能降肝胃之寒逆；生姜辛温，呕家之圣药，能温化胃中寒饮水气；人参、大枣甘温，能补脾胃之气虚，合用则干呕，诸症自止。

第九条 干呕，吐涎沫，头痛者，茱萸汤主之。方见上。

语译：头痛时头皮、头发凉，面色白，吐涎沫，用吴茱萸汤破阴寒上逆，有绝处逢生之妙。

按语：本条论述肝寒挟水饮循经上犯清阳的证治。第八、第九条论述胃寒、肝寒挟水饮上逆的治疗。第八条论述寒饮内停，胃气上逆，因而干呕，胸满。第九条论述肝寒挟水饮犯胃，并循经脉上冲巅顶，因而呕；头痛时水寒之邪上犯清阳，故寒凝清阳，头皮、头发发凉，吐涎沫。吴茱萸汤主治中焦、上焦虚寒，以呕吐为临床表现，病机相同，病位不同，故均以吴茱萸汤温化寒饮、降逆止呕。临床用本方治疗慢性胃炎、神经性头痛、美尼尔综合征以及妊娠呕吐等病证，符合上述病机者能取效。

第十条 呕而肠鸣，心下痞者，半夏泻心汤主之。

语译：病邪乘虚内陷，寒热互结于胃，中焦痞塞则心窝部感到痞硬，上下升降失常，胃气上逆则呕，脾失健运则肠鸣。寒热在中焦有停聚，寒热互结，舌苔白腻，病位偏上，用半夏泻心汤主治。

按语：本条论述呕吐属于寒热错杂的证治。

半夏泻心汤：

半夏半升，洗　黄芩三两　干姜三两　人参三两　黄连一两　大枣十二枚　甘草三两，炙

右七味，以水一斗，煮取六升，去滓，再煮取三升，温服一升，日三服。

方解：呕而肠鸣，心下痞，是邪在心下胃脘部。半夏泻心汤能辛开、苦降、和中，是治疗"心下痞"为主症的方剂。因其病理为寒热互结、脾胃失于和降，故以干姜辛温散寒，降逆止呕，少量黄连、大量黄芩清热除痞，人参、甘草、大枣和中。

按语：半夏泻心汤作用有三：一是增加脾胃功能，化生和敷布精血津液，肺及皮毛，得以养润；二是脾健湿化，除痰饮之患，利于肺气的宣降；三是和合脾胃，利于肺肾上下气交，使气有所主，气有所归。

第十一条 干呕而利者，黄芩加半夏生姜汤主之。

语译：胃部不通，热邪逆于胃，胃不和则干呕；邪热内陷，下迫于肠则利，故以黄芩加半夏生姜汤清热和中，降逆止呕。

按语：本条论述寒热邪气入里作利、上行为呕的治法。

黄芩加半夏生姜汤方：

黄芩三两　甘草二两，炙　芍药二两　半夏半升　生姜三两　大枣十二枚

右六味，以水一斗，煮取三升，去滓，温服一升，日再，夜一服。

方解： 黄芩加半夏生姜汤是和脾胃的要方。干呕是热邪上逆于胃，下利是热邪下趋于肠，该方用《伤寒论》黄芩汤，治"太阳与少阳合病，自下利"，后世以黄芩汤作为治疗热利的主方，既可治疗干呕而暴注下迫的热泻，又可治干呕而下利的热痢。本方能清泄热邪，化痰除满，可以和脾胃而止呕利，黄芩苦寒直折清热，芍药敛阴，甘草、大枣安中，半夏化痰，生姜降逆止呕。

第十二条　诸呕吐，谷不得下者，小半夏汤主之。方见痰饮中。

语译： 大凡呕吐者，皆由胃气上逆所致，胃主受纳，以降为顺，胃失和降，气逆于上，所以呕吐谷不得下，治以小半夏汤降逆和胃以止呕。

按语： 本条论述呕吐的证治。本条呕吐是胃气虚寒、中焦停饮而气结于上逆所致。小半夏汤中半夏、生姜能降逆和胃，为治疗呕吐之要药，两药用用涤饮降逆，温中散寒，故可治诸般呕吐。若兼头眩心悸者，可加茯苓，即小半夏加茯苓汤，利水以治眩。

第十三条　呕吐而病在膈上，后思水者，解，急与之。思水者，猪苓散主之。

语译： 饮停膈上而致呕吐，是邪在上有因势上越外出之机，呕吐后欲饮水，是饮去阳复的表现，即第二条"先呕却渴者，此为欲解"之意，所以说"思水者，解"。此时应如《伤寒论》所云"少少与饮之，令胃气和则愈"。《伤寒论》中如思水急饮之，势必吐后胃气伤而不能消水，故有旧饮未愈新饮复停之患，此时以猪苓散健脾利水，又可防水饮之复发。

按语： 本条论治停饮治呕吐的调治方法。

猪苓散方：

猪苓　茯苓　白术各等分

右三味，杵为散，饮服方寸匕，日三服。

方解： 呕吐以后，胃气未完全恢复，应"少少与饮之，令胃气和则愈"。如果喝水过多，恐怕胃中停饮复作，所以用猪苓散健脾胃而利水。方中以猪苓利水，茯苓健脾利水，配白术健脾运湿，制以散剂，散者散也使水饮得散，脾运复常，则渴呕自止。

第十四条　呕而脉弱，小便复利，身有微热，见厥者，难治，四逆汤主之。

语译： 呕而脉弱是胃气已虚，吐则津伤，故小便少。今小便复利为肾虚下元不固，若再见厥而微热，则为阴寒内盛，格阳于外，治宜四逆汤急救回阳，由于阴盛格阳，阳气欲脱之机，病情危重，故曰"难治"。

按语： 本条论述胃阳虚、阴盛格阳呕吐的证治。胃阳虚引起的呕吐（因与脉弱及四肢发凉同时出现），胃阳虚引起阴盛格阳，所以用四逆汤。本条同时见于《伤寒论·辨厥阴病脉证并治》。

四逆汤方：

附子生用，一枚　干姜一两半　甘草二两，炙

右三味，以水三升，煮取一升二合，去滓，分温再服。强人可大附子一枚，干姜三两。

方解： 四逆汤能益阳安胃，温中止呕。附子回阳治厥，干姜温中治呕，甘草和中。

第十五条　呕而发热者，小柴胡汤主之。

语译： 呕而发热，少阳证已具，故用小柴胡汤疏解清热，和胃降逆。

按语： 本条论述少阳邪热迫胃致呕的治法，同时见于《伤寒论·辨厥阴病脉证并治》。

小柴胡汤方：

柴胡半斤　黄芩三两　人参三两　甘草三两　半夏半斤　生姜三两　大枣十二枚

右七味，以水一斗二升，煮取六升，去滓，再煎取三升，温服一升，日三服。

方解： 本条指出呕而发热是少阳经证。《伤寒论》指出"有柴胡证，但见一证便是，不必悉具"。呕而发热，是邪热郁于少阳而迫胃气上逆的征象，故用小柴胡汤主治，使表解里和而痊愈，柴胡去半表之邪，黄芩清半里之热，半夏化痰，人参补虚，甘草调和内外，姜枣通达营卫。

第十六条　胃反呕吐者，大半夏汤主之。《千金》云：治胃反不受食，食入即吐。《外台》云：治呕，心下痞硬者。

语译： 本条补充前面第一、第三、第六条虚寒胃反的证治。由于胃气上逆，朝食暮吐、暮食朝吐，所以用大半夏和胃补虚降逆润燥。

大半夏汤方：

半夏二升，洗完用　人参三两　白蜜一升

右三味，以水一斗二升，和蜜扬之二百四十遍，煮取二升半，温服一升，余分再服。

方解： 大半夏汤是治疗胃象久虚，胃阳虚，寒邪化燥，食停气滞，以致朝食暮吐、暮食朝吐的方剂。胃下口为幽门，胃阳虚，寒邪日久化燥，治疗宜辛开温化、甘缓润燥，大半夏汤主之。方中半夏辛开温化，降伏逆气而止呕，人参甘缓宜气，白蜜甘平滋润，诸药合用，共奏和胃止呕之效。

按语： 大半夏汤出自《金匮要略·呕吐哕下利病脉证治》（即本条）："胃反呕吐者，大半夏汤主之。"尤在泾云："胃反呕吐者，胃虚不消谷，朝食而暮吐也。"方由半夏、人参、白蜜组成。又胃脉本下行，胃虚则反逆也，故以半夏降逆，人参、白蜜益虚安中。主治胃反呕吐，朝食暮吐，或暮食朝吐。方中半夏降逆止呕，人参补虚益胃，白蜜甘润缓中。三药合用，共奏补中降逆之功。现将笔者临证活用大半夏汤治疗脾胃病偶有启悟，进行梳理，粗浅总结，采撷其案，供同道赏析，以资启迪。

案一　非萎缩性胃炎（大半夏汤）： 刘某，男，40岁。患者胃脘痞闷，隐痛不舒，呕吐痰涎，时发时止，已四年余。屡服中西药治疗，收效甚少。西医诊断为非萎缩性胃炎伴糜烂、胃窦黏膜脱垂症、疣状胃炎、十二指肠球部多发息肉，施行两次电凝治疗术。半年左右胃脘呕吐显著改善。近来因劳倦、情绪不佳诱发胃脘隐痛，呕吐再犯，去某三甲医院消化科，予对症静脉滴注兰索拉唑，口服奥美拉唑胶囊、吗丁啉等西药一周。呕吐渐剧，胃脘不舒，求服中药诊治。刻诊：呕吐恶心，胃脘隐痛，神倦乏力，下肢怕冷，常感视力疲劳，咳吐痰涎，眼睑浮肿，肠鸣恶呕，口干不欲饮，舌质淡，苔白，脉弱迟缓。

中医诊断： 胃痛、呕吐，证属脾气虚，胃阳弱，饮停胃脘。治以健脾益胃，降逆止呕。

方用大半夏汤加九香虫。

处方：姜半夏 9g，人参 6g，九香虫 3g，白蜜 30ml。

6 剂后，胃痛、呕吐症状基本消失。

按：《脉经》云胃虚："病苦胫寒，不得卧，恶寒洒洒，目急，腹中痛，虚鸣……时寒时热，唇口干，面目浮肿。"认为胃气虚，胃阳不振，可致下肢怕冷，视力疲劳，腹中痛，面目浮肿，口干不欲饮。《黄帝内经》主张胃气为本，胃气少则痛、无胃气则死的诊脉原则。《素问·痹论》云："脾痹者，四支解堕，发咳呕汁，上为大塞。"《素问·厥论》云："少阴厥逆，虚满呕变，下泄清，治主病者。"《素问·举痛论》云："寒气客于肠胃，厥逆上出，故痛而呕也。"本案脾胃气虚，运化失职，痰饮互结，升降失衡，治当补气升阳，降逆化饮。大半夏汤使脾升胃降，升降有序，脾运胃降；九香虫温中益阳，温中止痛，健脾助阳。共同使用使脾气足、胃阳振，胃痛、呕吐自止。

案二　胃体息肉电凝术后：王某，女，45 岁。患者胃痛，恶心、呕吐，消化不良已六年余。西医诊断为慢性非萎缩性胃炎伴糜烂 II 级、胃体息肉 I 型，施行电凝治疗。当时胃脘疼痛、呕吐基本好转。三个月后复因嗜酒、饮食不节，胃痛、呕吐再犯。虽经服用西药胃铋镁、莫沙必利片、奥美拉唑及中药柴胡疏肝散、半夏泻心汤，收效均不显，遂来余处求治。刻诊：呕逆痰涎，泛吐清水，胃痛不舒，不思饮食，手足不温，呃声低而无力，纳呆，神倦，肠鸣怕冷，脘腹痞闷，食后为甚，少气懒言，舌淡，苔白，脉迟弱无力。

中医诊断：呕吐，证属脾胃气虚，饮浊上逆，治以通补胃气，和胃降逆。

方用大半夏汤合茯苓饮。

处方：姜半夏 6g，人参 9g，云茯苓 9g，白术 9g，枳实 6g，橘皮 6g，生姜 3 片。

6 剂后，胃痛、呕吐症状基本消失。

按：《诸病源候论·五脏六腑病诸候·脾病候》云："脾气盛，为形有余，则病胀胀，溲不利，身重苦饥，足痿不收……是为脾气之实也，则宜泄之；脾气不足，则四肢不用，后泄，食不化，呕逆，腹胀，肠鸣，是为脾气之虚也。"本案呕恶嗳气，胃虚浊逆，受叶天士通补胃阳之法启示，采用大半夏汤合《外台》茯苓饮。补脾益气，通补胃阳，逐饮消痞。《外台》茯苓饮治"心胸中有停痰宿水，自吐出水后，心胸间虚，气满不能食，消痰气，令能食"。故用大半夏汤合茯苓饮治胃虚痰饮聚积的胃病、呕吐之证，可收良效。

案三　胆汁反流性胃炎：高某，女，39 岁。患者胃脘隐痛伴呕吐三年余。西医诊断为胆汁反流性胃炎。虽经中西医治，疗效甚少，详询曾服四磨汤、小柴胡汤、四逆散及西药埃索拉唑，疗效欠佳，遂来余处求治。刻诊：脘痞胀满，不思饮食，呕吐清水，纳谷不香，四肢冰冷，口中黏腻，头身沉重，下肢时有浮肿，舌淡，苔白腻，脉沉迟。

中医诊断：呕吐、胃痛，证属脾胃气虚，湿阻中焦，胃阳虚弱。

方用大半夏汤合干姜人参半夏丸。

处方：姜半夏 9g，人参 6g，干姜 12g，姜汁 10ml。

7 剂后，胃痛、呕吐症状基本消失。

按：张景岳云："呕吐一证，最当详辨虚实。"本案脾胃气虚，湿阻中焦，湿为阴邪，易伤阳气，脾气虚弱，胃阳不振，升降失常而发生呕吐、胃痛。《症因脉治·呕吐》云："久病而吐者，胃气虚不纳谷也。"《温病条辨·中焦》云："胃阳不伤不吐。"本案脾气不足，中阳不振，浊阴上逆，气逆而吐，方中半夏降逆止呕，消痞化饮；人参健脾养胃生津；干姜温中祛寒；姜汁和胃止呕。干姜人参半夏丸出自《金匮要略》，由干姜、人参、半夏、姜汁组成，原治妇人呕吐不止。临证灵活施治脾虚胃弱引起的恶心欲吐、呕吐不止，或呕吐清水痰涎，心下痞痛，纳呆，倦怠，嗜卧，四肢冰冷，效果显著。大半夏汤与本方合用，益虚温胃，健脾化饮，调节平衡，升降有序，脾胃调和。

按语：本证当有心下痞硬，呕吐不消化食物，神疲乏力，大便秘结等症状。大半夏汤治疗幽门梗阻、非萎缩性胃炎、胃体息肉电凝术后、胆汁反流性胃炎、顽固性神经性呕吐，属于虚寒性、寒邪化燥者，都有一定疗效。

第十七条 食已即吐者，大黄甘草汤主之。《外台》方，又治吐水。

语译：治疗实热在胃肠吃了东西就吐的，用大黄甘草汤治疗。

大黄甘草汤方：

大黄四两　甘草一两

右二味，以水三升，煮取一升，分温再服。

方解：此方是治疗实热呕吐的方剂。实热在胃肠，以致食入就上逆而呕吐的方药。大黄甘草汤能清实热，并除胃肠积滞，清除了实热、积滞，不治吐而吐自止，为上病下治法。

此方甘草用量，《肘后》作"二两"，《千金》《外台》同。

第十八条 胃反，吐而渴欲饮水者，茯苓泽泻汤主之。

语译："胃反"指反复呕吐，与虚寒胃反呕吐名同而实异，本证因有停饮，失其和降则上逆而吐；水饮不化，脾失输，津液不上承，故口渴欲饮，用茯苓泽泻汤主治。

按语：本条论述饮阻气逆而呕渴并见的证治。本条应参阅大半夏汤、小半夏汤症及五苓散证。"吐而渴欲饮水"说明虽反复呕吐，而胃中停饮未除，以致影响气化，脾气失输津液不升而渴欲饮水。

茯苓泽泻汤方《外台》云：治消渴脉绝，胃反吐食之，有小麦一升：

茯苓半斤　泽泻四两　甘草二两　桂枝二两　白术三两　生姜四两

右六味，以水一斗，煮取三升，内泽泻，再煮取二升半，温服八合，日三服。

方解：此方既温中以治本病的虚寒，也能清利小便以去标病的浮热，等到浮热清除，然后专用大半夏汤之类方剂。茯苓补脾利水，泽泻利小便，桂枝、生姜温中散逆，白术健脾运湿，甘草调中。

第十九条 吐后渴欲得水而贪饮者，文蛤汤主之，兼主微风、脉紧、头痛。

语译："吐后渴欲得水而贪饮"本属于正常之象，因吐后伤津，故欲饮水自救燥；如若"贪饮"即渴而饮水不止，则属于病理变化。第二条"先渴却呕"，即饮而复吐，多是停饮之患；本条吐后而贪饮，并不复吐，为里热之故。其病之初，为上焦水热互结，吐后水气热留，热则消水，故而痰饮，多饮必致水饮内积，加之表热未解，难免不发生变证，故用文蛤汤发散祛邪，解热止渴；如兼微风，脉紧头痛，本方药适宜。

按语：本条论述吐后贪饮的证治。"吐后渴欲得水而贪饮者"，应该用《伤寒论·辨太阳病脉证并治》的文蛤散主治："病在阳，应以汗解之，反以冷水潠之，若灌之，其热被劫，不得去，弥更益烦，肉上粟起，意欲饮水，反不渴者，服文蛤散"。"兼主微风、脉紧、头痛"，说明文蛤汤本是发散的方剂。本条中方名应该改为文蛤散，《伤寒论》文蛤散应该改为文蛤汤，原文系传抄之误。

文蛤汤方：

文蛤五两　麻黄三两　甘草三两　生姜三两　石膏五两　杏仁五十枚　大枣十二枚

右七味，以水六升，煮取二升，温服一升，汗出即愈。

方解：此方为麻黄杏仁甘草石膏汤加文蛤、生姜、大枣而成，为除热导水之剂。文蛤咸寒利水，既能解渴，也能使饮入的水不留滞。用麻黄、杏仁宣肺发表，用石膏必兼有客邪郁热干燥不解；生姜、大枣以安中、滋后天之化源；麻黄与生甘草为麻黄甘草汤为辛温宣肺之表散剂，观方下云"汗出即愈"可以知矣。曰"兼主微风，脉紧，头痛"者，因麻黄杏仁甘草石膏汤本擅祛风发表，所以用文蛤汤驱散，使汗出而愈。

《金匮要略·消渴小便不利淋病脉证并治》云"渴欲饮水不止者，文蛤散主之"，证明本条也可用文蛤散，文蛤咸寒利水，既能止渴，也能使所渴的水不留滞。

第二十条 干呕，吐逆，吐涎沫《千金》作"涎沫出"，半夏干姜散主之。

语译： 中阳不足，中焦寒饮停聚较重，干呕，吐逆，想吐而吐不出，只有涎沫。病机为中阳不振，寒饮内盛，"上焦有寒，其口流涎"，寒饮不化，聚为痰涎，随胃气上逆而出，故治以半夏干姜散温中散寒、降逆止呕。

半夏干姜散方：

半夏 干姜等分

右二味，杵为散，取方寸匕，浆水一升半，煎取七合，顿服之。

方解： 干呕无物而只有涎沫，这是胃中虚寒，用半夏干姜散主治。本方与小半夏汤相似，仅把生姜换干姜，原因生姜能发散，不如干姜攻专温中，方以浆水煮服，取其甘酸能调中以呕。"顿服之"则在使药力集中而取效捷速。

第二十一条 病人胸中似喘不喘，似呕不呕，似哕不哕[1]，彻心中愦愦然无奈[2]者，生姜半夏汤主之。

生姜半夏汤方：

半夏半升 生姜汁一升

右二味，以水三升，煮半夏，取二升，内生姜汁，煮取一升半，小冷，分四服，日三夜一服。止，停后服。

注：

（1）哕（yuě）：陈元犀《金匮方歌括》云：《千金》论哕，与方书不同，专指呃逆而言也。

（2）愦愦然无奈：形容烦闷懊恼之意，使人无可奈何之状，为饮邪与寒邪相抟结于胸所致。

语译： 胸为气海，内居心肺，是清气充廓的地方，气之通道，若寒饮与气抟结于中焦而影响上焦，使胸中阳气闭郁，不得舒展升发，气之出入升降受阻，饮邪位置偏高，病人不舒服，很难具体说清，好像气喘却又不喘，像要呃逆又不哕，以致整个心胸都感到烦闷懊恼，但又无可奈何，治以生姜半夏汤辛散寒邪，舒展胸中阳气。

按语： 本条论述饮抟胸胃，上中焦气机受阻，偏在胸中证治。历代注家对此条有以下几种注释：赵良仁认为是"阴邪闭郁心肺"。魏念庭认为是"胃气不足，阴寒郁窒胸膈"。有高校教材则认为，寒饮抟结上焦、中焦气机受阻，上述注家在本证病位为心、肺、胃；病因病性属寒属饮，见解基本一致，但对产生似喘、似呕、似哕、心中愦愦然无奈等病变机理，似不甚明晰，观百合病有"欲卧不得卧，欲行不能行""如寒无寒，如热无热""如有神灵"，脏燥病有"喜悲伤欲哭，象如神灵所作"。栀子豉汤有心中懊恼，反复颠倒，起卧不安，欲呕不得呕；三香汤证有"不饥不食，机窍不灵"；温热邪入心包，有神昏谵语，"神识昏蒙"（当以牛黄丸、紫雪丹、至宝丹开窍）与此证比较，虽有外感内伤之别，寒温之异，但均以心神不宁或心神被困为其主证。

本条先言"胸中"，次谈"心中"。胸中为气海，内居心肺，下连胸膜，为清气升降出入之道路，观此证表现于气机阴寒者，仅有"似喘不喘，似呕不呕，似哕不哕"，全是似是而非之证。唯独"彻心中愦愦然无奈者"为心神愦乱，可信可凭之证，"彻者，通也，牵连也"；"愦"者，《说文解字》释为心乱也，《辞海》释为昏乱、糊涂也；无奈既无可奈何，难以用言辞表达之状，心藏神为一身之大主，心包为心之外围，代君行令，受邪。寒饮抟聚胸中，气机一时闭阻，心神被固，欲却不能，欲受不可，故见神志昏愦，时清时蒙；正邪相争，则有似喘非喘、似呕非呕、是哕非哕等难名状之证，由此可见，本证虽然涉及心、肺、胃三脏，但病变中心在心包，病机应属寒饮抟结，神气闭郁所致，在此应用生姜半夏汤。仲景列入此篇，实有与小半夏汤、半夏干姜散等止呕剂鉴别之意。

现代药理学证明，生姜中的姜辣素对大脑和延髓的呼吸血管运动中枢均呈兴奋作用。可增进血液循环，使血压上升，给予呼吸和物质代谢以好的影响，对心脏也有直接的兴奋作用，这些兴奋作用的发生主要是刺激胃壁神经感受器反射来实现。生姜汁比姜的水溶液浓度更高，故其兴奋作用最为显著，半夏也有明显的镇咳作用，此研究表明，生姜、半夏除蠲饮止呕外，尚有较强的豁痰开窍作用，其中生姜汁功效最宏，与之配伍成方，其醒脑回神之功是可靠的。

开窍是针对邪闭心包，出入心脏的窍道被阻而设立的一种治法。根据邪气的寒热属性，常分温开、凉开两类，生姜半夏汤当属温开。

生姜半夏汤证的特点是寒痰蒙蔽心包，神气闭郁，机窍失灵。生姜半夏汤特殊功效，不独蠲饮散结，且能开窍，可谓内服开窍剂之渊薮。

生姜半夏汤小冷服，以免热药与寒饮相搏，反引发呕哕。本方服法极其重要，因此类患者系得水即吐者，故应每5～10分钟吞咽一口（5～10ml），药以冷服为最佳（老年体弱者稍温以不凉口为度。实践证明，采用多次少量冷服，大多病例很快止吐神安）。

小半夏汤与生姜汤组成药物相同，所不同的是小半夏汤重用半夏（用量相当于生姜半夏汤的一倍）而生姜半夏汤则重用生姜（用生姜汁达一升）。因此两方的作用有所差别，前者以降逆化饮为主；后者主要在于散结通气，兼有醒神作用。

小青龙汤、半夏干姜散、吴茱萸汤均有吐涎沫症状，但有明显不同：咳吐涎沫为半夏干姜散特点，涌吐涎沫并头痛为吴茱萸汤证，咳喘为小青龙汤的特点。"咳""吐""涌"三字之别而辨三方之用。

第二十二条 干呕、哕，若手足厥者，橘皮汤主之。

语译：本条说明无论干呕、呕逆是合并发生，还是单独发生，如兼见手足厥冷，但属于胃寒气逆，病因寒邪袭胃，胃阳被遏，胃阳气不达四末，则手足厥；寒邪伤胃，胃失和降，则上逆，故干呕、哕。本证四末轻微寒冷，与阴盛格阳的四逆证有明显区别，故治疗以橘皮汤通阳和胃。

按语：本条论述胃寒气逆干呕、哕的证治。

橘皮汤方：

橘皮四两　生姜半斤

右二味，以水七升，煮取三升，温服一升，下咽即愈。

方解：干呕兼呃逆，若手足发凉的，这是由于胃气虚冷，而影响了四肢，所以用橘皮理气和胃、行气降逆，生姜散寒止呕，合之用之，使阳通寒去、胃气和降，则干呕、哕与厥冷自愈，故后方言"下咽即愈"。

第二十三条 哕逆者，橘皮竹茹汤主之。

语译：饮邪化热，出现干呕、心烦、饮邪气机不利，用橘皮竹茹汤补虚清热，和胃降逆。

按语：本条论述治胃虚有热、饮邪气机不利、气逆上冲所引起的呃逆。

橘皮竹茹汤方：

橘皮二升　竹茹二升　大枣三十枚　人参一两　生姜半斤　甘草五两。

右六味，以水一斗，煮取三升，温服一升，日三服。

方解：呃逆是胃气虚寒，但本条的哕逆稍挟虚热，因此用橘皮竹茹汤主治。橘皮理气和胃，竹茹清胃降逆，佐以甘草、大枣和中，人参益气，生姜温胃，使胃气足、胃阳生而虚热自除，本方宜常用于妊娠恶阻、急慢性胃炎。

按语：呕吐一症，原因不一，据本篇所记载的条文，吴茱萸汤的呕和干呕、呕涌并兼头痛，是由于胸膈寒凝、水寒之饮犯胃、循肝经上逆巅顶；四逆汤的呕是由于阴寒内积，虚阳外越；大黄甘草汤的呕是由于实热在胃。除此之外，凡十一方虽有兼凉、兼温的不同，但大致不出于驱饮逐水，这也说明本篇的呕吐是以水饮为多。关于哕症，有哕而腹满，是实邪停蓄于里；小便不利，通利小便；大便不利，通腑降浊，干呕兼哕的是胃虚气冷，用橘皮汤；哕而稍挟虚热用橘皮竹茹汤主治。

第二十四条　夫六腑气绝于外者，手足寒、上气、脚缩；五脏气绝于内者，利不禁；下甚者，手足不仁。

语译：六腑为阳，本是主表、主外的，六腑以胃为本，胃阳衰，六腑的阳气不能外达四末，就会发生手足寒冷，就感觉有气向上冲，故上气喘促；阳气者，柔则养筋，筋脉失养，故脚挛缩。五脏为阴、主里，如果脏气不温于里，就会发生难以控制的腹泻，泻得很厉害，下利过甚，则阴液随之枯竭，四肢筋脉失于濡润，则手足麻痹不仁。

按语：本条承上启下，从脏腑的功能虚衰，阐述呕吐、哕、下利的病机和预后。六腑主表属阳，所以六腑气绝则会出现阳虚外寒症状；五脏主内属阴，所以五脏气绝就会发生阴津不足而里虚寒的症状。

第二十五条　下利脉沉弦者，下重；脉大者，为未止，脉微弱数者，为欲自止，虽发热不死。

语译：下利脉沉弦的，沉脉主里，弦脉主痛主寒，往往有里急后重的症状，腹泻而见大脉的，说明病势方甚，腹泻尚未停止；如果见脉象微弱而数，腹泻将会自行停止，此时即使有发热，也无关紧要。

按语：本条从脉象上判断下利病情和预后。本条同时见于《伤寒论·辨厥阴病脉证并治》。

第二十六条　下利，手足厥冷，无脉者，灸之不温。若脉不还，反微喘者，死。少阴负趺阳者，为顺也。

语译：腹泻，手足发凉，摸不到脉搏，用灸法治疗后，手足不转温暖，如果脉搏又不恢复，反而见微喘的则预后不良；如果少阴脉有根，虽弱于趺阳脉，为顺症。

按语：本条论述下利危候的顺逆情况。这种握手及足的切脉方法，可供诊断危重疾病的参考。趺阳脉为胃脉，候脾胃之气；少阴脉（足内踝后跟骨动脉陷中处，相当于太溪穴部位）为肾脉以候肾气。趺阳脉强于少阴脉，表示胃气尚存；少阴脉虽弱于趺阳脉，但弱而有根，表示生气不绝，所以预后良好。本条同时见于《伤寒论·辨厥阴病脉证并治》。

第二十七条　下利有微热而渴，脉弱者，今自愈。

语译：腹泻，有轻微的发热、口渴，是胃阳渐复的象征，这时尽管脉现弱象，说明正衰邪气也衰，正复邪去，故病情仍会好转。

按语：本条论述阴寒下利向愈的脉证。

第二十八条 下利脉数，有微热，汗出，今自愈；设脉紧为未解。

语译：腹泻，脉现数象，微微发热而出汗的，说明表里俱和，病情好转；如果脉现紧象，因紧脉主寒，为邪盛，故知其病"未解"。

按语：本条论述虚寒下利向愈与未解的脉证。

第二十九条 下利脉数而渴者，今自愈；设不差，必圊⁽¹⁾脓血，以有热故也。

注：

（1）圊（qīng清）：大便。

语译：本条承上二条，继续论述虚寒下利出现脉数、口渴为阳气来复，发病有向愈之势，指出阳衰太过的病机变化情况，阳复太过，则为邪热，热甚必伤阴络，故云"必圊脓血"，因此"以有热故也"。上述病机，但阳复太过，脉数必有力，口渴必喜凉饮。

按语：本条论述虚寒下利而阳衰复太过的病机。

第三十条 下利脉反弦，发热身汗者，自愈。

语译：腹泻而脉象反弦出现发热、出汗等阳气有余的证候，为阳气未复，营卫调和，故云"自愈"。

按语：本条论述虚寒下利自愈的病机及脉证。以上六条主要论述虚寒下利的病机进退情况，并以阳气的消长、病邪的盛衰作为判断其预后的关键。若见微热，口渴脉数而弱，为邪衰正复，则下利向愈；如脉紧或大则为病进，邪气犹盛，故而下利不解；口渴喜凉饮，脉数有力的则为病由寒转热，需要防热伤阴络而下利脓血。

第三十一条 下利气⁽¹⁾者，当利其小便。

注：

（1）下利气：下利而肠道频频产生矢气的证候，大便常带气沫。

语译：下利而频频放屁的证候，应当用利小便方法治疗。

按语：本条论述下利气的证治。本条之所以用利小便方法，是因为膀胱、三焦气道不畅，利小便以分利肠中湿邪，使湿去气行而泄利自止，此即后世所谓"急开支河"。若下利日久、气陷不举、伴有脱肛者，应如《医宗金鉴》所云"于升补中兼利小便"。

第三十二条 下利、寸脉反浮数，尺中自涩者、必圊脓血。

语译：腹泻是里证，通常多见沉脉，现在寸口脉反而浮数，为阳盛气热，但尺脉现涩，尺脉属阴以候血，"尺脉自涩"乃为阴血亏损。热伤血络而腐肉，故下利脓血。

按语：本条论述脉象论述热利脓血的病机。

第三十三条 下利清谷，不可攻其表，汗出必胀满。

语译：腹泻、大便中都是不消化的东西，下利清谷是脾胃阳虚、阴寒内盛所致。纵有表证，也不可用发表药治疗，应急当温里，否则误汗后，徒伤体表的阳气，使腹中阴寒更甚而致腹部胀满的变证。

按语：本条论述虚寒下利的禁治。本条同时见于《伤寒论·辨厥阴病脉证并治》。

第三十四条 下利，脉沉而迟，其人面少赤，身有微热，下利清谷者，必郁冒⁽¹⁾，汗出而解，病人必微热《医统》作"必微厥"。**所以然者，其面戴阳⁽²⁾，下虚故也。**

注：

（1）郁冒：郁闷昏冒。

（2）戴阳：里真寒、外假热的虚阳上越证，外观面部娇红带白。

语译：腹泻，脉象沉而迟，病人面色微微发红，身上微微发热是阳浮于外；腹泻不消化食物，是阴盛于内。病人感觉到眩晕，一时眼前发昏黑，但出汗可以使病情有所缓解，这时四肢一定会显得有些厥冷，这是由于病人颜面戴阳、下部虚冷的缘故，其治疗宜用大剂温阳散寒药。

按语：本条论述虚寒下利而虚阳浮越的病机变化。本条同时见于《伤寒论·辨厥阴病脉证并治》。"必郁冒，汗出而解"，云主要精神在于阐明阴寒下利。因阴阳不和而有阳微热的病理机制，与上条"汗出必胀满"并不矛盾。本条"汗出而解"非因寒邪在表而汗解，而是温阳散寒，使阴阳相和、上下交通。

第三十五条　下利后脉绝，手足厥冷，晬时[1]**脉还，手足温者生，脉不还者**《千金》作"不还不渴"**死。**

注：

（1）晬（zuì 醉）时：一周时，即一昼夜。

语译：腹泻后摸不着脉搏，手足发凉，是阴竭阳衰之危候，其转归预后可根据阳气存亡与否而定。如在一昼夜以后脉搏恢复，手足转温的，是阳气来复，为生机回复之象，一般可以痊愈，故主生；若经一昼夜脉仍不起，手足不温，为真阳已绝，生机破灭，故断无生机。

按语：本条论述虚寒下利而阳微欲绝的转归。本条与第二十六条意义相似，故应前后互参。本证临床多发生暴注下利后，尤其是霍乱病多有此证，可用血道四逆治疗。

第三十六条　下利腹胀满，身体疼痛者，先温其里，乃攻其表。温里宜四逆汤，攻表宜桂枝汤。

语译：腹泻而腹部胀满，为里有虚寒，浑身疼痛者为外有表邪，此为表里同病，且以里气虚寒为急，如果先解表邪使阳气外泄，里寒一定会加重，所以先当温里用四逆汤，而表证仍在时，再用桂枝汤解表。

按语：本条论述虚寒下利兼表的证治。

四逆汤方：方见上。

桂枝汤方：

桂枝三两，去皮　芍药三两　甘草二两，炙　生姜三两　大枣十二枚

右五味，㕮咀，以水七升，微火煮取三升，去滓，适寒温服一升，服已，须臾，啜稀粥一升，以助药力，温覆令一时许，遍身漐漐，微似有汗者益佳，不可令如水淋漓，若一服汗出病瘥，停后服。

方解：桂枝汤可以升阳解肌，桂枝温通卫阳，芍药酸敛以防发汗太过，生姜佐桂枝解肌泄邪，大枣佐芍药和营益阴，甘草调和诸药。

按语：本条所论述病情，为内有阴寒，外有风寒所袭，是表里同病。《金匮要略·脏腑经络先后病脉证》第十四条明确指出表里同病，应分先后缓急的治则。由于脾胃虚寒而里气不充，如果先解表邪使阳气外泄，里寒一定加重，所以先温里再解表。

本条同时见于《伤寒论·辨厥阴病脉证并治》。

第三十七条 下利，三部脉皆平⁽¹⁾，按之心下坚者，急下之，宜大承气汤。

注：

（1）三部脉皆平：寸、关、尺三部脉皆现平人脉象。

语译：腹泻寸、关、尺三部皆现平人脉象，按之心下坚满，急下之，宜大承气汤。

第三十八条 下利脉迟而滑者，实也，利未欲止，急下之，宜大承气汤。

语译：腹泻脉迟而滑的，亦属于内有积滞的实证。这里脉迟是气滞不行之象，脉滑为食滞内结之象，气滞食积，脏气不和，故下利而迟滑脉互见。本证因实邪致利，邪实不去，则利下不止，故宜急下之，用大承气通腑去实，实去则利止。

第三十九条 下利脉反滑者，当有所去，下乃愈，宜大承气汤。

语译：腹泻日久，必伤气阴，脉应细弱，今反滑，是内有宿食之故。这种下利不会自己停止，应赶快用泻下药，就会痊愈，以大承气汤为宜。

第四十条 下利已差，至其年月日时复发者，以病不尽故也，当下之，宜大承气汤。

语译：在一定的时间内，腹泻的症状似乎已经好了，但以后每年到了原生病的时间内又复发的，是病邪没有除尽。此种腹泻多见于后世所谓"休息痢"之病，应当从本所治，除邪务尽，仍宗"通因通用"之法，以大承气汤攻下。

第四十一条 下利谵语⁽¹⁾者，有燥屎也，小承气汤主之。

注：

（1）谵语：多指热实的病证而说胡话。

语译：腹泻、谵语，有虚有实，《伤寒论》以"实则之言语，虚则郑声"区分。本条下利谵语，属于胃肠内有燥屎、积滞的实热证，用小承气汤主治。

按语：本条同时见于《伤寒论·辨厥阴病脉证并治》。

小承气汤方：

大黄四两 厚朴二两，炙 枳实大者三枚，炙

右三味，以水四升，煮取一升二合，去滓，分温二服，得利则止。

方解：小承气汤即大承气汤减少规模。大邪大热固结肠胃的，用大承气汤攻下；邪热较轻，没有大热或只是肠胃津液干燥而大便难，以及本条中腹泻、谵语，内有燥屎、积滞的情况，用小承气汤，使之起轻微的通利作用，以去其邪热积滞。

按语：以上五条，有的从脉证，有的单从脉象或证候，有的从病的复杂说明肠中有实邪，并指出在此种情况下，应当使用下法治疗。前四条应当攻下，但只提宜大承气汤而不一定用大承气汤，临证时要详细辨证分析病情，再斟酌使用与否。最后一条是肯定的，只要有此症状，就可以用小承气汤主治。

下利是用下法，是"通因通用"，仅用于以祛邪为目的实证，即《内经》所云"实者泻之"之意。但辨证当以邪实内结，为可下之征，如前述实积中阻、宿实停滞、胃肠热结等，还应注意正气未虚得以用下法的条件，假若正气已虚，邪气虽实，也不可滥施攻下，对于正虚邪恋愈而复发的休息痢和泄泻多参用后世下法，以《千金》温脾汤（大黄、附子、干姜、党参、甘草、大黄、芒硝）加减化裁。

第四十二条 下利便脓血者，桃花汤主之。

语译：腹泻而大便见脓血，久痢不止，是脏气虚寒、气血不固、肾失固涩、滑脱不禁而

成。此种腹泻所下之血，必色质紫暗，且赤白相兼，并有神疲乏力、腹痛隐隐、喜温喜按、口不渴、舌质淡、苔白、脉细弱等症，故用桃花汤温中涩肠。

按语：本条论述下焦虚寒、肾失固涩、下利便脓血的证治。

桃花汤方：

赤石脂一斤，一半剉，一半筛末　干姜一两　粳米一升

右三味，以水七升，煮令米熟，去滓，温服七合，内赤石脂末方寸匕，日三服。若一服愈，余勿服。煮令米熟，一在与煎煮时增加药物溶解度，二是米熟保胃气。

方解：本方治疗虚寒下利，以赤石脂固涩，干姜温中，粳米补虚，本方一半用末调入汤液中，服以加强涩肠固脱的作用。本方治疗没有实热滞的下利，属于温涩的治法，治疗下焦虚寒、肾失固涩的慢性肠炎、溃疡性结肠炎疗效颇佳。本方温中涩肠以固脱，与白头翁汤与葛根芩连汤的主治不同。

第四十三条　热利下重者，白头翁汤主之。

语译：热利既指病机也指症状，即既包含因热而利的病机，也包含某些热性证候，如发热、口渴、舌红、苔黄、脉数等。病机湿热胶结于肠、热腐灼肠络出现热性下利而里急后重的，用白头翁汤清热燥湿、凉血止痢。

按语：本条论述热利的证治。本条同时见于《伤寒论·辨厥阴病脉证并治》"下利欲饮水者，以有热故也，白头翁汤主之"。本条应与第三十三条及《伤寒论》互参。

白头翁汤方：

白头翁二两　黄连三两　黄柏三两　秦皮三两

右四味，以水七升，煮取二升，去滓，温服一升；不愈，更服。

方解：此方所指"热利下重"，指热邪下迫的滞下。白头翁能治毒痢，黄连善清湿热，黄柏泻下焦火、坚阴厚肠、清热燥湿以止痢，秦皮清热收涩，方中四药都有清热治痢的效用。

第四十四条　下利后更烦，按之心下濡者，为虚烦也，栀子豉汤主之。

语译：腹泻以后，不但心烦未除，反而尤甚于初，故曰"更烦"，此乃余邪郁于胸膈，扰其心神所致。病因实邪已去，则心下按之濡软不坚，乃无形邪热内扰，故仲景谓之"虚烦"。

按语：本条论述下利虚烦的证治。本条同时见于《伤寒论·辨厥阴病脉证并治》和《伤寒论·辨太阳病脉证并治》"发汗吐下后，虚烦不得眠；若剧者，必反复颠倒，心中懊恼，栀子豉汤主之"，可以互参。

栀子豉汤方：

栀子十四枚　香豉四合，绵裹

右二味，以水四升，先煮栀子得二升半，内豉，煮取一升半，去滓，分二服，温进一服，得吐则止。

方解：本方所治虚烦，是邪热未解的虚烦，邪热未解，乘虚而客于胸中，不可作真虚看。栀子苦能下泄，以清在内的郁热；香豉甘能发散，有化浊开郁、宣泄胸中郁热的功用，二药合用以消散虚烦。

第四十五条　下利清谷，里寒外热[1]，汗出而厥者，通脉四逆汤主之。

注：

（1）里寒外热：指阴寒内盛、虚阳外越，也就是里真寒而外假热。里寒，指由脾胃虚寒

而下利清谷及四肢厥逆；外热，指面部载阳、身微热、出汗等，不仅只有出汗一种现象。

语译：腹泻，完谷不化，属于虚寒，是脾肾阳虚所致。患者腹泻及四肢厥逆，观有身热、面赤、自汗出等外热现象，这是里真寒而外假热，用通脉四逆汤主治。"汗出而厥者"一句，应移至"下利清谷……"之后。

按语：本条论述寒厥下利、阴盛格阳的证治。

通脉四逆汤方：

大附子一枚，生用　干姜三两，强人可四两　甘草二两，炙

右三味，以水三升，煮取一升二合，去滓，分温再服。

方解：此方治疗下利清谷、里真寒而外假热。用生附子回阳，干姜温中，甘草佐姜，附子之热而回厥逆，本方即四逆汤倍干姜，以增强温经回阳之力较四逆汤更强。

按语：本条需与第二十六条、第三十四条、第三十五条以及《伤寒论》少阴阴盛格阳之通脉四逆汤证，结合研究。据《伤寒论·辨少阴病脉证并治》所载通脉四逆除见下利清谷、里寒外热、手足厥冷之症外，还有面色赤反不恶寒以及或腹痛，或干呕，或利止脉不出等症，并在本方加减法中提出"面色赤者，加葱九茎"，"利止脉不出者"加人参二两，可供参考。

第四十六条　下利肺痛，紫参汤主之。

语译：腹泻而兼胸痛的，用紫参汤主治。

按语：本条注家争议很大，程林说"肺痛"未详，或云肺痛当是"腹痛"。《神农本草经》记载："紫参治心腹积聚，寒热邪气。"《医宗金鉴》说："按此文脱简，不释。"按下利肺痛在临床上不易见到。紫参一药也很少用。

紫参汤方：

紫参半斤　甘草三两

右二味，以水五升，先煮紫参，取二升，内甘草，煮取一升半，分温三服疑非仲景方。

方解：紫参汤止利缓痛，方中紫参治心腹积聚，寒热邪气，兼能补虚；甘草和中缓急，健中益肺，寓扶正祛邪之义。

第四十七条　气利，诃梨勒散主之。

诃梨勒散方：

诃梨勒十枚，煨

右一味，为散，粥饮和，顿服。疑非仲景方。

方解：诃梨勒散敛肺涩肠，止痢固脱。方中诃梨勒即诃子，煨用则专以涩肠固脱，并用粥饮和服，取其益肠胃而健中气。

按语：本条与前三十条均为气利之证，气利有虚实之分，故治法有异；第三十一条是湿郁而气机不利，故"利其小便"以渗湿；本条是气虚滑脱，故治当以温涩固脱。

〔附方〕《千金翼》小承气汤：治大便不通，哕数⁽¹⁾谵语。方见上。

校勘：此方载于《千金》霍乱门，治大便不通，哕数，口谵语，无方名。药味仲景小承气汤同，但分量稍有出入，用厚朴二两、炙，大黄四两，枳实三枚，方后服法无"得利则止"，有"当通不通，尽服之"。

注：

（1）哕数：指呃逆频作、哕声响亮、神昏谵语、大便不通等实证，小承气汤泄热通便，

临床可随证选用。

《外台》黄芩汤：治干呕下利。

黄芩三两　人参三两　干姜三两　桂枝一两　大枣十二枚　半夏半升

右六味，以水七升，煮取三升，温分三服。

注： 此方载于《外台》呕吐，哕门，引仲景《伤寒论》，云出第十六卷中，即此方原系仲景方，是《金匮要略》原本所阙遗者。

方解： 此方主因胃中虚寒而挟肠热所致的干呕下利。此方与前面的第十一条黄芩加半夏生姜汤主治相同，但没有芍药、甘草、生姜，有人参、桂枝、干姜，着重于温里益气。这是治中寒气少挟肠热的方剂，方中黄芩清热止痢，干姜温阳散寒，半夏降逆止呕，人参、大枣补虚建中，桂枝辛温通经脉，佐干姜以温振中阳，协半夏以降逆气，诸药合用，以收温胃补虚、清肠止利、降逆之效。

按语： 本篇所说的下利，包括泄泻和痢疾。凡是便脓血、热利下重诸条，都是痢疾，其中也有虚、实的不同，下利应用清谷诸条，是泄泻的虚寒性；下利应用下法诸条，是泄泻的实热症。

结　语

本篇系统地论述呕吐、哕、下利病的成因证治。全篇共四十七条，前二十三条论呕吐、哕，后二十三条论下利，其中第三、四、五、二十四条，总论三病的病机，以说明胃、脾、肾不仅是发生呕吐、哕、下利的根源，也是在治疗中需要掌握的关键。

呕吐、哕是胃失和降、气逆于上的证候，其病因病机虽有虚寒、实热、虚热、寒热错杂以及水饮停蓄等各种情况不同，其治疗大体总以和胃降逆为主。本篇所出止呕方剂十三首，小半夏汤用治"诸呕吐，谷不得下"的一般性呕吐，温润止呕用大半夏汤，祛邪止呕的有小柴胡汤、大黄甘草汤、茯苓泽泻汤，胃气虚寒、肝水上逆的用吴茱萸汤，温脾肾以止呕用四逆汤，属呕而肠鸣且心下痞满寒热错杂的用半夏泻心汤，呕而发热用小柴胡汤，热利兼呕用黄芩加半夏生姜汤，饮邪为患、寒饮犯胃用半夏干姜散，饮邪抑阳、痰饮扰心用生姜半夏汤，停饮胃反、吐而渴欲饮水用茯苓泽泻汤，吐后思水、防止停饮之患用猪苓散，吐后贪饮用文蛤汤。

哕病的证治有胃虚有热、胃寒气闭及实热积滞三大类，胃虚有热治以橘皮竹茹汤，胃寒气闭治以橘皮汤。

文中提出"呕家有痈脓，不可治呕""病人欲吐者，不可下之""哕而腹满，视其前后，知何部不利，利之即愈"治疗法则与禁忌，这也是中医辨证施治不可忽视的内容，对指导临床亦有重要意义。

本篇所说的下利病包括泄泻与痢疾，其病机和证候可概括为虚寒与实热两大类。虚寒泄泻，如表里同病，先以四逆汤温里，以后桂枝汤攻表，下利清谷，阳虚阴盛予四逆汤；阴盛格阳，里寒外热予通脉四逆汤回阳救逆；实热泄泻，如属实积中阻，用大承气汤通腑泻实；内有燥屎，热结旁流，用小承气汤通腑泄热；气虚肠滑用诃梨勒散温涩固脱；虚寒久利而便脓血，用桃花汤温涩止利；利后余热不尽而致虚寒的用栀子豉汤；泄热除烦，因下利而胸痛的用紫参汤清热止痛。

　　虚寒下利转归及预后，一般以口渴、脉微数、身微热、汗出、手足转温等症为阳气来复，病将转愈，若脉大或紧弦，为病进邪盛；若阳复太过，则病由寒转热。

　　从呕吐、哕、下利的病情与演变看，属于实证、热证者，多与胃肠有关；属于虚证、寒证者，多与脾胃有关。由于六腑以胃为本，五脏以脾胃为本，故对呕吐、哕、下利的治疗，应时刻顾护胃气。

疮痈肠痈浸淫病脉证并治第十八

论一首　脉证三条　方五首

便　读

按本篇的篇名，《脉经》上的标题"痈肿肠痈金创浸淫疮脉症"比较恰当。本篇论述痈肿的诊断、肠痈的证治、创伤和浸淫疮的诊断和治疗，在论述金疮和浸淫疮时，有方无证，可做研究参考；论述肠痈的辨证治疗对后世有深远影响，故做重点论述。

一、疮痈

疮痈将发脉证：脉浮数，不发热，淅淅恶寒，身有痛处，但不同于外感热病的一身尽疼。
有脓与无脓：以手掩肿处，肿处发热者为有脓，脓处无热为无脓。
疮痈的通治方：排脓散、排脓汤。

二、肠痈

脉证：肌肤干枯，似鱼鳞般交错，腹皮紧张，按之软，如肿状，不发热，脉象数，这是肠痈外见症状。至于内在自觉证，是少腹肿胀痞硬，按之如淋病般痛及阴部，小便正常，时时发热，自汗出，恶寒如脓未成，脉迟紧，脓成则脉洪数。

治法：脓未成可下，脓已成不可下。脓未成时，可用大黄牡丹汤，用大黄、芒硝通肠结，桃仁下血，牡丹皮清热解热，瓜子功能清润，为开结散血的方剂；脓已成时，用薏苡附子败酱散治，薏苡仁破毒肿，附子通行瘀滞，败酱草排脓破血。

三、浸淫疮

浸淫疮是一种由湿热导致的黄水疮，由身体局部蔓延到全身各处。这种疮从口流向四肢可治，从四肢流入口者不可治，因疮疡病变从外出为顺，毒向内攻者为逆。
浸淫疮的治疗，可用黄连粉，因黄连粉性寒味苦，有清热燥湿之功。

原文：

第一条 诸浮数脉，应当发热，而反洒淅恶寒，若有痛处，当发其[1]**痈。**

校勘：《注解伤寒论》辨脉法无"反"字，"处"下有"饮食如常者"，"当发其痈"作"蓄积有脓也"。

注：

（1）其：语气助词，如《诗经·邶风·北风》曰"北风其凉，雨雪其雱"。

语译：凡现浮数的脉象，都应当有发热的症状，因脉浮主表，脉数主热，但病人反而诉说身上怕冷，冷得好像冷水洒在身上，冷风吹在身上，如果再有局部疼痛的地方就应当考虑有脓肿。

按语：本条论述痈肿初起时的脉证和病机。脉浮数而恶寒，是痈脓初起常见脉证，但应有局部红肿热病，才能判断发生痈肿，故"若有痛处"是辨证关键。

第二条 师曰：诸痈肿，欲知有脓无脓，以手掩肿上，热者为有脓，不热者为无脓。

语译：老师说：凡是痈肿，要想知道各种痈肿里面有没有脓，可以把手按在痈肿部位上面，感觉手热的就是有脓，不热的就是没有脓，此即《灵枢·痈疽》所谓"热胜则腐肉，肉腐则为脓"之意。

按语：本条论述辨别痈肿有脓无脓的方法。本条以手感辨别痈肿之有脓无脓，略显简单，后世医家从痈肿软与硬、陷与起、痛与不痛、颜色变与不变等方面综合分析鉴别，补充了本篇的不足。

第三条 肠痈之为病，其身甲错[(1)]，腹皮急，按之濡，如肿状，腹无积聚[(2)]，身无热，脉数，此为肠内有痈脓，薏苡附子败酱散主之。

注：

（1）甲错：粗糙，此处形容皮肤粗糙似鳞甲交错，即肌肤甲错，大多为营气滞涩、皮肤失常所致。

（2）积聚：此处指包块。

语译：肠痈的症状为，往往身上的皮肤粗糙，腹壁显得紧张；局部稍稍鼓起，似有肿块，但按之濡软，与腹内有积聚不同，应加以鉴别；身上并不发热，但脉搏跳得快，这是肠内生了痈肿，应当以薏苡附子败酱散主治。

按语：本条论述肠痈已成的辨证施治。"如肿状"应在"腹皮急"之后、"按之濡"之前。"腹皮急，如肿状"似慢性阑尾炎形成的包块。

薏苡附子败酱散方：

薏苡仁十分 附子二分 败酱五分

右三味，杵为末，取方寸匕，以水二升，煎减半，顿服，小便当下。

方解：薏苡仁破胀利湿排脓，少用附子之辛热而行瘀滞之气，温散助阳；败酱草咸寒能清积热而解毒排脓破血。服后气通则痈脓结者可开、滞者可行，而大便必排泄污秽脓毒，肠痈也就可以痊愈。

第四条 肠痈者，少腹肿痞，按之即痛如淋[(1)]，小便自调，时时发热，自汗出，复恶寒。其脉迟紧者，脓未成，可下之，当有血。脉洪数者，脓已成，不可下也，大黄牡丹汤主之。

注：

（1）如淋：如淋者。因少腹为肝厥阴经脉所过，厥阴脉循阴器，故按少腹而痛引阴部，有如淋状。但小便自调，说明膀胱没有病。

语译：肠痈系热毒内聚，营血瘀结肠中，经脉不通所致，所以患肠痈的人少腹部肿胀而痞硬，用手按上去就感觉到疼痛牵引阴部，好像淋病一样，但小便正常，常常发热出汗、怕冷、脉象迟紧的，是还没有成脓，可以用泻下法，以大黄牡丹汤主治。服药后大便中应当有血。如果脉象洪数，表示脓已形成，这时就不能用泻下法。"大黄牡丹汤主之"应在"可下之"之后。

按语：本条论述肠痈脓未成的辨证施治。

大黄牡丹汤方：

大黄四两　牡丹一两　桃仁五十枚　瓜子半升　芒硝三合

右五味，以水六升，煮取一升，去滓，内芒硝，再煎沸，顿服之，有脓当下，如无脓，当下血。

方解：方中大黄、芒硝荡涤肠中实热瘀毒、宣通瘀滞，牡丹皮、桃仁能活血祛瘀、排脓，牡丹皮并有凉血清热的作用，瓜子（指气味甘寒的冬瓜子）润肠、溃脓血。故大黄牡丹汤是泄热破瘀、散结消肿的方剂，当前治疗急性阑尾炎采取分期论治、随证加减的方法。瘀滞期（绝大多数是单纯性阑尾炎），治以行气活血，辅以清热解毒；蕴热期（多数为化脓性阑尾炎）清热解毒，活血化瘀并用；毒热期（绝大多数阑尾脓肿或合并轻度腹膜炎）重用清热解毒、通里攻下，其所治方剂即从大黄牡丹汤加红藤、金银花、蒲公英、赤芍演变而来，取得较好疗效。

按语：对应用大黄牡丹汤应看时机，注家看法不一。从方后"有脓当下，如无脓，当下血"，可知此方有脓无脓均可使用。肠痈有可下、不可下之分，可下者当攻逐瘀热，不可下者当脱毒排脓，此方攻瘀、排脓兼而有之，且后方规定大黄的加热时间较长，攻泻之力和缓，因此肠痈之实者，无论有脓无脓均可用此方治疗。

肠痈而脓已成的证型为虚寒湿寒型，用薏苡附子败酱散；脓未成或脓已成，在蕴热期用大黄牡丹汤。

第五条 问曰：寸口脉浮《脉经》无"浮"字微而涩，法当亡血，若汗出。设不汗者云何？答曰：若 [1] 身有疮，被刀斧所伤，亡血故也。

注：

（1）若："若汗出"中"若"字作"或"字解，如《左传定公元年》"君从践土，若从宋，亦唯命"；"若身有疮"中"若"字作"乃"字解，如《国语·周语》"必有忍也，若能有剂也"。

语译：问：寸部的脉象浮微而涩，按理说应当有失血或出汗的现象，如果没有出汗见到这种脉，是因为什么？答：这是患者被刀斧等利器所伤，已经伤了血的缘故。

按语：本条论述金疮出血的脉症。因为"夺血者无汗，夺汗者无血"，所以已经失血的就不再出汗。

第六条 病金疮，王不留行散主之。

语译：汉晋时期，冷兵器时代，金疮主要指刀斧等金属器械所致的外科疾患。由于经脉肌肤断伤、营卫气血不能循经脉运行，所以必须尽快恢复经脉肌肤断伤，使营卫通行、气血畅通，金疮自然痊愈，用王不留行散主治。

按语：本条论述金疮的治法。

王不留行散方：

王不留行十分，八月八日采　蒴藋细叶 [1] 十分，七月七日采　桑东南根白皮十分，三月三日采　甘草十八分　川椒三分，除目及闭口 [2]，去汗 [3]　黄芩二分　干姜二分　厚朴二分　芍药二分

右九味，桑根皮以上三味烧灰存性，勿令灰过，各别杵筛，合治之为散，服方寸匕。小疮即粉之 [4]，大疮但服之，产后亦可服。如风寒，桑东根勿取之；前三物，皆阴干百日。

注：

（1）蒴藋细叶：蒴藋分草本和木本，此处指草本，又名陆英。黄元御《长沙药解》论蒴藋谓"味酸微凉，入足厥阴肝经，行血通经，消瘀化凝"；《金匮要略》中王不留行散用之治"病金疮"以其行血而消瘀。

（2）除目及闭口：此处指去掉川椒仁及未成熟的、尚未张开的川椒（即闭目川椒）。目，指椒仁。

（3）去汗：此处指将川椒炒去油。

（4）粉之：此处指将药制成粉剂外敷。

方解：王不留行专走血分，止血定痛；蒴藋细叶行血消瘀；甘草益胃解毒；芍药、黄芩助清血热；川椒、干姜助行血瘀；厚朴行散向外，使血不致凝滞；桑白皮根性寒，同王不留行、蒴藋细叶烧灰存性，灰能入血分止血，可治金疮血流不止。小疮则合诸药为粉外敷，大疮则内服以治外，产后也可服用，功能行散瘀血。风寒不取桑根，恐药性过寒。前三物皆阴干百日以保存阴性，不可用日晒及火炙。

排脓散方：

枳实十六枚　芍药六分　桔梗二分

右三味，杵为散，取鸡子黄一枚，以药散与鸡黄相等，揉和令相得，饮和服之，日一服。

方解：此方治疗金疮痈将成未成，用枳实苦寒除热破滞，芍药和营以通血滞，桔梗利气排脓，更以甘润的鸡子黄养心脾、肾之阴，作为排脓托毒之本。

排脓汤方：

甘草二两　桔梗三两　生姜一两　大枣十枚

右四味，以水三升，煮取一升，温服五合，日再服。

方解：甘草、桔梗解毒、利气、排脓，生姜、大枣顾护胃气，上部胸喉之间欲成疮痈的宜急服此方治疗。

按语：以上论述金疮的脉象和治法，并有治疮痈的排脓散和排脓汤。排脓散即枳实芍药散加桔梗、鸡子黄，排脓汤即桔梗汤加生姜、大枣，二方只有桔梗一味相同，均为排脓名方，可见桔梗为排脓之要药。排脓散以治胃痈及肠痈为主，排脓汤以治疗胃痈或肺痈为主，后世疡科予以加减而广泛应用。

第七条　浸淫疮，从口流向四肢者，可治；从四肢流来入口者，不可治。

语译：浸淫疮是一种皮肤病，是较顽固的小粟疮，起病范围小，先痒后痛，头破溃分泌黄汁浸渍皮肤，逐渐蔓延于全身，故称浸淫疮。若先从口部发生，然后流散于四肢，是疮毒从内走外，为顺可治；若先从四肢发生，瘙痒无时，蔓延不止，破流黄水向中间发病的，是疮毒从外走内，为逆不可治。

按语：本条论述浸淫疮的预后。

第八条　浸淫疮，黄连粉[1]主之。方未见。

注：

（1）黄连粉：可能是黄连作粉剂敷疮上。浸淫疮是湿热为病，即黄水疮一类，黄连粉外敷或内服。黄连苦能燥湿、寒能清热，所以能治浸淫疮。

按语：黄连粉，多数医家认为是黄连一味为粉，亦有以"粉"为胡粉者。后世医家用单味黄连治疗赤眼、火热牙痛、舌肿、痢疾以及一切疮肿、痈肿等湿热化火之火毒症，临床以黄连、黄芩、黄柏、青黛四药等量为粉。用煮沸后香油调成糊状，冷却后调涂浸淫疮疗效比单味黄连粉好。

后世冰片三香粉，即煅龙骨、冰片、苍术、乳香、松香各等分研细末以香油调敷，可疗阴囊湿疹、头部湿疹，亦可治疗单纯疱疹、皮肤黏膜交际处病毒感染有良好疗效。

结　语

本篇所论痈肿、肠痈、金疮、浸淫疮，均属外科部分疾患，其中对肠痈的辨证治疗及对痈肿的诊断，在理论与临床实践方面有极大的指导价值。

篇中痈肿及肠痈的辨识有两大特点，一是重视对痈肿的局部或肠痈外应的腹部，运用切诊进行诊察。二是重视分辨脓成与否，对于肠痈的治疗，脓未成的里实热证，主张攻下法，创制了大黄牡丹汤，荡热解毒，消痈排脓；脓未成则不可攻下，予以薏苡附子败酱散排脓消痈、振奋阳气。

本篇指出金疮出血脉证用王不留行散消瘀止血镇痛。王不留行散是治疗金刃创伤的有效方剂，排脓散和排脓汤是分别治疗内痈或疮疡的有效方药。

本篇提出浸淫疮的预后，但对浸淫疮论述较少，后世在以黄连粉为主治方剂的基础上，衍化出几种行之有效的方药。

上四种病皆属于外科病证，都以痈脓肿毒、营卫郁滞为特点，故篇中对其治疗重视应用清热解毒、活血消瘀、行气通阳的方法，取得良好疗效。

跌蹶手指臂肿转筋阴狐疝蛔虫病脉证治第十九

论一首　脉证一条　方四首

便　读

本篇论述跌蹶、手指臂肿、转筋、阴狐疝、蛔虫病症，收罗细碎。这五种病症的条文毫无联系，性质各别，既不便归类，又不能各自成篇，是对之前诸篇中没有谈到的加以补充，故在论述杂病之后合为一篇论述。篇中许多治法也有一定价值。

一、转筋

转筋是经脉挛急、手足拘牵，主要指臂脚强急，脉搏劲而有力、微弦，严重时痉挛拘痛往往从两足牵引入少腹部疼痛，称转筋入腹。

二、蛔虫病

蛔虫病的主症是腹痛、脉洪大，这是蛔动气厥所致的脉象，也是同其他腹痛症状病机的主要鉴别点。此外，还有吐涎沫和心痛，或有鼻痒、齘齿、食嗜异常等见证。

蛔虫病的治疗，一般使用杀虫药治之，如果已用杀虫的毒性药不愈，可改用甘草粉蜜汤试投。白粉即铅粉，混在甘草、白蜜等甜味药中，有引诱其所喜而达到毒杀的作用。

蛔厥一证，主要是吐蛔，病人时静，时心烦，得食则吐，呕吐物有蛔虫。这是由于脏寒、蛔不安静向上扰动，故见心烦上逆，以乌梅丸主治。此方寒热并投，苦酸同用，因蛔得酸则伏，得苦则安，又以桂枝、附子、干姜、川椒温其中，处方极为严密，是仲景名方之一，对治疗蛔厥有较好的效用。

原文：

第一条　师曰：病跌蹶[(1)]，**其人但能前，不能却，刺腨入二寸，此太阳经伤也。**

注：

（1）跌蹶：一种足病，或认为由于太阳经脉受伤，引起足背筋脉拘急而产生行走困难。有人认为"跌"是跌伤的意思，供参考。跗，足背。

语译： 老师说：有一种叫跌蹶的病症，由于太阳经脉受伤，引起足背部挛急，故其症状主要是影响走路，后跟不能落地，向后退就感到困难，因太阳经脉行身之后，下腨内，出外踝之后。这是太阳经脉受损伤的缘故，应当先针刺承山穴以舒缓经脉。

按语： 本条论述跌蹶的病因和证治。本条根据经络治病。足阳明脉络于小腿外侧之前，足太阳脉络于腿外侧之后，患了足疾而只能前行，不能后退，是阳明经脉未受伤而太阳经脉受伤的缘故。所以治疗时应当针刺小腿部太阳经脉的穴位，此处未列穴位名称，根据承筋穴禁针，可针刺合阳、承山穴，可根据情况选用，刺入深度一般应浅于两寸。也有人认为本条所述病症，是误刺腨肠穴过深致太阳经脉受伤而引起，针刺合阳、承山穴治疗帕金森病导致下肢痉挛、僵直有良好疗效。

第二条 病人常以 [1] **手指臂肿动，此人身体瞤瞤者，藜芦甘草汤主之。**

注：

（1）常以：时常。以，语气助词，如《论语》曰"礼以行之，孙以出之，倍以成之"，韩愈《贺册尊号表》曰"欢欣踊跃，以歌以舞"。

语译： 病人的手指及臂部常有肿的现象，并有牵动，此人身体筋肉跳动的，用藜芦甘草汤主治。

按语： 这种证候往往是由于胸膈部位有风痰壅滞影响人体各部位而引起。一般来说，手指及臂部的不自主牵动和身体瞤动，多由于风邪袭络；而手指、臂部等体表、关节部位产生肿的症状，则多属于痰湿阻滞，临床常用导痰汤（胆南星、枳实、陈皮、半夏、茯苓、生姜、甘草）或指迷茯苓丸（半夏、茯苓、枳壳、风化硝、姜汁）效果很好。

藜芦甘草汤方：未见。

按语： 藜芦辛寒入肺，能吐膈上风痰，佐以甘草，以其能解藜芦之毒而保胃液，使虽吐而不伤中气。方虽未见，大致为涌吐剂，临床应用时应结合风痰壅积胸膈的其他脉症，如心烦懊侬、欲吐、脉滑等共同参考决定。

第三条 转筋 [1] **之为病，其人臂脚直，脉上下行，微弦** [2]**。转筋入腹者，鸡屎白散主之。**

注：

（1）转筋：症状为筋脉拘急，手足拘挛，不能运动，以小腿部转筋较为常见。

（2）脉上下行，微弦：形容脉象强直有力而无柔和之象。

语译： 本条论述转筋的证治。转筋，俗称抽筋，是一种筋脉挛急、四肢拘牵作痛且不能随意运动，脉象直而有力、微现弦象，严重时从两腿牵引小腹作痛，称为转筋入腹。本条转筋为湿浊化热伤阴所致，用鸡屎白散主治。

鸡屎白散方：

鸡屎白

右一味，为散，取方寸匕，以水六合，和，温服。

校勘： "和，温服"《肘后方》均作煮三沸，顿服之，勿令病者知之。

方解： 用鸡屎白治病渊源已久，《素问·腹中论》中有鸡矢醴方，以疗鼓胀；《明医别录》说它能治疗转筋，利小便，但需注意：此方泻下，对霍乱而转筋、津液亏虚者不宜。由此可见本条所论转筋与霍乱转筋不同。

按语： 以上三条，跌蹶与手指臂肿并列，表明同属四肢疾病，与第三条转筋同属四肢疾病。第一条论述跌蹶治疗应当辨别经脉；第二条论述痰湿阻滞，风邪袭伤经络的证候；第三条论述由"脾土虚而肝木乘之"的证候。这些疾病的治疗方法应当视具体情况而定。

第四条 阴狐疝气 [1] **者，偏有小大，时时上下，蜘蛛散主之。**

注：

（1）阴狐疝气：简称狐疝，指疝气在一侧阴囊忽上忽下，"如狐之出没无常"，故名，为下焦寒气凝结厥阴肝脉所致。狐疝相当于腹股沟斜疝，疝囊由内环部突出的腹膜形成，疝的内容物以小肠和大网膜最为常见，但从"偏有小大"分析，似亦不排除睾丸疾患。

语译： 阴狐疝气，简称狐疝，是疝气在一侧阴囊，阴囊偏大偏小、时上时下的病症。这种疝气每因起立和走路时坠入阴囊，当平卧时缩入腹内，严重时由阴囊牵引引起少腹剧痛，较轻的仅有重坠感，这是寒气凝结肝经经脉所致，治疗应以辛温通利为主，可用蜘蛛散治之。

按语： 本条论述阴狐疝气的证治。

蜘蛛散方：

蜘蛛十四枚，熬焦　桂枝半两

右二味，为散，取八分一匕[1]，饮和服，日再服。蜜丸亦可。

注：

（1）取八分一匕：《本草纲目》作"每服八分"。

方解： 蜘蛛破结通利，能泄下焦结气，配桂枝辛温，芳香入肝以散寒气，专散沉阴结疝，并逐寒湿，所以将二物合并以治狐疝，但蜘蛛有毒性，用时宜慎。后世对本病常用疏肝理气药，如川楝子、木香、茴香、香附、乌药、沉香之类，能收到一定效果。

第五条　问曰：病腹痛有虫，其脉何以别之？师曰：腹中痛，其脉当沉，若弦，反[1]洪大，故有蚘[2]虫。

注：

（1）反：《说文解字》释为"覆也"，与正相对。按一般而论，腹痛多属于里寒，其脉或沉或弦，假如脉反见洪大，又无热势，这说明不是里寒，而是蛔动气逆之象，亦是诊断蛔虫病的根据之一。"反"可作"又"或"重"解。

（2）蚘：同蛔。

语译： 问：如何根据病人的脉象，来鉴别一般腹痛和蛔虫引起的腹痛呢？老师答道：一般来说，由寒引起的腹痛，其脉当沉或弦，今腹痛而脉反见洪大，又无热势，这不是里寒而是蛔动气逆之象，可能是蛔虫导致的。

按语： 本条论述蛔虫腹痛脉诊。

第六条　蚘虫之为病，令人吐涎，心痛[1]，发作有时，毒药不止，甘草粉蜜汤主之。

注：

（1）心痛：根据蛔虫病的证候特点，这里指心腹痛。

语译： 患蛔虫病会使人口吐涎沫，上腹部有发作性疼痛，如果用通常打虫药仍然未取得效应，所以改用安蛔缓痛之剂以缓病势，用甘草粉蜜汤主治。

按语： 前条论脉象，本条论述症状及治法。

甘草粉蜜汤方：

甘草二两　粉[1]一两　蜜四两

右三味，以水三升，先煮甘草，取二升，去滓，内粉、蜜，搅令和，煎如薄粥，温服一升，差即止。

注：

（1）粉：米粉，起安蛔缓痛的作用。有人认为是铅粉，铅粉有杀虫作用，但有毒，不宜随便使用。

方解：本方均系甘平安胃之品，主要起安蛔缓痛的作用，甘草、粉、蜜皆是安胃之药，取"甘以缓之"之意。

第七条 蛔厥者，当吐蛔，令⁽¹⁾病者静而复时烦，此为脏寒，蛔上入膈，故烦。须臾复止，得食而呕，又烦者，蛔闻食臭出，其人当自吐蛔。

第八条 蛔厥者，乌梅丸主之。

注：

（1）"令"：当作"今"。

语译：这两条论述蛔厥的证治。蛔厥是因蛔动而腹痛剧烈，以致手足厥冷。蛔厥虽有手足厥冷，但冷的程度较轻，蛔厥的病理肠中有寒，肠寒则寄生的蛔虫上窜入膈，患蛔厥的病人应该吐蛔，现在病人安静而又时常心烦，这是内脏寒冷，虫入膈上，所以发烦。这种发烦很快就会停止，但一吃东西就会吐出来，而又发烦，这是因为饮食气味引发蛔虫骚动而入胃，上涌作吐，而蛔虫亦随之吐出。蛔厥证具有时静时烦、时作时止且与进食相关的特点，与"其人燥，无暂安时"的脏厥证迥然有别。蛔厥的治疗当用安蛔止痛的乌梅丸。

乌梅丸方：

乌梅三百个 细辛六两 干姜十两 黄连一斤 当归四两 附子六两，炮 川椒四两，去汗 桂枝六两 人参六两 黄柏六两

右十味，异捣筛，合治之⁽¹⁾，以苦酒渍乌梅一宿，去核，蒸之五升，米下饭熟，捣成泥，和药令相得，内臼中，与蜜杵二千下，丸如梧子大。先食，饮服十丸，日三服，稍加至二十丸。禁生冷滑臭等食。

注：

（1）异捣筛，合治之：各种药物分别捣末过筛后，再混合在一起。

方解：方中重用乌梅（醋制）之酸，平抑蛔动，其酸入肝，具有益阴柔肝、敛阴涩肠的功效；川椒、细辛的辛可杀虫，又能散寒通阳；黄连、黄柏之苦寒可以下驱蛔虫，亦可泄热止呕；附子、干姜、桂枝之辛热，主扶阳气以制寒；人参、当归甘温补养气血以扶正；米饭、白蜜和胃缓急以滋脾胃之化源。诸药合之，则如《医宗金鉴》所云蛔虫"得酸则静，得辛则伏，得苦则下"，故此方为治蛔厥的有效方剂。

按语：本条同时见于《伤寒论·辨厥阴病脉证并治》。

结　语

本篇为论述杂病之后将未收集而又不便归纳的几种病症加以论述，如跌蹶、手指臂肿、转筋、阴狐疝、蛔虫病，其中将蛔虫病机、方药一同论述。

跌蹶为足背僵直、不便行动的疾病。病因是太阳经脉受伤，刺太阳经穴，如合阳、承山穴，通利经气，舒缓经脉。

手指臂肿指手指臂部关节肿胀、震颤、身体肌肉跳动的病症。乃为风痰阻滞经络所致，可用藜芦甘草汤涌吐风痰。后世医家用导痰汤或指迷茯苓丸，可谓对此法的运用与发挥。

转筋即抽筋，是一种筋脉拘急、四肢牵引作痛的病症。以下肢多见，甚则牵引小腹拘急疼痛，脉象强直而弦，湿浊化热，伤及筋脉，可选用鸡屎白散泻浊去湿、舒缓筋脉。

阴狐疝气，简称狐疝，是一种阴囊偏有大小、时上时下的病症。因寒凝厥阴肝经所致，可用蜘蛛散辛温通利、温经散寒。

蛔虫病的证候为，蛔虫扰动，吐涎，发作有时，腹痛。蛔厥的证候为，蛔虫窜扰，腹痛，甚至吐蛔、便蛔，四肢厥冷。对于胃虚蛔动，上腹部疼痛，吐清水，发作有时，如用毒药杀虫后病仍不愈合者，可用甘草粉蜜汤和胃缓痛；如因腹痛剧烈而致手足厥冷，静而时烦，反复发作，甚至吐蛔者，则属蛔厥，可用乌梅丸温脏安蛔、杀虫扶正。

妇人妊娠病脉证并治第二十

证三条　方八首

便　读

本篇论述妇人怀孕期内的正常现象和相关疾病的证候及治法。

1. 妊娠初期脉证

怀孕在六十天内，脉正常，唯阴脉（尺脉）略见小弱，口渴，不能食，无寒热，这就是《内经》中"身有病而无邪脉"的怀孕现象。

2. 妊娠期常见病证治

怀孕后最怕湿热损伤胎气，妊娠胎动不安治法为，如胎受湿热会不安，可进服当归散：当归、芎劳、芍药能养血，白术健脾燥湿，黄芩清热，湿热清、血得养，胎自安。

另外，因湿寒致胎不安的，可用白术散：以白术、牡蛎燥湿，蜀椒去寒，芎劳温血，寒湿去，胎自安。

3. 妊娠及癥病症象与治法

经断未到三月而漏红不止，胎动在脐上，为癥病，这是一种积聚或积血成块在腹部的病。

怀孕六个月后胎动。怀孕前三个月，月经按时通调为胎。怀孕前三个月，月经异常下血的，在经断后三月仍下血，这是"血下"，血不是败凝之血，即瘀积症一类病，治疗当以去瘀为主。可用桂枝茯苓丸祛瘀下癥。

4. 妊娠漏红治法

妇人漏红，原因很多，一是常人漏红，平日经水淋漓；二是小产后下血不止；三是怀孕期间下血，同时腹部作痛（称胞阻）。这三种不同原因的漏下症，都可用胶艾汤治疗。其中阿胶、艾叶安胎，四物养血，和以甘草，引以酒势，使血能循经养胎，就不致有漏下病了。

5. 妊娠腹痛治法

妊娠血气不足，脾有郁湿夹滞，肝气克犯，使胎气不舒，形成腹中疞痛，当归芍药散主之。方中当归、芎劳补血止痛，重用芍药润肝利滞；白术、茯苓、泽泻益健渗湿。全方止痛安胎甚为妥善，血亏气弱少用芎劳为宜，白术为安胎圣药。

6. 妊娠呕吐治法

妊娠呕吐，有两种原因，胃有虚寒的，可用干姜人参半夏丸祛寒止呕；胃热气逆所致的，宜用《外台》橘皮竹茹汤加减，清热降逆以安胎。

原文：

第一条　师曰：妇人得平脉 (1)，阴脉 (2) 小弱，其人渴，不能食，无寒热，名妊娠，桂枝汤 方见下利中 主之。于法六十日当有此证；设有医治逆者，却一月加吐下者，则绝之 (3)。

注：

（1）平脉：平和无病的脉象。

（2）阴脉：此处指尺脉。

（3）绝之：此处指不要按桂枝汤法治疗，应根据误治后变化了的病情考虑治疗。一说指停止服药；也有人认为在这种情况下，胎无法保住。

语译：老师说：育龄妇人，停经以后，诊得平和之脉，只是尺部脉象较关前稍见小弱。同时口渴又见呕吐，不想吃东西，没有怕冷发热，很可能是妊娠的缘故。妇人妊娠，脉无故而身有病，而又非寒热邪气，唯宜桂枝汤化气调阴阳，使脾胃调和，则妊娠恶阻可望获愈。为医误治或治疗不当，不仅呕恶、不食等症提前出现，且由误治而加重病情。误治而加重病情并出现吐泻症状，此时桂枝汤已不适宜，可考虑暂时停药而以饮食调养。

按语：本条论述妊娠恶阻的证治。按一般孕妇应有滑而微数的现象，尺脉不一定都滑。尺脉小弱常是反映胎元初结胎气未盛、阴气不足的情况；口渴、不能食是津液缺乏和胃逆失降，是怀孕将有恶阻症的现象，宜用桂枝汤调气血，但在临床上应根据具体情况，不可指论。

本篇原文词义欠连续，可能有错简或脱简，应根据病情加以理解。

第二条 妇人宿有癥[1]病，经断未及三月，而得漏下不止，胎动在脐上者，为癥痼害[2]。妊娠六月动者，前三月经水利时，胎也。下血者，后断三月衃[3]也。所以血不止者，其癥不去故也，当下其癥，桂枝茯苓丸主之。

注：

（1）癥：病名，腹内有积聚成块或积血成块的病。

（2）癥痼害：宿患癥块之人怀孕因癥动胎为害，故名。正常孕妇未孕前经事调顺，受孕后，约五六个月脐下而见胎动。癥痼，此为衃血留积，形成癥块，占据胞内，瘀血阻滞胎元，若不能速去其瘀胎元必难得保，血不能正常运行而致漏下。

（3）衃（pēi）：凝血，即凝结的瘀血，颜色多紫黑、晦暗。

语译：患者素有癥积而又怀孕，月经停止不到三个月复下血不止，并且脐上有胎动之象，此属癥痼害所致。故"当下其癥"乃"有故无殒"之意，然而正常的怀孕亦有胎动之象。并且在月经停止两三个月有间断下血（即胎漏）何以别之？运用了"妊娠六月动者，前三月经水利时，胎也。下血者，后断三月衃也"这一插笔，阐明了正常妊娠胎动是在停经六月左右，而不在三个月；胎动多在脐下，而不是在脐上；同时未受孕前三月经水应按时来潮，而不会怀孕六个月继续下血不止，这显然受原有癥积的影响，并非妊娠胎动，当用桂枝茯苓丸主治。

按语：本条论述妇人患有癥痼而怀孕的诊断及治疗，是比较典型的插法夹叙法。

桂枝茯苓丸方：

桂枝　茯苓　牡丹去心　桃仁，去皮尖，熬　芍药各等分

右五味，末之，炼蜜和丸，如兔屎大，每日食前服一丸，不知，加至三丸。

方解：桂枝温通经脉，牡丹皮、桃仁攻癥积破瘀血，更用茯苓以为利导，又恐有伤新血，用芍药和营、滋养肝阴。蜜丸如兔屎大，据《雷公炮炙论》取十二两鲤鱼目，约梧桐子大小。

按语：妊娠下血，又称恶阻，多兼少腹坠痛，常为流产先兆或肾气不足，胎元不固；或因脾虚血少，胎元失养；或因肝郁血滞，胎元受损等。仲景将其分为虚、实两端，虚证以血虚为主，实者瘀阻为主，血虚当补，瘀阻当祛。

祛瘀止血，此意很难理解，历代诸家众语不一，本条即是癥胎鉴别之义，又是癥胎互见之证，前者启人切勿误癥症为胎，后者提出妊娠受症之害。综合临床，妇人宿有癥病仍有受孕之可能。例如现在所谓盆腔炎、子宫肌瘤属妇人癥病范畴，应与妊娠相鉴别。但其轻者不一定影响病人月经，亦非绝对不能受孕。所以虽有癥病史而月经正常，倘经断三个月，忽又下血不止，也应考虑到病而兼受孕。因癥而致漏下，仲景不取峻下，而仅用桂枝茯苓丸一丸至三丸缓攻其癥，其意在祛瘀血而不致过伤胎元，可谓寓心细于胆大者，因为漏下不止，瘀血癥块作祟，瘀血不去，出血不止，势必影响胎元，故以通因通用之法，采祛瘀散瘀之剂，缓消瘀证，止血安宫。该方治疗因瘀血而致的痛经、闭经、崩漏、胞衣不下、胎死腹中以及子宫肌瘤、宫外孕均有效果。

第三条　妇人怀娠六七月，脉弦发热，其胎愈胀[1]**，腹痛恶寒者，少腹如扇，所以然者，子脏**[2]**开故也，当以附子汤温其脏。**方未见。

注：

（1）其胎愈胀：指腹胀更见加重。胎胀，指妊娠末期常常腹胀。

（2）子脏：子宫。

语译：妇人怀孕六七个月，脉现弦脉，脉弦发热腹胀加重，由于阳虚寒盛，虚阳向外浮越，而致发热；下焦阴寒内聚不能温煦少腹胞，阴寒凝聚则腹痛恶寒；少腹部好像被扇子扇风那样的冷，这是因为子宫口开的缘故。应当用附子汤温暖子宫。

按语：本条论述阳虚下焦有寒，妊娠腹痛证治。

附子汤方（《伤寒论》）

附子二枚，炮，去皮，破八片　茯苓三两　人参二两　白术四两　芍药三两

右五味，以水八升，煮取三升，去滓，温服一升，日三服。

方解：因肾阳不足，阴寒内盛，胞宫无阳气温煦，阴寒之气壅遏，以致少腹冷痛，胎胀不安，伴有恶寒发热，故本方重用炮附子以扶真阳之虚，温暖下焦，散阴寒；人参大补元气以除虚，扶阳不足，从中焦向下温煦；茯苓、白术健脾化湿；白芍治疗发热，使之不向外蒸，平肝和营血，且能去人参、附子的温燥之性。诸药合用，共奏扶阳温经、散寒除湿、柔补元气之效。

按语：本条说明怀孕已六七个月，阳虚下焦有寒，不可误认为脉弦发热是外感表邪症，因为背不恶寒、身不痛，不是表证。脉弦是血虚寒，发热是虚阳外越，内脏虚寒，风冷侵入，不能约束胞胎，使子宫气机不能固闭，所以应当温散寒邪，使痛止，胎安自然愈。附子有破坚作用，世人恐有损于胎，不用于孕妇，仲景用以扶阳散寒，是去病安胎的方法，但必须辨证精确才能使用，这种证候应当以温里散寒、扶阳抑阴、温补元气的方法治疗。

第四条　师曰：妇人有漏下者，有半产[1]**后因续下血都不绝者，有妊娠下血者，假令妊娠腹中痛，为胞阻**[2]《脉经》作"胞漏"，**胶艾汤主之。**

注：

（1）半产：妊娠不足月生产，即流产或早产。

（2）胞阻：又称胞漏或漏胞，指妇人怀孕期间仍下血，并伴有腹痛，是血液下漏不能入胞养胎，阻碍胎儿正常发育。

语译：老师说：妇人下血常见的病情，或妇人子宫淋漓不断地漏下，或小产后继续出血不止，或妊娠期间胞阻下血而有腹中疼痛。胞阻这种病，用胶艾汤主治。

按语：本条论述妇人下血的证治。妇人子宫出血而续断不停，有三种原因：原有漏下病的，平日血虚又加客邪；因小产失血致虚而正气难复，继续下血不止的；怀孕胞阻下血，是胞中气血不和，怀孕前并无癥病，忽然下血而又腹痛，这是血欲行而气不顺，阻碍胞胎化育的缘故，必须温和血海使气血调和，胎安而血自止。

芎归胶艾汤方 一方加干姜一两，胡洽[1] 治妇人胞动无干姜。

芎䓖 阿胶 甘草各二两 **艾叶 当归**各三两 **芍药**四两 **干地黄**四两

右七味，以水五升，清酒三升，合煮，取三升，去滓，内胶，令消尽，温服一升，日三服。不差，更作。

注：

（1）胡洽：5世纪时刘宋人，撰《胡洽百病方》，已佚。

方解：当归、芎䓖、芍药、地黄养血活血、行瘀结，阿胶养血止血，艾叶温经暖宫，甘草调和诸药，清酒以行药势，合而用之，亦可以暖宫调经，更可以治腹痛、安胎，所以本方为妇科常用的有效方剂。

《千金》中胶艾汤，用量有所不同，如干地黄四两，艾叶三两，余药均为二两，兹转录于此，以备临床应用时参考。

按语：本条主述妊娠下血而兼腹痛的证治。丹波元简云：此条漏下与半产下血是客，妊娠下血而兼腹中痛的证治。妊娠下血腹中痛是主，三证并列，以备参对也。血虚不能载气，气滞不能运血，胞脉阻滞而为腹痛；血虚则冲任不固，不能摄血养胎，阴气不守，而为淋漓漏下，虚其虚，将有堕胎之虞。用胶艾汤温养补血、止漏安胎。方中地黄、芍药、当归、芎䓖即后世四物汤，有补血调经之功；芍药、炙甘草即芍药甘草汤，有养血养阴、缓解疼痛之效；艾叶散寒止痛、引血归经；阿胶、甘草长于补血止血。该方不仅对血虚胞阻、腹痛下血有卓越疗效，亦可随证加减治疗妇人冲任虚损、崩中漏下、产后下血等症。

第五条 妇人怀娠，腹中疠痛[1]，当归芍药散主之。

注：

（1）疠痛：疼痛绵绵不断。

语译：素体阴血不足，怀孕之后血以养胎，使之阴血重虚，脾失血养，郁结不畅，脾失健运，湿气内阻而致胎气气滞而不畅，少腹绵绵挛急作痛，兼胸胁胀满、小便不利等症，当用当归芍药散养血疏肝、健脾化湿。

按语：本条论述妊娠肝脾不和的证治。妇人妊娠，腹内绵绵作痛，多属血虚正弱、脾有湿邪、复为肝气所乘，以致胎中气血滞而不畅，故本条总属血虚而微寒，无须热药，只需调和肝脾。

当归芍药散方：

当归三两 **芍药**一斤 **茯苓**四两 **白术**四两 **泽泻**半斤 **芎䓖**半斤，一作三两

右六味，杵为散，取方寸匕，酒和，日三服。

方解：方中重用芍药养血润肝、敛肝止痛利滞，白术、茯苓健脾益气、以养清阳，合泽泻以淡渗利湿，佐当归、川芎以养血调肝，如此则肝脾两调，腹痛等症自解。此方止痛安胎甚为妥善，气弱的病人应少用芎䓖为宜，然妊娠之体，精凝血聚，多蕴而化热，选《外台》方用青竹茹、陈皮、半夏各五两，生姜、茯苓各四两，麦冬、人参各三两，治妊娠胃热气逆之呕吐，可补仲景之未备。

按语：现代科研报道，经过临床验证当归芍药散具有良好的抗痴呆作用。抗痴呆药具备

三个条件：其一，激活脑内神经递质和受体，恢复记忆力。其二，抑制神经细胞的凋亡，刺激神经细胞的生长及成熟。其三，副作用少，适宜长期服用，通过脑内自主神经系统，调节下丘脑垂体系统的功能，促进和改善卵巢功能，改善黄体功能，使子宫内膜增厚而使月经量增加，对脑内神经递质作用能促进乙酰胆碱的合成和释放，促进烟碱、乙酰胆碱受体的合成以抗痴呆。

第六条　妊娠呕吐不止，干姜人参半夏丸主之。

语译： 妇人怀孕后呕吐不止，必兼倦态乏力，舌淡苔白，脉虚滑，用干姜人参半夏丸，开降逆气为丸，缓收补益之功。妊娠呕吐属胃中虚热者，可用橘皮竹茹汤，属于痰饮停滞，可用小半夏加茯苓汤。

按语： 本条论述胃虚寒饮的恶阻证治，文字简练，据方测因，依药论证，论述妊娠呕吐因脾胃虚寒者，脾失健运，胃寒不降，浊饮涌逆。按孕妇呕吐为恶阻症，这是胃本虚寒而运化不良，以致寒痰水饮停滞，中焦郁满，胃气上逆，恶阻其胎，轻微的不必服药，如呕吐不止有伤胃气，应以益气温中、降逆为治。

方书记载，半夏、干姜俱为妊娠禁药，但胃虚寒饮内停的恶阻，非此不除。楼英言"余治娠阻病，累用半夏未尝动胎，亦有故无殒之义"，陈修园言"半夏得人参，不惟不碍胎，且能固胎"，可见药物配伍很重要。但习惯性流产、体质虚弱者，应用本方须慎重考虑。

干姜人参半夏丸方：

干姜　人参各一两　半夏二两

右三味，末之，以生姜汁糊为丸，如梧桐子大，饮服十丸，日三服。

方解： 干姜温脾胃，人参补中益气，半夏、姜汁降逆止呕。

第七条　妊娠小便难 [1]，**饮食如故，当归贝母苦参丸主之。**

注：

（1）妊娠小便难：指妇人怀孕后出现小便涩痛难下等症，《诸病源候论》谓"子淋"。

语译： 妊娠数月，阴血亏虚，津液不足，热郁气结，小便不利，饮食正常，病不在中焦而在下焦。妊娠气不畅通，气滞血瘀，引起血虚，血虚生热化燥。引起热燥病证，由于气机不流畅，经络里流动的物质被热灼变成黏稠痰，痰使得三焦经脉不畅。在上的津液物质由于肺气失于通调，则不能下达，故小便难。治疗必须舒畅三焦气机血脉、清热化痰，治以当归贝母苦参汤。

当归贝母苦参丸方： 男子加滑石半两。

当归四两　贝母四两　苦参四两

右三味，末之，炼蜜丸如小豆大，饮服三丸，加至十丸。

方解： 此方可以开郁结、泄湿热，使小便通畅。当归养血润泽，又活血，使阴血通畅；贝母善治黏稠黄痰，化经脉之痰，通畅经络，利气解郁，使肺气通畅，因气滞血瘀聚而不行则成痰，即贝母通畅经络而化痰，兼治热淋；苦参清湿热、除热结（疗心动过速、心律不齐，治外科皮肤疾患），治病位偏于下焦，有小便不爽之感，与贝母配伍清肺与膀胱郁热。总之，此方使血得润养，解郁除热，化经络之痰，畅通血脉，则小便自能爽利。

按语： "男子加滑石半两"七字，后世注本多予删去。

有人认为"小便难"是大便难之误，因妊娠后三焦经络不利，津液不能润大肠故大便难，用当归贝母苦参丸治妊娠大便难，取其滋润清热散结之功，适用于肠道燥热之证，此说临床可供参考。

第八条 妊娠有水气，身重，小便不利，洒淅恶寒，起即头眩，葵子茯苓散主之。

语译： 妊娠有水气，又称妊娠水肿、子肿，多因脾肾阳虚，怀孕六七个月后，胎儿渐大，压迫子宫，阳虚水湿不运，运化敷布失常，引起水肿、肿满、清气下降、浊气上逆而眩晕，身上好像洒冷水后又被冷气吹那样恶寒，用葵子茯苓散主治。

按语： 本条论述妊娠水气的证治。妊娠水肿，往往是妊娠中毒的早期表现。妊娠中毒症一般先出现尿量减少而水肿；或血压升高而眩晕；随后出现蛋白尿，病情加重，可发展为子痫、抽搐，严重危及母子生命，因此及时治疗妊娠水肿至关重要。对于妊娠水肿之治，以利尿行水为先。怀孕后如兼有水气，在内则身重，小便不利；在外则阴邪外束而又恶寒，又因水邪阻遏、阳气升浮，起来就是头目眩晕。

葵子茯苓散方：

葵子一斤　茯苓三两

右二味，杵为散，饮服方寸匕，日三服。小便利则愈。

方解： 胞胎壅遏，气化受限，小便不利而成水肿、眩晕之证，因水湿内停，故水肿身重；水渍肌肤，卫阳不行则恶寒，浊阴上扰清阳而为头晕。本病关键在于阳气不化、小便不利。叶天士言"通阳不在温，而在利小便"。故用葵子茯苓散，以葵子滑利通窍，茯苓淡渗利水，使小便通利，水有去路，阳气敷布，则此证可除。然葵子性滑，能滑胎，但有病则病受之，所以并不禁忌，但用量不宜过大，故为散，每服方寸匕，日三服，量少，散剂缓而取效。

按语： 本条与上条同治妊娠期发生小便不利的病证，但上条（第七条）是下焦有热，气郁化燥，以致小便难，故以养血清热化痰散结；本条（第八条）主要是脾肾阳虚气化受损，小便不利而成水肿，故以滑利通窍道、利水通阳之法。

妊娠有水气，后世言头面遍身浮肿，名为子肿；但自膝至足肿，名为子气；怀孕在六七个月时，遍身浮肿，腹胀而喘，名为子满。单纯两脚浮肿而皮肤粗厚的名为皱脚，如皮肤光薄名为脆脚。上述诸证，均是水气湿邪侵伤脾肺所致。《医宗金鉴》主张用茯苓导水汤（木香、木瓜、槟榔、大腹皮、白术、茯苓、猪苓、泽泻、桑皮、砂仁、苏叶、陈皮）加减通治以上诸证，这是在葵子茯苓散治妊娠有水气的基础方进一步发展而成的。

第九条 妇人妊娠，宜常服当归散主之。

语译： 妇人妊娠最重视肝脾两经，因肝藏血，血以养胎，易产生血亏，血虚生内热；脾主运化水谷精微，脾失健运则水湿内停，血亏挟水湿内停，阻碍胎儿成长，故当以当归散养血健脾、化湿清热。

按语： 本条论述血虚胎热的证治。

当归散方：

当归　黄芩　芍药　芎䓖各一斤　白术半斤

右五味，杵为散，酒饮服方寸匕，日再服。妊娠常服即易产，胎无苦疾。产后百病悉主之。

方解： 妊娠之后，最虑湿热伤及胎元，故以当归养血通心以主动，芍药养血柔肝以主静，辅芎䓖行血中气滞，白术健脾除湿，黄芩坚阴清热，合而用之，方以养血健脾、清除胎热，使胎元气血得以调养。

按语： 后人常以白术、黄芩作为安胎要药，其法源于此，但此二味药仅宜于脾弱湿热不化，非泛治之方。

另外，孕妇无病不用服药，若瘦弱而有热，恐怕耗血伤胎，就应当常服当归散以养血清热安胎。妇人妊娠之后，易虚夹湿热伤胎动气，郁热成燥，气机不利，此方凉血利气，能去湿热，热除血充，胎自可安。

第十条 妊娠养胎，白术散主之。

语译：脾虚寒湿中阻，影响胎气，引起胎动不安，用白术散主治。

按语：本条论述脾虚寒湿胎动不安的治法。

白术散方：见《外台》。

白术 芎䓖 蜀椒三分，去汗 牡蛎

右四味，杵为散，酒服一钱匕，日三服，夜一服。但苦痛，加芍药；心下毒[1]痛，倍加芎䓖；心烦吐痛，不能食饮，加细辛一两、半夏大者二十枚。服之后，更以醋浆水服之。若呕，以醋浆水服之；复不解者，小麦汁服之。已后渴者，大麦粥服之。病虽愈，服之勿置。

注：

（1）毒：《国语·吴语》注"毒不可与战"中"毒"为"犹暴也"。

方解：此方有和胃、行气、散寒湿的作用。白术和胃安胎，芎䓖行气安胎，白术与芎䓖相伍，增强健脾温中养胎作用；蜀椒散寒湿而温中，牡蛎燥湿利水安胎，蜀椒与牡蛎相伍，有镇逆固胎作用。为散酒服，化湿气，如有其他情况应当随症加减；腹痛用芍药通阴止痛，心窝部暴痛剧烈，倍加芎䓖以通阳；心烦、呕吐又疼痛不能进食的，用细辛去痰下气，半夏和胃止呕，醋浆水酸敛止呕，小麦调和心胃，大麦能治消渴。病虽愈，多服麦粥有益于滋养作用。

按语：上条论述孕妇体瘦、胎有热的调养方法，本条论述体胖、胎有寒的调养方法。体质的寒热偏胜随脏气的阴阳见症各有不同，当归散治上条胎有湿热，白术散治本条胎有寒湿，故先后对照以资参考，辨证应用。

第十一条 妇人伤胎，怀身腹满，不得小便，从腰以下重，如有水气状。怀身七月，太阴当养[1]不养，此心气实，当刺泻劳宫及关元[2]，小便微利则愈见《玉函》。

校勘：《雨涵》《脉经》《千金翼》"伤胎"均作"伤寒"，无"微利"之"微"字；《玉函经》将"关元"作"小肠"之募穴。

注：

（1）太阴当养：《脉经》《诸病源候论》《千金》均有"妊娠七月，手太阴养之"的记载。

（2）劳宫及关元：穴名。劳宫在手掌中，为手厥阴心包经之荥穴；关元为任脉经穴，亦即小肠之募穴。关元、劳宫二穴，刺之可能落胎，不可妄刺，因本条文义未详，或有错简，以备参考。

语译：妇人伤胎，系指受胎所累，其病多发生于怀孕七个月左右，证见腹部胀满，胎宫膨大，小便困难，腰部以下感到沉重，好像有水气。究其病机，应当太阴肺经养胎的时候不能养胎，心气不降而实，肺失通调，水道不利，所以发生上述诸症。应当针刺劳宫穴以泻心气，刺关元穴以顺胎气，气行则水行，小便稍稍通利就会痊愈。

按语：本条论述妊娠伤胎的证治。《脉经》记载："妇人怀胎，一月之时足厥阴脉养，二月足少阳脉养，三月手心主脉养，四月手少阳脉养，五月足太阴脉养，六月足阳明脉养，七月手太阴脉养，八月手阳明脉养，九月足少阴脉养，十月足太阳脉养。诸阴阳各养三十日活儿。"据此，有的注家认为，怀孕七个月，正当手太阴肺经气血养胎的时候，因脾湿太甚，水气凌心，心气下降，心火乃实，上乘于肺，使肺气不能降而养胎，是当养之时不得其养。胞中气化阻滞，水道不行，并非实水，刺泻心气，通其肾水，则肺气自顺，小便可利，湿热渗湿，其病可愈。但这种逐月养胎和"诸阴阳各养三十日活儿"等论点，难免机械片面，不可拘泥，临床应根据具体证候分析，辨证论治。

结　语

本篇论述妇人妊娠期间常见疾病的辨证治疗，归纳其精神如下：

妇人妊娠呕吐，又名恶阻。由于脾胃失和，营卫失调，以桂枝汤调阴阳、和营卫、和脾胃；呕吐反应剧烈，脾胃虚证，寒饮停留，用干姜人参半夏丸以蠲饮益气；胃热内扰，篇中虽未明示，可参照《金匮要略·呕吐哕下利病脉证治》有关汤方进行辨证论治。

治疗恶阻一证，当需药精量轻，可用生姜汁少量频服。如呕吐剧烈不受药者，可将药研末频频舐服，方才奏效。

妊娠腹痛为妊娠常见疾病，轻则影响胎儿发展，重则导致流产，因阳虚寒盛，宜用附子汤温阳散寒，暖宫安胎，由于冲任虚寒、摄纳无权者，用芎归胶艾汤以养血止血，暖宫缓痛，此名故为妇科之要方。妊娠腹痛属于肝脾失和、血亏水停的，用当归芍药散调和肝脾、养血化水。

妊娠下血，有虚实之分。因癥病者，属瘀属实，当用桂枝茯苓丸，下癥以止血；因冲任失调，属虚属寒，当以芎归胶艾汤温经、补血、摄血；妊娠下血，多与腹痛并见的胞阻、流产，用胶艾汤可安胎止血，又可治腹痛。

妊娠小便病变，因血虚湿热、气郁化燥而小便难者，用当归贝母苦参丸养血；清热散结、肠热大便难者亦可应用。因此气化痰阻、有水气小便不利者，用葵子茯苓散利水通阳。

安胎、养胎是治妊娠疾病的总纲，有病才致胎儿不安，去其病则胎儿正常发育。妊娠无病，不必服药。有胎动不安的，病属脾虚，兼挟寒湿，病位偏于脾，当以白术散健脾除湿、温中安胎；若肝血内虚、兼挟湿热病位责之于肝，当用当归散调理肝脾清化湿热。当归散与白术散归经有入肝、入脾之异，功有清化、温化之别。本篇还论述妊娠伤胎的证治，此为后世逐月养胎之所本，其针刺劳宫穴、关元穴，以泻心气而行水祛邪的方法，可供研究参考。

妇人产后病脉证治第二十一

论一首 证六条 方七首

便　读

产后三大症应针对病因施治，如痉病宜补血润燥，使筋脉得到滋养，产后痉病急症（产后破伤风及产后子痫均较少见，为产后发痉的危重病例，临床应掌握病机特点及诊治常规，以免误诊漏诊）。郁冒、大便难都因亡血后，阴阳失调，一般会出现大便坚、呕吐不能食、寒热往来等症象，可用调和阴阳的小柴胡汤治疗，如反见昏冒而厥、不省人事的，宜补虚救急为主。

产后其他各症治法：

血虚里寒腹痛：凡因产后血虚，寒邪乘虚结于血分的，治宜补血散寒为主，可用当归生姜羊肉汤。该方性味和平，疗效显著，并可治虚劳不足证。

瘀血腹痛：产后气血郁结腹痛，可用枳实芍药散行滞止痛。如不愈，是有瘀血着脐下，宜攻坚破积，用下瘀血汤。

产后感受风邪：产后受风邪，几十天不除，微头痛，恶寒发热，胸闷，干呕，汗出，此为风邪挟热，宜阳旦汤。病人产后感受风邪兼有里虚，证见发热，颜面红，气喘头痛，用竹叶汤。如见呕吐，可加半夏，所以在治疗上要辨别虚实邪正，决定处方用药。

产后下利：与一般不同，产后下利唯虚象较多，在治利当中顾护补虚养阴，宜白头翁汤加甘草、阿胶。此方不仅治疗产后下利，亦可治疗一般阴虚热利。

原文：

第一条　问曰：新产妇人有三病，一者病痉，二者病郁冒 [1]，三者大便难，何谓也？师曰：新产血虚，多汗出，喜中风 [2]，故令病痉；亡血复汗，寒多，故令郁冒；亡津液，胃燥，故大便难。

注：

（1）郁冒：昏厥，此处指产后虚性和实性血晕。

（2）喜中（zhòng）风：很容易感受风邪。喜，容易。

语译：问：妇人产后常有三种病症：一是痉病，二是郁冒，三是大便困难。这是为什么？老师答道：这是由于产后血虚，出血又多，很容易感受风邪，血虚则筋脉失养，加之感受风邪，又复化燥伤筋，因而产生痉挛抽搐，形成痉病。产妇郁冒，即今之血晕，是由于产后失血、多汗、亡阳，以致气血双亏，寒邪便乘虚而入，血虚不能上荣；邪气上逆而上冲，遂眩晕昏冒，而为郁冒。产后失血、汗多，以致津液耗伤，而致胃中干燥，大肠失于濡润，所以大便困难。

按语：本条论述产后三大症，即病痉、郁冒、大便难的形成机理。

第二条 产妇郁冒，其脉微弱，呕不能食，大便反坚，但头汗出。所以然者，血虚而厥，厥而必冒。冒家[1]欲解，必大汗出。以血虚下厥，孤阳[2]上出，故头汗出。所以产妇喜汗出者，亡阴血虚，阳气独盛，故当汗出，阴阳乃复。大便坚，呕不能食，小柴胡汤主之。方见呕吐中。

注：

（1）冒家：指昏厥的人。

（2）孤阳：指阴阳背离，虚阳浮越。

语译：新产妇人所形成的郁冒，在证候表现上是脉微弱、呕吐不能饮食、大便坚、但头汗出。从上条亡血、复汗、虚多可知郁冒虽有外感因素影响，但主要是产妇亡血阴虚。产后血虚，血虚加重则导致阴虚。阴虚则阳气偏盛，偏盛之阳上厥，故而郁冒。此时如果周身汗出，则郁冒得解。由于"亡阴血虚"而阳无所附，所以下肢发凉，孤阳上越则头部出汗，但头汗出，是郁冒未解的标志；产妇容易出汗是因为产后失血多而"亡阴血虚"，以致阳气偏盛，所以应当出汗以损阳，使其阳盛减退，阴阳调和，而恢复平衡。若再加上"大便坚，呕不能食"的，这是阳气上行、胃气上逆、津液下亏之象，当用小柴胡汤以扶正祛邪，和利枢机，从而使阴阳达到平衡，则郁冒诸证自解。

按语：本条论述产妇郁冒与大便难兼见的病机和治法。第一、第二条仲景指出产后三大症的纲要，具有预防和辨证的意义，并非产后见此三病。一痉病属于筋，二郁冒病属于神，三大便难属于液，三病症状虽不同，但总的病因都是失血亡津。

妇人产后多为气血虚弱，易逢外风而病，轻则寒热，重则厥痉，产后病证较多，而痉病、郁冒、大便难较为多见。痉病是由于血虚汗出，风邪外入，筋脉失其濡养所致。郁冒即昏眩，昏厥不省人事，亦由产后出血多、复汗、感寒、虚阳上承所致。大便难亦是因为亡津液，胃家燥热。

产后三大症应针对原因施治，如产后发痉为产后急症之一，此症可包括产后破伤风及产后子痫均较少见，临床可见产后发痉的危重病例，患者产前有先兆子痫史，产后数日血压下降，神志迷糊，四肢抽搐，甚则牙关紧闭，颈项强直，角弓反张，目珠上窜，呼吸急迫，或面色苍白，或面赤如妆，汗出如洗，遍身浮肿，脉细滑而数，或散乱无序，此为营阴下夺，孤阳上越，痰火交蒸，扰乱心神，可用龟板、麦冬、玄参、阿胶、生地黄以育阴养血；牡蛎、羚羊角、玳瑁、石决明、钩藤平肝息风；黄芩、黄连、天竺黄、胆南星、郁金、泽泻、云苓以清心开窍，化痰利水；更加人参扶正益气，以防其脱。与西医密切配合，每能转危为安，然后补肝肾、健脾胃。

产后大便难指产后饮食如故，大便数日不解，或排便疼痛，难以排出，舌质淡苔薄白，脉虚而涩。此非邪热入里，灼津伤液，当以承气汤证有别；非气机不和，脾失健运，自非虚坐努责可比；此症为水涸舟停，即第一条"亡津液，胃燥"故也。可以滋阴生津、增水行舟，药用生地黄、玄参、麦冬、肉苁蓉、制何首乌、火麻仁。薛立斋说：产后大便难，因失血过多，大便干涸，或血虚火燥。

产后郁冒即今之血晕。血晕一症多见烦热、汗出、心中悸动，合目畏光，脉虚细或浮大而芤，此为营阴下亏，阳热不潜，可用甘菊、牡蛎、珍珠母、钩藤以和真阳；龟板、白芍、何首乌、枸杞子育其阴。至于停瘀为患、血虚气弱、气随血脱者又当别论。

以上即产后三大症。本篇反复强调三症与"喜汗出"有着密切关系，认为"亡阴血虚，阳气独盛，故当汗出"，说明产后汗出是阴虚阳亢所致，因为产后耗伤阴血，相对会形成阳气偏盛的现象。此时可出现微微自汗、营血自行调和的正常生理现象，不必服药，但若出汗过多，则重竭其阴。如《医宗金鉴》云："产后阴虚阳气盛，微微自汗却无妨，头汗阴虚阳上越，周身大汗是亡阳。"

产后虚汗可用桂枝汤加龙骨牡蛎汤，原因是汗出过多，日久伤及卫阳，症见迎风渐渐汗出、肤冷，故治疗可用桂枝加龙骨牡蛎汤，以桂枝汤温卫阳、和营阴，龙骨、牡蛎以潜阳敛津。但更多的患者可见合目汗出、心烦焦躁、腹中灼热、欲去衣被、少寐，大便干秘，此乃迫津外泄而致，宜黄芩、青蒿清热保阴；小溲色黄，其病机应责之阴虚内热、迫津外泄，前人有用当归、六黄的验案，但应临证详辨；因当归辛温动血生热，黄连、黄柏苦寒伤胃，有化燥伤液之弊，可用黄芩、地骨皮清热养阴，去胞中之火；玄参、麦冬养阴生津治浮越之阳；龙骨、牡蛎固表止汗、敛正气不敛邪气；更加黄芪、太子参益气实卫。遵古人"血脱者益其气"之训，用补气药自有"阳生阴长"之妙。只此数味出入，随证变化，能使气阴两补，阴充气密，而虚汗自止。

以上四症，病情不同，临床症状表现不一，但其"亡阴血虚，阳气独盛"的病机则是一个，如不谨守病机，偏信"胎前不宜热，产后不宜凉""产后宜温"等说法，则必南辕北辙，产生不良后果。

第三条 病解能食，七八日更发热者，此为胃实，大承气汤主之。 方在痉病中。

语译： 郁冒解除后，尚有余热在胃，所以能食，食之过量，脾不运化，宿食停留，胃中乃有实结壅阻不通，因而发热，宜以大承气汤急下其实。

按语： 本条承上条论述郁冒解除后转为胃家实的证治。

第四条 产后腹中疠痛[(1)]，**当归生姜羊肉汤主之；并治腹中寒疝，虚劳不足。**

当归生姜羊肉汤方： 见寒疝中。

注：

（1）疠（chóu惆）痛：小痛。

语译： 产后血虚，寒动于中，发生腹痛，其症腹中拘急，绵绵而痛，喜暖喜按，应当用当归生姜羊肉汤主治。此方也可以治疗腹内寒疝气痛与气血虚损劳伤不足的证候。

按语： 本条论述产后血虚内寒腹痛证治。当归芍药散是肝血虚水气内停实证，所以痛而剧，当归生姜羊肉汤是虚证，所以痛而不剧，绵绵作痛。妊娠篇中有腹中疠痛一证是由于胎中气阻引起。本条是由于产后血虚引起疠痛，一阻一虚治法不同。方中当归能通血分之滞，生姜能散气分之寒，羊肉味厚气温，能补气生血，最利于产妇，气血得温，寒邪自散，腹痛可止，三味药均辛温补益，所以能治下焦寒气郁结及虚烦不足之证候。

体会： 当归羊肉补血汤是治疗易感综合征的良方，《素问·阴阳应象大论》云"形不足者，温之以气；精不足者，补之以味"，这是"虚者补之"治疗原则，故可治疗易感综合征，取当归养血、生姜温中散寒，"温之以气"，羊肉"补之以味"补虚。用法：羊肉400～500g，生姜50g，当归10～15g，文火煮，每周1～2次。不食羊肉者，可以鸡肉、牛肉代替。猪肉性偏凉，鸭肉、鹅肉微寒，不太适合。

第五条 产后腹痛，烦满不得卧，枳实芍药散主之。

语译： 产后腹痛，不烦不满，病属里虚，用枳实芍药散主治。今腹痛而烦满不得卧是属里实与承气汤里实不同。本条乃产后气结血凝、气机不通所致，与上条血虚有寒的腹痛有虚实之别。

按语：本条论述产后气血瘀滞腹痛的证治。

枳实芍药散方：

枳实烧令黑，勿太过　芍药等分

右二味，杵为散，服方寸匕，日三服，并主痈脓，以麦粥下之。

方解：由于产后气滞血瘀、气机不畅所致腹痛，此方调理气分偏气滞血瘀、气血不通为轻证引起的腹痛。故选枳实烧存性，入血行滞祛瘀，破气向下降，挟轻的瘀血降下来，芍药活血祛瘀和胃气，大麦粥安脾和胃气，诸药配合使气血得以宣通，则腹痛烦满等症自除。痈脓之症，亦因气血凝久而腐化，故以此方亦能治疗。

枳实与芍药配伍成方见于《金匮要略·妇人产后病脉证治》："产后腹痛，烦满不得卧，枳实芍药散主之。"另外，排脓散及《伤寒论》中的麻子仁丸、大柴胡汤、四逆散均有两药的配伍运用，现将其整理如下。产后瘀滞腹痛用枳实芍药散，理气活血以治产后气血壅结之腹痛。《金匮要略浅述补正》（下面简称《补正》）云："烦满腹痛，虽是气滞，然见于产后，则其滞不在气分，而在血分之中也。故用芍药以利血，用枳实必炒黑，使入血分，以行血中之气。"其论述甚妙：一方面，抓住产后易于血滞的特点，更以炒黑之枳实入血分来行血中之气；另一方面，总体考虑气血关系，病虽主在血分，但无气滞，瘀血亦难成矣，故虽言理血亦不离调气。

排脓散由枳实、芍药、桔梗、鸡子黄组成，其中枳实十六枚、芍药六分，而大承气汤中枳实不过五枚，可见重用枳实可破气排脓，虽言排脓散、排脓汤为治痈脓已成之通用方，其治偏在下之肠痈脓已成者；肠痈脓未成者，偏虚寒者用薏苡附子败酱散；偏实热者用大黄牡丹汤；脓已成者用排脓散。枳实芍药散服法后言"并主痈脓"，《补正》解释说："脓乃血（此血乃败血、腐血，笔者注）所化，此能行血中之滞故也。"

麻子仁丸在《伤寒论》《金匮要略》中均见，言治"脾约"之证："趺阳脉浮而涩，浮则胃气强，涩则小便数，浮涩相抟（《金匮要略》'抟'作'搏'），大便则鞕（《金匮要略》'鞕'作'坚'），其脾为约，麻子仁丸主之。"依条文而言，"浮则胃气强"，胃气强，参看药物组成（大黄、枳实、厚朴，为小承气汤之义），当为胃肠实热；"涩则小便数"，小便数，则津液偏走水道，谷道失濡，再参看药物组成（麻子仁、杏仁、芍药）养阴润肠，当为谷道津亏。条文虽未言腹痛，参看方药当可见腹痛一证。方中枳实一斤，芍药半斤，枳实行气通滞，助大黄泻实热，芍药滋阴以和太阴（吴仪洛言：白术补脾阳，白芍补脾阴）。气行滞通，阴敛脾和，故腹痛止。

大柴胡汤源于《伤寒论》："伤寒十余日，热结在里，复往来寒热者，与大柴胡汤。"大柴胡汤为小柴胡汤去人参、甘草，加枳实、芍药（一方加大黄）组成，因阳明热结，故去人参、甘草之补，加枳实、芍药、大黄清热通腑以止腹痛。本方又具四逆散方义，既以小柴胡汤解少阳之邪，又以四逆散疏肝和胃，枳实、大黄又清阳明热结。热结得清，肝胃既和，腹痛自止。

四逆散治疗肝胃不和的腹痛出自《伤寒论》："少阴病，四逆，其人或悸，或小便不利，或腹中痛，或泄利下重者，四逆散主之。"组成为柴胡、枳实、芍药、炙甘草各十分。四逆散虽首冠以少阴病，然汪苓友《伤寒论辨证广注》云："上方（四逆散）虽云治少阴，实阳明少阳药也。"《医宗金鉴》更直言："君柴胡以疏肝之阳，臣芍药以泻肝之阴，佐甘草以缓肝之气，使枳实以破肝之逆。"思之肝病实脾（胃）固然，脾（胃）病治肝亦然。以肝胆之药而解脾胃之疾，其立法深矣。肝体阴而用阳，实一主气，一主血矣。气血和，则诸疾瘥，腹痛止。

以上五方，主治有异，却同愈腹痛，实乃同病异治，谨守病机耳。陈元犀排脓散按云"枳桔行气滞，芍药通血滞"，以气血立论，言枳实行气滞、芍药行血滞，虽简而得其要。

第六条　师曰：产妇腹痛，法当以枳实芍药散，假令不愈者，此为腹中有瘀血着脐下，宜下瘀血汤主之；亦主经水不利。

语译： 老师说：产后妇女腹中疼痛，血虚气滞居多，如由于气血瘀滞，则痛且胀，痛连大腹，按理应当用枳实芍药散，今服枳实芍药散无效，是由于有瘀血凝滞在脐下小腹部，当以攻逐瘀血为主，故用下瘀血汤破血逐瘀。如月经不正常而有瘀结的，也可用此方治疗。

按语： 本条论述产后瘀血腹痛的证治。

下瘀血汤方：

大黄二两　桃仁二十枚　䗪虫二十枚，熬，去足

右三味，末之，炼蜜合为四丸，以酒一升，煎一丸，取八合，顿服之，新血下如豚肝。

方解： 方中大黄为君，荡逐瘀血，臣以桃仁润燥、活血化瘀，佐以䗪虫逐瘀破结，三药配合，增强破血之攻。以蜜和丸，是缓其药性而不使骤发，酒煎先气血而行，直引入血分。俾瘀积之血，迅速下排而痛止。因本方是攻逐瘀血之剂，故也应用于由瘀血而致经水不利证。

按语： 此方有人将新血改为"瘀血"或"干血"，此议不妥，然仲景所言甚当，怀胎十月，血已养胎，产后哺子，血已化乳，经血十数日未见，今有下瘀血之品，久停不见之血又复再来，故曰新血，新来之血，非新生之血也。

当归生姜羊肉汤、枳实芍药散、下瘀血汤三方，均治产后腹痛，但有虚、实、寒、热不同：当归生姜羊肉汤为血虚且寒，其症腹中拘急，绵绵隐痛，喜暖喜按。枳实芍药散为气滞血瘀，其证痛且胀，烦满不得卧，痛连大腹。下瘀血汤为肝气瘀阻，瘀血凝滞于脐下腹痛，刺痛拒按，非枳实、芍药两味所能调治，必须荡涤攻瘀才能奏效，凡恶露瘀结、腹中疼痛或经闭之因于血瘀者均可考虑用此方治疗。

第七条　产后七八日，无太阳证，少腹坚痛，此恶露不尽；不大便，烦躁发热，切脉微实，再倍发热，日晡时烦躁者，不食，食则谵语，至夜即愈，宜大承气汤主之。热在里，结在膀胱也。 方见痉病中。

语译： 产后七八天，没有太阳表证症状，少腹部坚硬而又疼痛，这是瘀血恶露尚未去尽、邪热结于膀胱；如果同时还有不大便，烦躁发热，脉微实，每到下午日晡时发热更重等征象，烦躁不安，不想吃东西，如果吃一些就可能发谵语，而到夜间又觉得好一些，这种情况用大承气汤。

按语： 本条论述瘀血内阻兼阳明里实的证治。邪结于胃肠，阳明里实，故不能食。如果吃一些，食入即助胃热，胃热盛致热扰神明则谵语，入夜则阴气来复，阳明气衰，所以谵语即愈，这和热入血室的"昼日明了，夜则谵语之"血分热重者不同，故用承气汤清泻阳明实热。如果便通而少腹坚痛不解，再用逐阴之剂，这是阳明热实证与瘀血内结证的先后治法。

"热在里，结在膀胱也"应在"此恶露不尽"之后。本条论述了太阳蓄血和阳明实热症的鉴别，前半段介绍热结膀胱蓄血症，后半段说明虽有少腹坚痛，如同时有阳明里实的证候，就不能再认为是太阳蓄血症，所以先用大承气汤治疗。

第八条　产后风，续之数十日不解，头微痛，恶寒，时时有热，心下闷，干呕，汗出。虽

久，阳旦证⁽¹⁾ 续在耳，可与阳旦汤⁽²⁾。即桂枝汤，见下利中。

注：

（1）阳旦证：即桂枝汤症，也是太阳中风症。

（2）阳旦汤：一般认为就是桂枝汤（方见下利中），但《千金》《外台》等认为阳旦汤加黄芩；陈修园根据《伤寒论·辨太阳病脉证并治》论述阳旦症时云"因加附子参其间，增桂令汗出"，认为阳旦汤当是"桂枝增桂加附子"。

语译：产后感受风邪，持续十余日，仍见头微痛，恶寒发热，时时有热，心窝部发闷，干呕，出汗，虽然延续时间已久，但阳旦症仍然存在，还可以用阳旦汤治疗。

按语：本条论述产后体虚，不能驱邪外出，中风症持久不愈的证治。本条说明产后感受风邪，迁延日久而有外邪入于胸中的现象，但只要太阳中风表证仍在，则仍应解表。

第九条 产后中风，发热，面正赤，喘而头痛，竹叶汤主之。

语译：产后血虚多汗，喜中风，故有发热头痛、气喘等症。病机是产后中风，兼阳气虚弱，表气郁闭，故发热面赤、气喘，治以补虚散邪，竹叶汤主之。

按语：本条论述产后受风兼阳虚的证治。第一条说"新产血虚，多汗出，喜中风，故令病痉"。第九条为产后病症，"产后中风，发热，面正赤，喘而头痛"，症状是病在太阳兼及阳明证候，风为阳邪，若不解，即变为热，热盛灼筋，可能变为痉病（即痉病）。故用竹叶于温散药中，以发散太阳阳明两经的风邪，预防产后中风的变症。

竹叶汤方：

竹叶一把　葛根三两　防风一两　桔梗一两　桂枝一两　人参一两　甘草一两　附子一枚，炮　大枣十五枚　生姜五两

右十味，以水一斗，煮取二升半，分温三服，温覆使汗出。颈项强，用大附子一枚，破之如豆大，煎药扬去沫。呕者加半夏半升，洗。

方解：竹叶、葛根散阳明经风热，桂枝、防风散太阳经风寒，桔梗、甘草利肺气和中，生姜、大枣和其荣卫，益脾之元，化脾之湿，又用人参生津补气兼助药力，人参配附子以固阳气（附子一枚，大致为5g，大者为8g重。按方中附子本是加味，如无颈项强症状，似以不加为宜，与下文呕者加半夏应同一看待，附证于止，以备参考）。

按语：以上三条均是产后发热的治法，如属阳明里实（第七条）当用大承气汤以通便泄热；如属太阳中风表证（第八条）当以桂枝汤以解肌退热；如属太阳表证兼阳虚（第九条）当用竹叶汤以扶正祛邪、表里同治。这三条说明产后疾病的治法，仍以辨证为主，有此病则用此药，不必拘泥于产后多虚，以免贻误病机。

第十条 妇人乳⁽¹⁾ 中虚，烦乱呕逆⁽²⁾，安中益气，竹皮大丸主之。

注：

（1）乳：与王叔和《脉经·平产后诸病郁冒中风发热烦呕下利证》校读，当是具有权威性，其中写道："妇人产中虚，烦乱呕逆，安中益气，竹皮大丸主之。""乳"即"产"之义，产，生也。

（2）烦乱呕逆：由于中气虚，火上壅，故烦；气上逆，故呕。

语译：妇人产后哺乳期内，乳汁去多则阴血亏虚，中气虚弱，心烦意乱，呕吐，应当安中益气，用竹皮大丸主治。

按语：本条论述产后虚热烦呕的证治。产后哺乳期中，乳汁去掉很多，以致阴血不足，中宫胃气亦虚，因为中气虚，故有心烦、呕逆等症，用桂枝于清凉止呕剂中，扶阳化逆，也就是安中益气的方法。

竹皮大丸方：

生竹茹二分　石膏二分　桂枝一分　甘草七分　白薇一分

右五味，末之，枣肉和丸，弹子大，以饮服一丸，日三夜二服。有热者倍白薇，烦喘者加柏实一分。

方解： 方中竹茹、石膏甘寒清热、降逆止呕；桂枝、甘草辛甘化气，用甘草独重在于安中益气；白薇性寒退虚热，使虚热透热于外；枣肉补益中焦，和丸缓调，热盛者，倍加白薇以清热烦喘者，加柏子仁，味香醒脾色白入脾肺气分以润心肺。

第十一条　产后下利虚极，白头翁加甘草阿胶汤主之。

语译： 产后气血两虚，又患热利伤阴，故云"产后下利虚极"，用白头翁加甘草阿胶汤主治。

按语： 本条论述产后热利伤阴的治法。按伤寒厥阴症热利下重的，以白头翁汤治疗。今产后气血两虚，又加下利，伤其津液，故加阿胶、甘草。此虽治疗产后湿热下利虚极而立法，但根据前人"有是证，用是药"的观点，故本方的实际应用，当不能拘泥于"产后"二字。

白头翁加甘草阿胶汤方：

白头翁二两　甘草二两　阿胶二两　秦皮三两　黄连三两　柏皮三两

右六味，以水七升，煮取二升半，内胶令消尽，分温三服。

方解： 以药测证，当是便脓血的痢疾，并伴有发热腹痛、里急后重等症，故以白头翁汤，取其寒以胜热，苦以燥湿，以除湿热，兼能杀虫，加阿胶补养气血，甘草缓中，通血脉，行中兼补，以止下利，此方除治产后热利下重外，凡属阴虚血弱而病热利下重的，均可使用。

〔附方〕《千金》三物黄芩汤：**治妇人在草蓐，自发露得风**[1]**，四肢苦烦热，头痛者与小柴胡汤；头不痛但烦者，此汤主之。**

注：

（1）自发露得风：指产后不小心，在揭盖衣被时袒露肢体，感受风邪。

语译： 《千金方》内的三物黄芩汤是治疗产妇在月子里揭盖衣被不小心而受了风邪的方剂。如果四肢烦热而又有头痛的，给予小柴胡汤；头不痛而只是烦热的，就用此汤主治。

按语： 按此症由于新产血虚，风邪乘虚侵入毛窍，当辨其表里，头痛是外感风邪未全变热，可与小柴胡汤使风邪从外而解；若头不痛而有烦热的，是风邪内郁扰动心包之热，心包火炽，血为热灼而伤，所以用三物黄芩汤主治。

《千金》三物黄芩汤方：

黄芩一两《千金》作二两　苦参二两　干地黄四两

右三味，以水八升，煮取二升，温服一升，多吐下虫。

方解： 产后下焦感受湿热，湿热熏蒸则四肢发热，心烦，产后气血两虚，阳气不盛，产后阴血伤，热盛伤阴，用干地黄补阴血之虚，养阴血清热；黄芩清热燥湿，清心包之热；苦参清热，利尿下虫，祛下焦湿热，并除伏热。心包有热必挟风木而生虫，虫得苦参必定平安，所以服此汤后多吐虫或便虫。

《千金》内补当归建中汤：**治妇人产后虚羸不足，腹中刺痛不止，吸吸少气**[1]**，或苦少腹中急摩痛**[2]**，引腰背，不能饮食；产后一月，日得服四五剂为善，令人强壮宜。**《千金》"刺痛"

作"疼痛"，"急"作"拘急"，无"摩"字，"宜"作"方"。

注：

（1）吸吸少气：形容呼吸微而浅、少气无力的样子。

（2）摩痛：隐痛。

语译：《千金方》的内补当归建中汤，治疗妇女产后虚弱，消瘦，腹中有针刺样持续性的疼痛，呼吸轻微而浅，少气无力。或者苦于少腹部疼痛，腰背部有隐隐的牵引性的疼痛，不能进饮食等证候，在产后一个月以内，最好能服用四五剂，这对强壮身体是有益的。

按语：按产后诸虚不足，病偏于内，故曰内补。此方能建后天的中气，主方之法出自建中汤，诸虚不足黄芪建中汤主之，彼用黄芪助阳，此用当归调血，宜得多剂，谓应急用此调治其虚，复其元气，内补之方，此方最宜。

《千金》内补当归建中汤方：

当归四两　桂枝三两　芍药六两　生姜三两　甘草二两　大枣十二枚

右六味，以水一斗，煮取三升，分温三服，一日令尽。若大虚，加饴糖六两，汤成内之，于火上暖令饴消。若去血过多，崩伤内衄不止，加地黄六两，阿胶二两，合八味，汤成内阿胶。若无当归，加芎䓖代之；若无生姜，以干姜代之。

方解：当归养血和血：大枣补中；桂枝、生姜扶阳气；芍药、甘草养肝脾之阴血，使脾气健旺气血生化有源，脾得上输下转之力；饴糖大甘，更有助于补脾，中虚用之功效尤著。若失血过多，加地黄、阿胶以补其血，药味和平，可以治疾，可以调虚，内补建中，法良方效好。

结　语

本篇论述妇人产后常见疾病的证治。因产妇以血虚津伤为特点，故篇中首先提出妇人产后三大症：一是痉，二是郁冒，三是大便难。此三者虽各自尚有不同特征，须采用各种不同的治法，但总的原则都是照顾津液。另外，产后三症与"喜汗出"有着密切关系，根据产后虚汗不同临床证型，辨证施治也是最终达到养血复阴治疗产后三大症的关键。

产后腹痛有气血虚实的不同，本篇所论有三种情况，一是血虚有寒，治宜养血散寒，用当归生姜羊肉汤；二是气血瘀滞，治宜宣通气血，用枳实芍药散；三是瘀血内停，治宜活血逐瘀，用下瘀血汤。

此外，篇中用苦寒攻下的大承气汤治产后胃实大便难，用辛温解表的阳旦汤治产后中风，用扶正祛邪、表里兼治的竹叶汤治产后中风兼阳虚，用安中益气的竹皮大丸治产后虚热烦呕，用养阴清热的白头翁汤加甘草阿胶汤治产后热利伤阴等症，体现了辨证论治的精神。

产后的治疗应根据亡阴血虚、瘀血内阻、多虚多瘀的特点，本着"勿拘泥产后，勿忘于产后"的原则，临证时须细心审查，针对病情，虚则宜补，实则宜攻，寒者宜温，热者宜清。《医宗金鉴·妇科心法要诀》云："胎前无不足，产后无有余，此言其常也。"然胎前虽多不足之证，亦当详察其不足之时，产后虽多有不足之证，亦当审详其每夹有余之证也。又如《景岳全书·妇人规》云："产后气血俱去，诚多虚证。然有虚者，有不虚者，有全实者。凡此三者，但当随证随人，辨其虚实，以常法治疗，不得执有成心，概行大补，以致助邪。"此二家之说实为产后诊治之要领，选方用药必须照顾气血，开郁，无过耗散，消导，必兼扶脾，寒不宜过用温燥，热不宜过用寒凉，因根据病情辨证灵活掌握。

下面简略介绍产后三急、产后三冲和产后三脱。

产后三急语出《张氏医通·卷十一·妇人门下》"产后诸病惟呕吐、盗汗、泄泻为急"，指产后呕吐、盗汗、泄泻。

产后呕吐多因寒邪乘胃或瘀血未净、痰气干扰。虚寒用六君子汤加味，瘀血未净用生化汤加减，痰气干扰宜二陈汤加减。

产后盗汗多因产时气血暴脱、血虚阴亏，宜调补气血、兼予敛汗，用止汗散（见《傅青主女科·产后编》）：人参6g，当归6g，熟地黄4.5g，麻黄根1.5g，黄连1.5g（酒炒），浮小麦一大撮，枣一枚。

产后泄泻多由脾胃素虚、产后气血耗伤，致脾胃益虚，或产后恶露不下，影响胃的受纳运化，或食积与湿浊为患所致。若系恶露不下，瘀败之血渗入大肠，症见洞泻不禁，下物青白黑色，可用的奇散（见《叶天士女科·保产·泻痢》)，大荆芥盏内慢火烧存性，不得犯油火，入麝香少许研末，沸汤下3g，其他以常法治之。

产后三冲语出《张氏医通》，指产后败血冲心、败血冲胃、败血冲肺。

产后败血冲心指分娩后由于恶露、瘀血不下，或下而不畅，逆上冲心，以神志错乱、癫狂等为主要特征的病证。《张氏医通》卷十一用花蕊石散或玳瑁黑龙丹，《医宗金鉴》主张用七厘散和小调经散。

产后败血冲胃指产后瘀败之血当下不下，逆上冲胃，出现脘腹胀满、呕恶吐逆的症状。《张氏医通》云："古法用五积散。余尝用平胃加姜、桂，往往获效，不应，送来复丹。"

产后败血冲肺指恶露不行，逆上冲肺，出现胸闷、气促、呕逆、鼻衄等症状。《张氏医通》云："若面赤，呕逆欲死曰冲肺，二味参苏饮，甚则加芒硝荡涤之。""大抵冲心者十难救一，冲胃者五死五生，冲脉者十全一二。"

产后三脱指产后血脱、产后气脱、产后神脱。明代赵贞观《绛雪丹书》云"产后患崩者，谓之血脱；气短似喘者，谓之气脱；妄言妄见者，谓之神脱"，治疗当以大补气血、宁心安神。患崩症血脱者，"有块加参生化汤，块痛止用升举大补汤，少加黄连以降火，使之宁血归经也"；气脱一症，"用倍参补中益气汤，少佐附子以助参力，摄气归原也"；神脱一症，"用滋荣益气复神汤，少佐黄连以清心火，而安君主也"。

妇人杂病脉证并治第二十二

论一首　脉证合十四条　方十六首

便　读

本篇论述妇人杂病的病因、证候及治法，在内容上包括热入血室、梅核气、脏燥、经水不利、带下、漏下、腹痛、转胞和前阴疾患等十余种疾病，在病因上提出虚、冷、结气为常见的三种病因。

妇人杂病的治疗，首先注重调理，所以有关月经病的证治，本篇论述得比较详细，其中包括一部分因胎产引起的疾病。

本篇在治疗方法上是多种多样，内治法有汤剂、丸剂、散剂和酒剂，外治法有针刺、洗剂、阴中纳入坐药（包括散剂和丸剂）以及通利大便的润导剂等。

一、热入血室

妇人感受风邪，七八天后往来寒热，如疟疾一样，经水正行而因断，此为热邪与血结于血室，宜用小柴胡治疗。因血室属肝所主，肝胆互为表里，柴胡、黄芩清肝胆之热，可达到清除血室之邪热的目的。

上面是中风热入血室症，如果是伤寒热入血室，其病发热，经水适来，白天神清，夜则谵语，这是寒邪化热，乘月经适行、血室空虚之际而入血室，既非太阳表证，又不是阳明证，而是在下焦血室。治疗上禁用汗法无犯上焦清气，禁用攻法去伤其胃气，可用小柴胡汤加地黄之类治之。

二、杂病各症

血病崩漏：妇人年五十，经应绝而下利不止，暮即发热，少腹拘急胀满，手掌烦热，唇口干燥，此因病人曾经小产，瘀血未净（由唇口干燥可知）。此为瘀血下利，不必治利，但去其瘀而利自止，可用温经汤。因血瘀已久，荣衰伤脾，所以用散寒、行瘀、补血安正调治。

陷经：即漏下不止，色黑，此因寒所致，亦可用胶艾汤治疗。

经水不利：实证，妇人月经当行而不通利，可用抵当汤攻逐其瘀，但必须脉证俱实，始可应用。

虚寒腹痛：多由荣卫不足形成筋脉拘急，治疗上调荣卫和阴阳，温中补虚，用小建中汤。

脏燥证治：喜哭泣，时时悲伤，数欠伸，为血虚脏燥、心火扰神所致，宜甘麦大枣汤治疗，方中小麦养心气、安脏气，甘草、大枣甘缓润燥。虽然简单平淡，但疗效显著，如能根据临床辨证地与其他药物配合，效果更好。

梅核气证治：咽中如有异物梗塞，吞之不下，咯之不出，此为痰气凝滞、逆于咽喉，宜用半夏厚朴汤。

转胞证治：其证饮食如故，烦热不得卧，反倚息不能睡眠，小便不通利，因在膀胱附近，扭绞不顺，故名"胞系了戾"。由妊娠胎气不举，下压其胞，治疗当调理肾气为主，用肾气丸主治。

带下外治法：若内有干血、下白带，用硝石丸，坐药外用；若阴冷寒湿带下，用蛇床子散做坐药外治；若少阴脉滑而数，阴中生疮，带浊淋漓，为下焦湿热，宜狼牙汤（狼牙外洗）。

原文：

第一条　妇人中风，七八日续来寒热，发作有时，经水适断，此为热入血室⁽¹⁾，其血必结，故使如疟状，发作有时，小柴胡汤主之。 方见呕吐中。

注：

（1）血室：狭义的指子宫，广义的则包括子宫、肝、冲任脉。

语译： 妇人患太阳中风症七八天，忽又发烧，怕冷，而且发作有一定时间，询知续来寒热之前适值经期，经水行而刚断，可知邪热乘虚侵入血室，热与血结这种病症称为"热入血室"。由于血与热互结不行，所以病人的寒热发作有一定的规律时间，好像寒热如疟的少阳证，可用小柴胡汤主治，处方见《金匮要略·呕吐哕下利病脉证治》。

按语： 本条论述妇人热入血室的证治。本条论述妇人热结血室，少阳经气不得外达，阴阳相争互相束闭，寒热往来如疟状，用小柴胡汤解表里之邪，使邪热随气透达于外，气行血亦自通，寒热可止。本条同时见于《伤寒论·辨太阳病脉证并治》。

第二条　妇人伤寒发热，经水适来，昼日明了，暮则谵语，如见鬼状者，此为热入血室，治之无犯胃气及上二焦，必自愈。

语译： 妇女患太阳伤寒症而发烧，月经刚好来潮，虽经水运行畅利，但邪气乘行经期正虚而乘虚入于血室，热扰血分，血属阴，夜暮亦属阴，故白日神志清楚，夜暮则神昏谵语，精神错乱，这是热入血室。血分热盛，不同于阳明腑实证，故在治疗上不要伤害胃气及上焦、中焦，自然就会痊愈。"必自愈"并非不用药物治疗而待自愈，而是邪陷不深，尚未与血相结，月经正行，邪热可随月经外泄而愈。

按语： 本条继续论述热入血室的证候及治禁。本条指出病在下焦血分有热，而不在气分及脾胃，所以治疗时不能伤及胃气及上焦、中焦。许叔微《普济本事方》记载类似的证候，可以用小柴胡加地黄汤治疗。本条同时见于《伤寒论·辨太阳病脉证并治》，在"血室"下无"治之"二字。

第三条　妇人中风，发热恶寒，经水适来，得之七八日，热除脉迟，身凉和，胸胁满，如结胸状，谵语者，此为热入血室也，当刺期门，随其实而取之。

语译： 妇人中风，发热恶寒，经水适来，邪热乘虚而侵袭血室，得之七八日，故表证罢而出现热除、脉迟、身凉等无外热之征，但由于瘀热尚结于血室，血室属肝，瘀热致肝之经脉不利，故胸胁满痛，状如结胸，血热上扰心神，神明不安，故谵语。治疗应当针刺期门穴以泻实热，因期门为肝之募穴。

按语：本条论述热入血室、表证已罢的证治。本条应同时参照第一条。第一条论述寒热已除而续来，本条论述寒热方盛而并发；第一条言经水已来而适断，本条言方病而经水正来；第一条言血结如疟，本条言胸胁苦满如结胸；前无谵语，此有谵语。以此辨别，故本条应刺期门穴以泻实热。本条同时见于《伤寒论·辨太阳病脉证并治》。

第四条　阳明病、下血谵语者，此为热入血室，但头汗出，当刺期门，随其实而泻之，濈然汗出⁽¹⁾者愈。

注：

（1）濈（jí）然汗出：形容汗出比较迅速、痛快。

语译：本条论述阳明症热入血室的证治。妇人患阳明症而有便血及神昏谵语的，这是由于里热太重，虽不值经期，热邪亦可内陷血室，如果只是头部出汗为里热熏蒸所致，热邪已陷入血室，治疗上应按热入血室处理，故当刺期门泻其实热，使周身汗出迅疾、痛快，病就痊愈了。

按语：本条说明阳明症，热邪即入血室，治疗就不以阳明为主，而以厥阴之血海为主，热郁血分不能外泄，故宜刺期门以泄其热，随其邪实所在而泄其热，荣卫得通，热亦随汗而解。本条同时见于《伤寒论·辨阳明病脉证并治》。

第五条　妇人咽中如有炙脔⁽¹⁾，半夏厚朴汤主之。

注：

（1）炙脔：烘烤的肉块。

语译：本病发生多由于七情郁结，气郁化火，热灼津液为痰，痰凝气滞，上逆于咽喉之间。在证候表现上自觉咽干梗阻，有异物感，咳之不出，咽之不下，但饮食无碍，后人称为梅核气，用半夏厚朴汤主治。

按语：本条论述妇人咽中痰凝气滞的证治，即气阻痰塞咽中的治疗方法。按此症多由于七情郁结，肺胃宣降失常，气滞痰阻所致，气郁则津液不行，气有余便是火。气郁化火，灼津液积而为痰涎，与之相搏，逆阻于咽喉之间，咳之不出，咽之不下，也就是梅核气病。男子也常有患此病的，治以调气散郁为主。

半夏厚朴汤方《千金》作胸满，心下坚，咽中帖帖，如有炙肉，吐之不出，吞之不下。

半夏一升　厚朴三两　茯苓四两　生姜五两　干苏叶二两

右五味，以水七升，煮取四升，分服四服，日三夜一服。

方解：方中半夏、厚朴、生姜辛以散结，苦以降逆，配茯苓佐半夏以化饮祛痰。苏叶芳香，宣气解郁。诸药合用使气顺痰消，则咽炙脔肉之感可除。

第六条　妇人脏躁⁽¹⁾，喜⁽²⁾悲伤欲哭，象如神灵所作，数欠伸，甘麦大枣汤主之。

注：

（1）脏躁：《金匮要略》病症名称，这里的"躁"主要指心，而脏躁是心血虚、心神浮越以致躁扰不宁，病因以情志刺激当为多见。本条虽冠名"妇人脏躁"，实际上男子亦不少发病。

（2）喜：喜欢、容易。

语译：本病脏躁特点为：病症不甚其虚，容易阵阵哭笑，数欠伸有在哭笑之前，间有出现在哭笑之后者，欠伸之症不甚显著，用甘麦大枣汤主治。

按语：本条论述脏躁证治。《脉经》"数欠"下无"伸"字。这是心、肝虚而肺气并之，《内经》所说"并于肺则悲"，所以发为脏躁，变为悲哭。悲动于中，心不得静而不得藏神，则躁扰不宁，以致精神失常而昏乱。肝气抑郁，筋骨拘束，所以连连欠伸，治以甘麦大枣汤止躁缓急，以安脏气。

甘麦大枣汤方：

甘草三两　小麦一升　大枣十枚

右三味，以水六升，煮取三升，温分三服。亦补脾气。

方解：甘草、大枣甘能缓诸急，小麦（小麦秋天播种，冬季孕育，春天生长，夏天收割，秉四时之气，得土气最厚，为五谷之首，味甘，性平，通心脾经，具有健脾益气、养心除烦、清热止渴之功）养心肝而止躁。"亦补脾气"根据"肝病先实脾"的理论，脾气先旺，则病不传肝而脏气得安。在临床上，此方主要用以治疗癔症、神经衰弱。对于一些类似的见症的精神病及胃肠痉挛等，亦可斟酌以此方加减治疗。

体会：脏躁、脏气紊乱、阴阳失调乃脏躁之本，以甘麦大枣汤治疗为基础，临床扩衍丰富治疗脏躁的理法方药。

心肝气机紊乱、阴阳失调型：心气紊乱，心神失调者；肝郁化火，阴血亏损，阳亢扰心者；肝气郁结，夹痰阻络，滞迷心窍者；冲任渐衰，天癸将竭，阴阳失调者。

心神失调型：患者悲伤欲哭，嬉笑无常，不能自主，哈欠频作，神情恍惚，心中烦乱，睡眠不安，易惊，治以甘缓调和、养心安神，方以甘麦大枣汤为基础方加酸枣仁、柏子仁、竹茹、甘松、陈皮。

气郁痰阻型：患者平素抑郁不乐，多愁善感，发作时悲伤欲哭，自觉咽有物梗阻，与梅核气类同，以悲伤欲哭等情志病证为主证，梅核气为兼证，且呈一过性，仅在脏躁明显发作时才出现，平时无此症。治宜疏肝解郁，化痰予心，方用逍遥丸合四七汤加味。

阳亢阴虚型：肝气郁结，气郁化火，或阴血亏损，肝木失养，阳亢于上，上扰于神而发脏躁，时哭时笑，烦躁易怒，夜寐不眠，寐易醒，口干、便秘、溲赤，甚则扯衣摔物，此与狂证有别，治宜泻火清心，养阴平肝，方用龙胆泻肝和知柏地黄汤。

阴阳失调型：年七七，冲任渐衰，子宫血虚，天癸将竭，阴阳失调而发为脏躁。证见精神恍惚，时悲时愁，疑虑忧郁，失眠汗出，心悸神疲，治宜调和阴阳，养心安神，方用二仙汤合百合地黄汤加减，加茯苓、夜交藤、郁金、菖蒲。

第七条　妇人吐涎沫，医反下之，心下即痞，当先治其吐涎沫，小青龙汤主之；涎沫止，乃治痞，泻心汤主之。

小青龙汤方：见痰饮中。

泻心汤方：见惊悸中，《千金》作"泻心汤方"前有"甘草"二字。

语译：妇人吐涎沫是因为上焦水气寒饮所致，故以小青龙汤温化寒饮，使涎沫止后，再以泻心汤除其心下热痞，这是吐涎沫与痞证并见而治疗应分先后的方法。今上焦有寒饮，而反误用攻下，伤其中气，即成心下痞证。此与伤寒误下因成痞同一机转，虽经误下成痞，但仍吐涎沫，可知上聚仍有寒邪未除，故当先用小青龙汤温散上焦之寒饮，以治其涎沫，使涎沫止，再用甘草泻心汤以治心下痞。这就是先后分治的方法。

按语：本条论述上焦寒饮误下成痞的救治法。

第八条　妇人之病，因虚、积冷、结气，为诸经水断绝，至有历年，血寒积结胞门[1]，寒伤经络。

凝坚在上，呕吐涎唾，久成肺痈，形体损分 (2)。

在中盘结，绕脐寒疝；或两胁疼痛，与脏相连 (3)；或结热中，痛在关元，脉数无疮，肌若鱼鳞，时着男子，非止女身。

在下未多 (4)，经候不匀，令阴掣痛，少腹恶寒；或引腰脊，下根气街，气冲急痛，膝胫疼烦。奄忽眩冒，状如厥癫 (5)；或有忧惨，悲伤多嗔 (6)，此皆带下 (7)，非有鬼神。

久则羸瘦，脉虚 (8) 多寒；三十六病 (9)，千变万端；审脉阴阳，虚实紧弦；行其针药，治危得安；其虽同病，脉各异源，子当辨记，勿谓不然。

注：

（1）胞门：子宫口。

（2）形体损分：形体的虚损各有不同，注意分别。

（3）与脏相连：两胁属肝经分野，下连肝脏，这里的脏即肝脏。

（4）在下未多：指月经量多，或间隔时间短。

（5）状如厥癫：发作时昏厥僵扑。

（6）多嗔：时常发怒。

（7）带下：泛指妇人经带诸病。单就带下而言，带下来源于肾，受助脾，制约于奇经。带下的分泌按月经周期变化而有不同的表现，月经干净后，在肾气的作用下，胞宫开始进行肾藏，从而出现月经后期之带下。直至其真机前期，带下量由少到多，质稀黏、色白而透明，这个阶段是月经周期中"重阴必阳"的阴阳转化的前期。经前期为月经周期中"阴阳转化由阴入阳的阶段"。肾的阴精化为阳气，津液相应不足。胞中、阴道之阴液相对见少。至经前4～7天，带下量相应增多，此为阳转阴之先兆，亦即"阳中之阴"已在萌动，而致真机以后进入月经前期。生理性带下来源于肾气充盛，脾气健运，任脉通，带脉固。

（8）脉虚：指全身经脉空虚，非指脉象的虚。

（9）三十六病：见本书第一篇注，原意指妇人疾病多种多样，不一定就是三十六种。

语译：本条论述妇人杂病的病因、证候和论治原则，为本篇的总纲。

第一段说明妇女疾病常常是由于气虚、积冷，结气引起。这些原因可以造成各种情况的月经断绝。"虚"是气虚血少，"积冷"是久积冷气，"结气"指气机郁结。因气血贵乎充盈，气机贵乎调达，血脉贵乎温通，若三者一有所患，日久导致血气凝结，胞门闭塞，经络阻滞，从而形成月经不调或停经。"至有历年，血寒积结胞门，寒伤经络"，补述妇女因气虚结冷气而致。"诸经水断绝"的病理演变过程，仅就月经病而言。以上原因所造成的病变还当分辨上焦、中焦、下焦的病位。

第二段开始分别论述虚冷清气在上焦、中焦、下焦的病变情况，寒邪凝滞于上焦会咳吐涎沫（原文"呕"当作"咳"解，日久以后，可因寒邪；化热以致成为肺痈，身体因而消瘦）。

第三段论述寒邪盘踞于中，可引起寒疝而脐部周围疼痛，或两胁疼痛而下连肝脏部位。如果寒邪化热结于中部，脐下关元部位就会疼痛，脉象虽数，却并无疮疡痛肿。患者皮肤干燥起皱纹，似鱼鳞。这种情况亦可见于男子，不一定是妇女独有。

第四段论述至于在邪气下的疾病。来的月经量多，或间隔时间较短，有的月经来潮阴部牵引性疼痛，少腹部怕冷有时牵引到腰脊部及气街部，气街部好像有气向上冲，伴有剧烈疼痛，特别是膝部和小腿疼痛很厉害，不可忍受。此外，妇人经带之病，尚可兼见奄忽眩冒，神志失常，类似厥癫的病证。有的表现忧愁凄惨或悲伤怒骂。这些疾病可由妇、经、带之病引起，并不是什么鬼神作祟，病程久了则消耗体力。

第五段论述妇人杂病治疗原则。妇人带下之病，不按法治疗，病程久则消耗体力，身体则变为消瘦，脉虚多寒，三十六病，变化多端，诊疾察病之时应详细分析脉象的阴阳虚实紧弦等情况，然后在治疗上再确定用针刺或药物的治疗方法，这样才能转危为安。对于有些疾病同脉异之证，尤应审察辨别清楚以免错误治疗。最后强调"子当辨记，勿谓不然"。切记辨别清楚，切不可疏忽大意。总的精神是启迪后学，治疗妇科杂病必须掌握辨证施治的总纲。

第九条　问曰：妇人年五十所，病下利数十日不止，暮即发热，少腹里急，腹满，手掌烦热，唇口干燥，何也？师曰：此病属带下。何以故？曾经半产，瘀血在少腹不去。何以知之？其证唇口干燥，故知之。当以温经汤主之。

语译： 妇人年逾五十，天癸已竭，冲任已衰，经事当断，今反崩下（"下利"指经水利下不止）多日，且兼发热诸症，则应警惕。若询问旧有小产病史，则瘀血先考虑，选方窥析：本证乃寒遏血道，以致血有凝碍，血寒，阳气不得内藏故见发热；寒血聚结胞宫，故见腹满胀里急，疼痛于少腹；瘀血不去，新血不生，真阴乏资故手掌烦热；口唇干燥，口干且为寒内留而津不上承。本方证临床多见血气暗黑，挟有凝块，少腹清冷，得温则舒，阳虚甚则喜按，瘀血重者据按；带下清稀，脉沉细尺伏或厥而不见，以上诸症当以温经汤主治。

按语： 本条论述冲任虚寒兼有瘀血所致的崩漏证治。妇人五十，冲任皆虚，经水应止，这里"下利"当是崩、淋、下血之病，所以"下利"应为"下血"之误。仲景以其曾经小产，小腹瘀血未去，所以判断为妇科疾病；"暮即发热"与"手掌烦热"均是阴血虚，"少腹里急"与"腹满"是下焦瘀积，"唇口干燥"乃荣血不布所致，用温经汤生新祛瘀为治。

温经汤方：

吴茱萸三两　当归二两　芎䓖二两　芍药二两　人参二两　桂枝二两　阿胶二两　生姜二两　牡丹皮二两去心　甘草二两　半夏半升　麦门冬一升，去心

右十二味，以水一斗，煮取三升，分温三服，亦主妇人少腹寒，久不受胎；兼取—作"兼治"**崩中去血，或月水来过多，及至期不来。**

方解： 本方适用于冲任虚寒而有瘀血、小腹冷痛的病证。方中当归、阿胶、芍药、麦门冬养血滋阴，牡丹皮、川芎祛瘀疏肝，人参、甘草益气，生姜、半夏和胃，吴茱萸、桂枝温经散寒，瘀血得温则行。故妇人崩淋不孕，月经不调，也可用本方主治，被认为是妇科调经之祖方。本方剂临床治疗功能性子宫出血及慢性盆腔炎。

温经汤广泛应用于妇科痛经、不孕不育、更年期综合征。针对温经汤，陈修园在《女科要旨》中言："金匮温经汤一方，无论阴阳、虚实、闭塞、崩漏、老少，善用之无不应手取效。"可以看出，温经汤在临床使用中正在不断扩大。方中吴茱萸、桂枝温经散寒；当归、川芎、芍药、牡丹皮养血调经、活血化瘀；阿胶、麦冬益阴养血；人参益气生血；半夏、生姜、甘草合而用之，有温经散寒、养血祛瘀之效。方中由吴茱萸汤去大枣之甘温，专治肝水犯胃、肝胃虚寒，再加四物汤去熟地黄加阿胶止血养血，复加麦门冬汤为清虚热养阴。麦门冬、半夏为7：1，麦门冬汤（麦门冬七升，半夏一升，人参、甘草各二两，粳米三合，大枣十二枚，水煎分六服，日三夜一服）益胃生津，降逆下气。

温经汤治疗气血双亏、肝胃虚寒、阴液耗伤（麦门冬一升，半夏半升）之证，方中半夏味辛性温，归脾、胃、肺经，具有燥湿化痰、降逆止呕、消痞散结之功，即半夏在温经汤中有降冲逆、治闭经之用。

月经的产生是肾气充，天癸至，太冲脉盛，月事以时下，诸脏腑协同，产生气血作用胞宫的结果。温经汤中的半夏治疗闭经有三方面作用。

半夏味辛，入手太阴肺经。半夏开肺散结，肾苦燥，急食辛以润之。半夏辛开肺气，敷布津液下输肾与膀胱，沐浴于下故润之。历代医家均有半夏润肾燥之说，如成无己曰"半夏辛散，行水气而润肾燥"。《本草备要》曰"补肝润肾"，其润肾乃是降肺气，通调水道，敷布津液，行水气之效，上窍通则下窍利，津液润则肾气盛，天癸至，月经来潮。冲脉循行中并足少阴，隶属于阳明，又通于厥阴，及于太阳、阳明脉与冲脉在气街汇合。冲任二脉与胃气相通，半夏辛温行散入足阳明胃经，通降胃气而散结，所以降冲脉，亦即半夏通降阳明胃气，有助于通调冲任。冲任脉通畅益于祛瘀调经。冲为血海，任主胞胎。二脉同起于胞中，主调节月经，与月经关系密切。

半夏平冲降逆，阳明为多气多血之经，冲为血海。若胃气为冲气所逆，气逆则血逆，血气生成不能充滋血海，血海无原乃为闭经。半夏入手足阳明，平冲降逆，引阳明之气入于冲脉；阳明脉下行，通于气街；气街为冲脉之会，阳明为水谷之海，阳明脉盛，水谷精微充养冲任。阳明脉衰，精微之气化源不足，血海无以充养阴精，冲任阴液乏源，无以滋养胞宫，月经不以时下。

半夏燥湿通经，可用于形盛血少之体。素日过食肥甘厚味，脾湿健运，水谷精微不化，而变生痰浊，痰湿阻滞，受精卵无着床的物质基础，难以受孕成胎。半夏辛开，燥湿化痰，痰湿去则脾气散精，精隧通畅，气血下行，冲任血充，胞脉通利，月事以时下。半夏消痞散结，脾气健运，气血化生有源，血海充盈，故月事如常。

第十条　带下[(1)]，经水不利，少腹满痛，经一月再见者，土瓜根散主之。

注：

（1）带下：妇科疾患，古时悉称带下，故本条"带下"应灵活参看。

语译：瘀血停滞，阻碍行经则少腹满痛；瘀血完全阻滞则经闭；经水不利，似通非通，似止非止，一月行经两次的，用土瓜汤主治。

按语：本条论述因瘀血而致月经不调的证治。

土瓜根散方：阴㿗肿，亦主之。

土瓜根三两　芍药三两　桂枝三两　䗪虫三两

右四味，杵为散，酒服方寸匕，日三服。

方解：本方所治病机为蓄结亡血，当攻之破血。土瓜根能通脉、逐瘀血，芍药宜阴行阴，桂枝舒展阳气，桂枝、白芍相伍，调和荣卫，通气和营，䗪虫开血闭，使经脉流畅而经调带止。阴㿗肿指生殖器部位有较硬的卵状肿块，多为瘀积之患，故本方亦能主治。

第十一条　寸口脉弦而大，弦则为减，大则为芤，减则为寒，芤则为虚，寒虚相搏，此名曰革，妇人则半产漏下，旋覆花汤主之。

语译：寸口脉象弦而大，但弦脉重按则现衰减，大脉细辨却中空而似芤脉。这样的重按而现衰减的弦脉见于寒证，大而空的芤脉见于虚证，这两种脉象相合叫作革脉，一般在妇女小产或子宫出血淅续不止的病症中常可出现这样的现象，用旋覆花汤主治。

按语：本条论述半产及漏下的脉证治。

旋覆花汤方：见五脏风寒积聚中。

旋覆花三两 葱十四茎 新绛少许

右三味，以水三升，煮取一升，顿服之。

方解：旋覆花能行血脉之瘀，葱白能通经气之滞，绛帛新染者为新绛，凡绛帛皆能理血，绛帛为红花所染，能入血分而活血。

按语：原文见《金匮要略·血痹虚劳病脉证并治》第十二条，本条仅句首加"寸口"，文末去"男子亡血失精"，加"旋覆花汤主之"。鉴于前面已就脉象进行解释分析，故本条只加按而不释。因弦大、芤减之脉为虚寒之脉，而旋覆花汤是疏机散结、理血通络之剂，病与方证似不相符，故《医宗金鉴》认为本条"必有错简"。

第十二条 妇人陷经，漏下，黑不解，胶姜汤主之臣亿等校诸本无胶姜汤方，想是前妊娠中胶艾汤。

语译：妇人陷经，漏下不止，血的颜色发黑且经久不停，用胶姜汤主治，以温补冲任、养血止血。

按语：本条论述妇人陷经的证治。胶姜汤为陷经而色黑者的治疗方剂。由于瘀血不去，新血不生，荣气腐败，因而漏下色黑，久而不解，荣血喜温恶寒，胶姜汤用阿胶养血滋肝；川芎、地黄、芍药、当归养血和脾、祛瘀生新；生姜散寒升气，合于《内经》"陷者举之"的意义；艾叶温经暖胞；甘草补中益气。方未见林亿云，想是胶艾汤有干姜，似亦可以采用。

后世诸家多以下血颜色来辨别寒热属性，证据不足为贵。因一般出血量多则血色鲜红，如出血量少，或停留时间较长，其血亦为紫黑色，故漏下色黑，可属于虚寒。本条除漏下色黑外，势必具有相应的虚寒证候，始可按后世注家所述的胶艾汤加干姜或胶姜汤为宜。临床亦有瘀血郁热、冲任有火所致者，选用两地汤（赤芍改为白芍）；阴虚有热选用清经汤（牡丹皮、白芍、生地黄、地骨皮、银柴胡）。

第十三条 妇人少腹满如敦状[(1)]**，小便微难而不渴，生后**[(2)]**者，此为水与血俱结在血室也，大黄甘遂汤主之。**

注：

（1）如敦状：敦为古代盛食之器，圆球形，以敦喻少腹满，形容少腹鼓起如圆球之状，突兀于眼前。

（2）生后：注家有不同的解释：认为是"产后"，如尤怡；认为是"生病后"，如徐彬；认为"生恐是经字"，如赵良仁。以持尤氏说者为多。

语译：妇人少腹部胀满，鼓起如圆球状，小便微有不畅，口不渴，以上情况如果在产后发生，说明水与血瘀结在血室中，用大黄甘遂汤主治。妇人少腹满有蓄血、蓄水之别：少腹满而小便自利为蓄血；少腹满而小便不利、口渴，当为蓄水，蓄水者当服五苓散。

按语：本条论述妇人水血俱结在血室的证治。妇人少腹胀满，多为胞宫或者膀胱病变。有蓄水、蓄血、水与血俱结血室的区别，临床应注意鉴别。若兼口渴、小便不利是膀胱气化失常，水气内停所致；若小便自利、口不渴为蓄血；若小便微难、口不渴，得病在产后，为水与血结在胞宫。

大黄甘遂汤方：

大黄四两　甘遂二两　阿胶二两

右三味，以水三升，煮取一升，顿服之，其血当下。

方解：方中大黄攻血瘀，荡涤瘀血；甘遂逐水蓄，直达水停之所；阿胶滋肝养血，补其不足，邪去而正亦不伤。诸药合用，服后水血可行，其病自愈。

第十四条　妇人经水不利下，抵当汤主之亦治男子膀胱满急有瘀血者。

语译：经水不利即经闭不行。由于血瘀内结，日渐加重，初起经行不畅、瘀血内结成实导致经闭不行，遵《内经》"血实者宜决之"之旨，治以抵当汤破血逐瘀。

按语：本条指出经水不通畅而属于实证的治疗方法。妇女经行不利是常见病证，治疗方法不外行瘀、导气、调和冲任，今用抵当重剂，可知不是寻常的经水不利。原注也谈到治男子膀胱满急有瘀血者，由此看来，一定要有蓄血才可用本方治疗。《伤寒论》中三见此方，可以参考，本方慎勿用于血枯经闭。

抵当汤方：

水蛭三十个，熬　虻虫三十枚，熬，去翅足　桃仁二十个，去皮尖　大黄三两，酒浸

右四味，为末，以水五升，煮取三升，去滓，温服一升。

方解：本方之由：血瘀在胞宫、冲任失司，则月经不应时而下。方中虻虫、水蛭为吮血虫类，专攻瘀血；大黄、桃仁破血逐瘀。四味药合用破血逐瘀之力甚强，非血瘀实证慎勿轻投。

大黄酒浸是早期用大黄的一种炮制方法，目的是增加大黄泻下攻积、逐瘀通经的作用，使其通下作用发挥更好。

近代研究证明，抵当汤能降低全血黏度、血浆黏度、凝血因子Ⅰ含量及细胞压积，还可降低血脂，与临床实用疗效一致。

第十五条　妇人经水闭不利，脏[(1)]**坚癖**[(2)]**不止，中有干血**[(3)]**，下白物**[(4)]**，矾石丸主之。**

注：

（1）脏：此处指子脏，即子宫。

（2）坚癖：此处指由瘀血凝成的硬块。

（3）干血：通常指因热灼而产生的瘀血。

（4）白物：白带。

语译：妇女经闭或经行不畅，子宫内有干血，是瘀血坚凝成癖所致。若总不见好，这种瘀血凝结日久会生湿热而成白带，用矾石丸主治。

按语：本条论述瘀血不去，久则积湿化热，时下白带的证治。用矾石纳入阴道内以清热、燥湿、去瘀，为治疗湿热白带的外治坐药；至于妇人经闭不利，脏坚癖不止，内有干血，当从"干血"论治；或内服大黄䗪虫丸，以消瘀通经以治其本；若伴有阴中糜烂者，不宜使用矾石丸。

矾石丸方：

矾石三分，烧　杏仁一分

右二味，末之，炼蜜和丸，枣核大，内脏中[(1)]，剧者再内之。

注：

（1）内脏中：将药丸放入阴道内。内，同纳；脏，指阴道。

方解： 明矾入血燥湿敛阴，祛除湿热杀虫，血分燥者而凝用润泽之，血分涩者宜利之，利肺气。

此方证病机特点为：子宫内有干血，坚凝不散；经血闭塞不利，下焦有湿热，白带偏重。方中，明矾入血，收湿敛阴，祛除湿热杀虫，中有干血：血分燥者而凝结，血分涩者，宜利之，杏仁利肺气，入干血，使肺清肃，肺主治节，破结起润泽。蜜丸可以润燥。本方燥湿敛阴，祛湿热杀虫，润干血，破结，下血。阴中有糜烂不宜使用。

第十六条 妇人六十二种风，及腹中血气刺痛，红蓝花酒主之。

语译： 妇女的六十二种风病以及腹中由于气滞血瘀而痛如针刺等，都可以用红蓝花酒主治。

按语： 本条指出妇人受风邪后而发生血气刺痛的治疗方法，说明血气刺痛与寒疝疼痛是不同的。"六十二种风"已无从稽考，泛称约词，这里指病变多端，既可因瘀而招风，又可缘瘀而出痉、搐等风症，总由胞中瘀血为本。妇女以血为本，月经按时来潮就平和无病。风为阳邪，血为阴液，风邪与血凝搏，就可能影响正常月经的来潮。如果不流转经络，可以使营卫循环不畅，血郁为热，则肝风内动。妇人感受各种风邪证候无一不关乎血，亦无不关系肝，所以后人总结治疗经验是"治风先治血，血行风自灭"。

红蓝花酒方 疑非仲景方：

红蓝花一两

右一味，以酒一大升，煎减半，顿服一半，未止再服。

方解： 红蓝花即红花，苏颂指出"其花红色，叶颇似蓝"，故名。功能活血通经，血得行风自灭，而病亦可愈。用酒煎服，酒通行经络以助药力，可增加疗效。红蓝花酒白酒直接入方，与他药配伍，发挥协同作用。

第十七条 妇人腹中诸疾痛，当归芍药散主之。 方见妊娠中。

语译： 妇女腹中多种疾病引起的疼痛，以气滞血瘀为多见。此处腹痛属血虚，水湿内停，气滞血瘀，可用当归芍药散主治。

按语： 本条论述妇人腹中诸痛的治法。妇女诸种腹痛，不外气郁、血滞、带下等病引起。当归芍药散养气血，调营卫，健脾化湿，使肝气条达。脾气散精，肝脾得养，疾病自除，随证加减，诸病主之。

第十八条 妇人腹中痛，小建中汤主之。 方见虚劳中。

语译： 妇女腹内虚寒痛，症见腹痛喜按；心悸虚烦，颜面少华，神疲纳少，大便溏薄，舌质淡嫩红肿，阳脉涩，阴脉弦，用小建中汤，以建中培土，补气生血。

按语： 本条论述脾胃阳虚里急腹痛证治。《伤寒论·辨太阳病脉证并治》云："伤寒，阳脉涩，阴脉弦，法当腹中急痛，先与小建中汤。"《金匮要略·血痹虚劳病脉证并治》云："虚劳里急，悸，衄，腹中痛，梦失精，四肢酸疼，手足烦热，咽干口燥，小建中汤主之。"因为血无气不生、无气不行，中气健运则虚劳病痊愈。小建中汤是治疗妇人虚寒、里急腹痛的方剂。

第十九条 问曰：妇人病，饮食如故，烦热不得卧，而反倚息者，何也？师曰：此名转胞（1），**不得溺也。以胞系了戾**（2），**故致此病。但利小便则愈，宜肾气丸主之。** 方见虚劳中。

注：

（1）转胞：病症名称。胞，此处指膀胱。

（2）胞系了戾：前人解释转胞的病理名词。胞系，指膀胱相连接的尿道部分；了戾，形容扭转、不能顺通。

语译：问：妇女得了病，饮食正常，但是心烦发热、不能平卧，反而靠着东西才能呼吸，这是什么缘故？老师答道：这叫作转胞，是肾气虚弱、膀胱气化不利所致，其主证为脐下急痛，小便不通。由于病不在胃，故饮食如故。病由膀胱气化不利，故不得溺，水气不化，阳浮于上，故烦热。水气不得下行，水饮上逆，故倚息不得卧。胞系了戾是肾虚气化不利所致，只要通利小便就会痊愈。当用肾气丸振奋肾气，使气化如常，小便通利，则其病可愈。

按语：本条论述妇人转胞的证治。转胞，又名转脬、胞转，指脐以下急痛为主症的小便不通，肾气虚弱，膀胱气化不行，仅是其中一种。其他病因多由强忍小便（如忍尿疾走、忍尿入房、饱食忍尿）或寒热所迫或惊扰暴怒，水气上逆，气迫膀胱使膀胱屈戾不舒所致。亦有孕妇胎满压迫膀胱所致，亦有中焦脾虚下陷、上焦肺虚通调失职，都能导致胞系了戾而小便不利，故应分别论治，如朱丹溪中虚用补中益气汤，程松龄用茯苓升麻汤（赤茯苓、白茯苓，升麻、当归、川芎、苎麻根，急流水煎或调琥珀沫更佳。朱良春在辨证分型基本方加瞿麦、乌药，都是根据不同病机进行治疗的例子，可补本条之不足）。

第二十条　蛇床子散方，温阴中坐药。

蛇床子散方：

蛇床子仁

右一味，末之，以白粉少许，和令相得，如枣大，绵裹内之，自然温。

语译：本条论述阴冷寒湿带下的治法。《脉经》言：“妇人阴寒，温阴中坐药，蛇床子散主之。”由“温阴中”可知妇人自感阴中寒冷甚至连及后阴、股阴，应有带下、腰骶酸重、阴瘙痒等症状。

方解：病由阴寒湿浊之邪凝着下焦所致。所以调以白粉（即米粉），其功用燥湿杀虫，并能止痒；又因蛇床子性温热，纳入阴道内有温暖的感觉，故云“温阴中坐药”。

第二十一条　少阴脉滑而数者，阴中即生疮，阴中蚀疮烂者，狼牙汤洗之。

语译：少阴属肾，肾司二阴，少阴脉滑而数，说明下焦蕴有湿热。湿热之邪久羁聚于前阴，日久必致阴中痒痛糜烂，排出淋漓带浊。用狼牙汤煎水洗涤阴中，以清热燥湿、杀虫止痒。

按语：本条论述下焦湿热而阴中生疮的证治。少阴脉就是肾脉，尺部候肾，所以少阴脉就是尺部脉，少阴属肾，阴中即肾之窍。其脉滑主湿，数主热，因下焦湿热郁结而生疮蚀烂，又因不洁而生䘌虫，故用外治法洗涤治疗。

狼牙汤方：

狼牙三两

右一味，以水四升，煮取半升，以绵缠筋如茧，浸汤沥阴中，日四遍。

方解：狼牙即狼牙草，味苦性寒，寒能清热，苦能杀虫。故用煎汤洗涤局部和阴道，每日四次，取其多洗，以求速效，此药多缺，陈修园提出用狼毒代之。

按语：狼牙汤、矾石丸、蛇床子三方均可外用，均可祛湿止带、杀虫止痒，治疗妇女带下病，诸同中有异，应区别应用。如狼牙汤与矾石丸为清热燥湿之剂，主治下焦湿热证；蛇床子散为苦温燥湿之剂，主治下焦寒湿之证。在用法上，因狼牙汤证有疮痛，故作洗剂，以利清疮解毒；矾石丸、蛇床子散证无疮痛，故做坐药纳入阴中，专以杀虫止痒，蛇床子散还可以直接温阴中寒冷。

选注：《医宗金鉴》云阴中为肾之窍，即前阴。生疮蚀烂，乃湿热不洁而生䘌，以狼牙汤洗之，以除湿热而杀䘌虫。

第二十二条 胃气下泄，阴吹而正喧[1]**，此谷气之实也，膏发煎导之。**_{方见黄疸中。}

注：

（1）阴吹而正喧：前阴有气体逸出，并有声响可闻。

语译：妇人前阴排气，声响连续不断，这种病称阴吹，其病机为血虚津亏，大肠燥结，兼有瘀血，这是由于谷气充实，可用煎发膏润导。

按语：本条论述阴吹的病因和证治。阴吹在临床上并不少见，《金匮要略》认为谷气实、胃气下泄所致。实际上阴吹之气非由胃肠道而来，但可兼见便秘的证候，故用猪膏发煎以润下；如无便秘，则阴内逸出之气多从外来，排尽则可自愈。

〔附方〕**小儿疳虫蚀齿方**_{疑非仲景方：}

雄黄　葶苈

右二味，末之，取腊日《本草纲目》作"腊月"**猪脂溶，以槐枝绵裹头四五枚，点药烙之。**

方解：此方虽林亿等怀疑非仲景方，但《辑义》谓《金匮玉函经》载小儿药三方，盖另有幼科书而亡佚者。程云来亦怀疑此方是仲景之《口齿论》简脱于此，此说亦有参考价值。方中雄黄、葶苈、猪脂、槐枝有通气行血、消肿杀虫的功能。趁油脂初溶，趁热在局部烙之，杀其蚀虫。此方治疗小儿疳热生虫、牙龈糜烂或牙齿蛀蚀。按蚀虫生于齿缝、齿根，细如丝发。其蚀齿疼痛难忍，或名齿蛇，或名牙疳，能穿肉入骨。此症由于外感未解，邪气熏灼，热甚生风，风化而生虫，亦由饮食不结而滋其增长所致。

结　语

本篇论述妇人杂病病因及证治。关于妇人杂病的病因，第八条为本篇总纲，总结概括为虚、积冷、结气三个方面，由此可造成上焦、中焦、下焦各部症状，其中下焦是妇科病重点，应在凭脉辨证基础上，评审阴阳，分辨寒热虚实，根据不同的病证特点，施予针药，按法治疗。

妇人杂病属胎产以外的疾患，其中尤以经带病最为常见，但胎产可以导致杂病，杂病亦可影响胎产，二者互为因见。所以本篇亦有涉及部分胎产疾病，关于妇科杂病的证治归纳以下几种。

热入血室，亦由外邪化热，乘血室空虚而侵入，其辨证要点在于血结与否，治当泄热透邪，服用小柴胡汤与刺期门可以随证选用。

经带方面的疾患，有经血不调、经闭、漏下与带下病等。若瘀血内结致经水不利，治以土瓜根活血通瘀；因瘀阻而经闭不行的，用抵当汤破血逐瘀通经；因水、血俱结于血室，致经闭、小腹胀满、小便微难，用大黄甘遂汤破血逐水；因冲任虚寒兼瘀血内阻而致崩漏、月经过多或经闭者，用温经汤养血祛瘀；因经气下陷而漏下色黑，属冲任虚寒，用胶姜汤温补冲任、止血；若虚寒兼血瘀、半产漏下而不宜骤补，治宜温补冲任、固摄止血，可用旋覆花汤疏肝散结、理血通络。

生理带下来源于肾，受助于脾，制约于奇经，带下的分泌按月经周期变化而有不同的表现。本篇带下之证，属于病理带下，分下焦湿热与寒湿两类。分别以矾石散和蛇床子散纳入阴中；因下焦湿热所致阴中生疮蚀烂者，则用狼牙汤洗涤治疗。

本篇所论述腹痛因瘀血内阻、夹有风邪，治宜红蓝花酒活血止痛。因血虚挟水湿而血行不畅，治宜当归芍药散养血柔肝、调肝脾、理气血、化水湿；因脾胃阳虚用小建中汤温补中焦。

妇女情志病多于男子。情志病多与心、肝、肾相关，若咽中因痰凝气结而成梅核气，宜用半夏厚朴汤解郁化痰；若气郁化火、脏阴不足而形成脏躁症，宜用甘麦大枣汤滋养心脾、养血宁心、润燥缓急。

其他如转胞用肾气丸，阴吹用膏发煎，妇人吐涎沫用小青龙汤，心下痞用泻心汤，小儿龈烂齿龋用小儿疳虫蚀齿方，均不专属妇科病。

附1 《金匮要略》妇人病篇三篇方药法则的辨证特点

《金匮要略》妇人病三篇是最早对妇人疾病进行专题论述的文献，为中医妇产科的发展奠定了基础，特别的是其中的理法方药辨治特点，制定妇科腹痛法则，论述之精辟，效验之非凡，迄今仍具有重要的指导意义。

本书妇科腹痛法则归纳分三大类十二法：一大类：祛瘀止痛，凡血瘀引起的腹痛者皆宜之，可分为活血散瘀、调宫消瘀、破血攻瘀、逐水行瘀、通腑行瘀五法。二大类：补虚止痛，凡气血阴阳不足而致痛皆宜之，可分为补气生血、补阴和阳、温阳暖宫、补虚寒痛四法。三大类：调和止痛，凡脏腑气血不和、虚实挟兼、不可骤补或攻夺之，凡脏腑不和所致腹痛皆宜之，可分为温经和血、调肝理脾、行气活血三法，方如温经汤。

组方以治血为主，兼顾气水。《灵枢·五音五味》曰"妇人之生，有余于气，不足于血，以其数脱血也"，指出妇人具有血分不足、气偏有余的生理病理特点。故妇人三篇之方，先以治血为要，同时兼顾血与气、血与水的关系。三篇二十九方中，药用当归、白芍、阿胶、地黄等养血之药，可见仲景以养血以治血亏，调养冲任治疗月经淋漓不断之漏下、半产后下血不止，是仲景调血之剂的代表方。后世《太平惠民和剂局方》之四物汤，即胶艾汤去阿胶、艾叶、甘草，并将生地黄易熟地黄而成，四物汤为补血之首方。

气与血同源而异流，互为其根，生理上互相滋生，病理上互相影响。仲景论治妇科病尤重培补气血，或益气以养血，或行气以活血。依据"血不利则病水"的病理机制，仲景创造了活血利水法，是治疗妇人水血互结血室的一个重要原则，如当归芍药散、桂枝茯苓丸、枳实芍药散、抵当汤等均有气血同治之思路。

制方轻灵，药专力弘，《素问·至真要大论》曰："君一臣二，制之小也；君一臣三佐五，制之中也；君一臣三佐九，制之大也"，明确提出"病皆与方相应者，乃服之"。妇人三篇二十九方，除温经汤十三味、竹叶汤十味外，其他方很少超过九味药，更有单味成方者，皆组方严谨，配伍精当，用药精准。譬如妊娠呕吐不止之干姜人参半夏丸，用干姜、半夏温中降逆止呕，人参扶正补虚，专治胃虚寒饮所致之恶阻。其用药之妙，诚如陈修园所言"半夏得人参不惟不碍胎，且能固胎"。再如治妇人产后腹痛，枳实芍药散破气散结、和血止痛，方中枳实破气散结，炒黑并能行血中之气，芍药和血收敛止痛，大麦和胃安中。三药一散一收一和合而用之，使气血宣通，则腹痛烦闷，诸症自除。治妇人产后水血互结的大黄甘遂汤证，治当水血兼攻，故大黄、甘遂合用，方中大黄攻瘀，甘遂逐水，因是生后所得，故甘遂小其量，恐生后攻逐太过而伤正，故配阿胶养血扶正，使邪去而正自安。

方剂剂型随病证特点而设，汤、丸、酒、散、洗、坐药、润导剂七种剂型是妇人三篇内服外用剂型。临床用狼牙汤作为洗剂清洗外阴，蛇床子散为坐药纳阴中；下白物（白带）矾石散纳内脏中，开创治疗妇科采用外治法之先河。

仲景用药剂量出奇制胜，有用大致一斤的，也有用之分毫的，如治妇人妊娠腹痛及妇杂病中的当归芍药散，方中重用白芍一斤为君敛肝和营、止痛，佐以当归三两，川芎半斤调肝和血，更配茯苓四两，白术四两，泽泻半斤健脾化湿和酒，合用以养血疏肝，健脾利湿。桂枝茯苓丸各等分，炼蜜为丸，并用小剂量开始服，去癥，才能使新血得以养胎，亦示祛邪要注意少伤或不伤胎气。

仲景服药用佐剂也相当讲究，有酒煎者，有小麦或大麦粥频饮之者，亦有用生姜汁，或有用清浆水、白饮炼蜜为丸，以枣肉合方为丸者，均据病情轻重缓急酌情用之。《金匮要略》提及酒的地方有几十处，所用的酒分三类：第一类主要用于大黄的炮制，大承气汤、抵当汤的大黄均是用酒洗。《金匮要略·妇人产后病脉证治》中大承气汤及抵当汤的大黄用酒洗，是早期用大黄的一种炮制方法，其目的是增加大黄的泻下攻积逐瘀通经作用，使其通下作用发挥得更快更强，同时在抵当汤中还有增加水蛭、虻虫活血化瘀的作用。第二类是清酒。以芎归胶艾汤用水五升，清酒水三升，和煮取三升合煎芎归胶艾汤，和煮乃借酒之温散之力，既可暖宫又可行其药力。第三类有枳实芍药散用麦粥服之，取其"和肝气并养心脾"；竹皮丸以枣肉和丸，也在于补宜中气。凡此种种，仲景因势利导，借助服药的佐剂提高疗效。吾辈当穷究其理，继承发扬，为诊治妇科疾病努力专心研究，继承中开拓，发扬中进取。

附2　调整月经周期的中医治则

1. 经后期（月经周期4～14天）

月经后血海空虚，此时胞宫是在肾气的作用下，行使藏精气而不泻（主要藏肾之阴精，及调肝和脾胃之气血，因肾藏精，肝藏血，脾胃为气血生化之源）的特殊功能，使其达到精血充盈、气血和调的状态，为经间"的候""真机"打下良好的物质基础，为"天癸至"及排卵创造条件。现代医学认为，此期是子宫在各上级分泌器官的支持下完成内膜修补的时期，由于雌激素水平逐步高涨，促使内膜增生变厚，为排卵做准备。

本期的基本治则是养阴调气血，目的是补肝肾之阴精，调脾胃之气血。促使肾阴增长，脾胃气血和调，以进一步支持肾功能的发挥，也就是促使内膜的正常生长。基本方药为生地黄、熟地黄、女贞子、旱莲草、当归、丹参、鸡血藤、制香附、广木香、泽泻、砂仁。

偏肝肾阴虚，以养阴清肝、和调气血为法，方药为生地黄、太子参、女贞子、旱莲草、枸杞子、牡丹皮、赤芍、川楝子、丹参、香附、青皮、泽泻。

偏气虚者，以健脾、调补气血为法，方药为熟地黄、枳壳、山药、首乌、黄芪、人参、白术、当归、丹参、制香附、木香、陈皮、云苓。

肝脾失调而及心者，宜疏肝养血、健脾宁心，方药为白芍、绿萼梅、佛手、乌梅、生地黄、熟地黄、当归、白术、二至丸、柏子仁、夜交藤、制香附、茯苓。

本期基础体温以 36.5℃± 为正常，肝肾阴虚一般体温高于正常曲线，细胞指数以高影为多，偏于气虚；体温低于正常或近于正常曲线，细胞指数以中影偏低为多；肝脾失调体温上下起伏，细胞指数大多为中影，患者多数由于受精神因素刺激所致。

2."真机"期（排卵期）

为月经周期第 14 天，此时肾之阴精发展到一定程度而转化为阳的时期，是天癸至的时间，如阴精不足则无以化阳。阴精足则天癸至，只有天癸至，才能促使由阴转阳，此时往往带下偏多，呈透明状、心烦、腰酸、少腹隐痛，情绪易波动，即前人称为"的候""真机"之时。现代医学认为，此期子宫内膜受雌性激素刺激不断地高涨而日益增厚，同时卵泡成熟破裂而致排卵，此时基础体温上升，温差为 0.3～0.5℃，这是由于排卵后在孕激素的作用下黄体逐渐形成，基础代谢旺盛而产生致热源，这就是由阴转阳的时机。

本期因势利导，以温阳通络、行气活血为主，用于排卵症状出现前 3 天左右，以促使天癸至，卵子顺利排出。实践证明，疗效较满意。方药为桂枝、吴茱萸、红花、丹参、葛根、当归、制香附、广木香、乌药、川牛膝、泽泻。

若带下极少或无、口干、掌灼、心烦易怒，基础体温偏高，大多为肾阴不足，以养阴为主。若带多而清稀，形寒面晄，基础体温上升缓慢，有似升非升之势，表示肾阳不足，可在上方加温阳之品，如鹿角胶、肉桂。

3.经前期（分泌期）

从排卵后至行经前，正常时间为 14 天左右，此时在肾阴充盛的基础上，通过转化为阳而发挥阳的功能。此过程也要消耗一定的阴精。阴精的损耗又依靠后天脾胃的生化、供给而使肾的阴阳在基本平衡的情况下循环始复，发挥它们的正常生理功能。现代医学认为，此期子宫内膜在增生期的基础上，经过排卵期后受孕激素的影响，腺体持续变长、弯曲，内膜持续增厚，此期体温 37℃±，阴道细胞片见堆积、皱褶，临床症状常见略有低热或乳胀感。

本期采用阴阳平补、气血两调的治则，基本方药为生地黄、熟地黄、仙茅、淫羊藿、女贞子、旱莲草、当归、丹参、制香附、乌药、木香、枳壳、茯苓、元胡。

症见面晄，腰酸且冷，乏力肢软，舌质偏淡而胖，基础体温偏低，低于正常者，多为肾阳不足，可于上方中加鹿角胶、杜仲、黄芪、白术，症见口干心烦，易怒，乳部胀痛，舌质偏红，基础体温偏高，温度正常或高于正常者，多属肾阴不足，可于补方中加玄参、枸杞子、桑椹，如基础体温超过 20 天不降，温差为 0.4～0.5℃，则早孕可能较大，宜观察，不可误用阴寒之药。

4.行经期

行经期意味着新的月经周期的开始，血海盈满后，在阳气推动下而泄，胞宫的排经要求通畅、顺利，旧血不去则新血不生。通因通用，因势利导，采用行气活血调经，方药为红花、丹参、当归、制香附、木香、苏梗、枳壳、陈皮、牛膝、泽泻。

寒凝夹瘀，现基础体温下降缓慢或上升不足 10 天而温差偏低，用温通化瘀之肉桂、吴茱黄、桂枝、益母草、红花、丹参、茜草、当归、香附、乌药、木香、山楂、川牛膝、泽泻；血热夹瘀，用凉血化瘀之泽兰、牡丹皮、赤芍、红花、丹参、川楝子、侧柏叶、藕节、失笑散、牛膝、泽泻；气阴两虚夹瘀用生地榆、黄芪、太子参、阿胶、白术。

促排卵泡汤：熟地黄、当归、首乌、茺蔚子、菟丝子、大云各10g，肾阴虚加二至丸20g，肾阳虚加仙茅、淫羊藿。7剂（从月经第5天开始）。

排卵期：丹参、赤芍、泽兰、紫河车各10g，红花3g，桃仁、香附、当归各6g，肾阴虚加二至丸20g。5剂。

促黄体汤：首乌、熟地黄、龟板、白术、续断、大云、当归各10g，肾阴虚加二至丸，肾阳虚可选加黄芪、巴戟天。7剂。

调经活血汤：丹参、赤芍、泽兰、茺蔚子、桑寄生各10g，香附、当归各6g，肾阳虚加川芎6g，当归改10g。7剂。

预计排卵期：加入淫羊藿、破故纸、仙茅、巴戟天。

女子不孕症：有原发性和继发性之分，排除先天缺陷、输卵管闭塞、子宫发育不良及男方因素外，临床上由于肾气虚弱、精血不足、冲任失调、胞宫寒凝、胞脉失养者多见。此症或因劳倦伤肾，气虚血弱，而致月经失调；或因滥服雌激素，扰乱内分泌功能；或因盲目无知多次人流而致。调理气血、健脾补肾、调整经期，务使月经调和，气血旺盛，精充血足，摄精成孕。

临床用毓麟珠（即八珍汤加菟丝子、杜仲、鹿角霜、川椒）。

下焦虚寒，佐以温经散寒药，加乌药、小茴香、肉桂。

肝气郁结，疏肝解郁加佛手、柴胡、枳壳。

肾阳不足，选加淫羊藿、金狗脊、破故纸、仙茅、巴戟天。

肾阴不足，选加女贞子、龟板、黄精促进子宫发育。

菟丝子多脂微辛，性甘平，阴中有阳，守而能走，既可补肾阳，又可益肾阴，还可安胎。

桑寄生是扩血管药物。

四君子汤中的原味药，党参、白术、茯苓均可提高巨噬细胞的吞噬作用，党参作用最强，当党参、白术、茯苓三药中任何二药相互配伍或三药合用，功效表现相加作用；炙甘草单独应用并不降低吞噬功能，但与党参、白术、茯苓相配后，当甘草含量达1/3时，即可见明显的拮抗作用，而1/5则无拮抗作用（四君子汤中甘草含量为1/7，故无拮抗作用）。

附3 功能性子宫出血（属崩漏范畴）

1. 补气摄血

二稔根（岗、地）、续断、首乌、党参、白术、熟地黄、棕榈炭、炙甘草、桑寄生、赤石脂。血块多加益母草、鸡血藤，血色鲜红加旱莲草、紫珠草，血色淡红加艾叶或姜炭，血量特多加五倍子、阿胶、煅龙骨、煅牡蛎或人参。

2. 滋阴固气

适用于阴道出血已减，但仍漏下不止者。处方：熟地黄20g，续断15g，菟丝子20g，首乌30g，党参20g，黄芪20g，白术15g，岗稔子30g，阿胶12g，牡蛎30g，山萸肉15g，炙甘草10g。

血量偏多，可选加海螵蛸、鹿角霜、赤石脂或炭类止血药。

虚热者去黄芪加二至丸。

补肾调经汤适用出血已止，身体较弱，月经周期未建立。处方：熟地黄25g，菟丝子25g，川续断15g，党参20g，炙甘草10g，白术15g，首乌20g，枸杞子15g，金樱子20g，桑寄生25g，黄精25g，鹿角霜15g。

急性出血期先补气健脾，稍缓必补肾，佐以健脾养肝、调理气血，以收固本之功。

杂疗方第二十三
论一首　脉证一条　方二十三首

　　本篇及后两篇内容，有些是宝贵的，有些说不出科学道理或不符合实际情况或已不使用，原文易懂，故基本上未做解释，仅将原文列出以仅供参考。

　　退五脏虚热，四时加减柴胡饮子方：

　　冬三月加柴胡八分　白术八分　大腹槟榔四枚，并皮子用　陈皮五分　生姜五分　桔梗七分

　　春三月加枳实炙，三分　减白术，共六味

　　夏三月加生姜三分　枳实五分　甘草三分，共八味

　　秋三月加陈皮三分，共六味

　　右各㕮咀，分为三贴，一贴以水三升，煮取二升，分温三服，如人行四五里进一服。如四体壅，添甘草少许，每贴分作三小贴，每小贴以水一升，煮取七合，温服，再合滓为一服，重煮，都成四服。疑非仲景方。

　　长服诃梨勒丸方疑非仲景方：

　　诃梨勒　陈皮　厚朴各三两

　　右三味，末之，炼蜜丸如梧子大，酒饮服二十丸，加至三十丸。

　　三物备急丸方见《千金》司空裴秀为散用；亦可先和成汁，乃倾口中，令从齿间得入，至良验：

　　大黄一两　干姜一两　巴豆一两，去皮心，熬，外研如脂

　　右药各须精新，先捣大黄、干姜为末，研巴豆内中，合治一千杵，用为散，蜜和丸亦佳，密器中贮之，莫令歇。

　　主心腹诸卒暴百病，若中恶客忤，心腹胀满，卒痛如锥刺，气急口噤，停尸卒死者，以暖水若酒，服大豆许三四丸，或不下，捧头起，灌，令下咽。须臾当差；如未差，更与三丸。当腹中鸣，即吐下便差。若口噤，亦须折齿灌之。

　　治伤寒，令愈不复，紫石寒食散方见《千金翼》：

　　紫石英　白石英　赤石脂　钟乳碓炼　栝楼根　防风　桔梗　文蛤　鬼臼各十分　太乙余粮十分，烧　干姜　附子炮，去皮　桂枝去皮，各四分

　　右十三味，杵为散，酒服方寸匕。

　　救卒死方：

　　薤，捣汁，灌鼻中。

　　又方：雄鸡冠，割取血，管吹内鼻中。

　　猪脂如鸡子大，苦酒一升，煮沸，灌喉中。

　　鸡肝及血，涂面上，以灰围四旁，立起。

　　大豆二七粒，以鸡子白并酒和，尽以吞之。

　　救卒死而壮热者方：

矾石半斤，以水一斗半，煮消。以渍脚，令没踝。

救卒死而目闭者方：

骑牛临面，捣薤汁灌耳中，吹皂荚末鼻中，立效。

救卒死而张口反折者方：

灸手足两爪后，十四壮了，饮以五毒诸膏散。

救卒死而四肢不收、失便者方：

马屎一升，水三斗，煮取二斗，以洗之。又取牛洞稀粪一升，温酒灌口中。灸心下一寸、脐上三寸、脐下四寸，各一百壮，差。

救小儿卒死而吐利不知是何病方

狗屎一丸，绞取汁以灌之。无湿者，水煮干者，取汁。

尸厥，脉动而无气，气闭不通，故静而死也，治方。脉证见上卷。

菖蒲屑，内鼻两孔中吹之，今人以桂屑着舌下。

注解：中医理论认为，心主血脉及神志，并开窍于舌。仲景利用舌与心在生理上密切关系，通过舌下含药法用以治疗急危重症。

桂屑即肉桂末，肉桂辛、甘、大热，通过舌下给药能迅速发挥开心窍的作用，现在危急重病人尤其是心脏疾病的治疗很多采用舌下含服法，快速起效。

鼻疗法包括嚏鼻法和塞鼻法。

嚏鼻法是将药物研为细末，取少许吹入鼻孔以刺激鼻腔黏膜，催嚏以达通关开窍、祛除病邪的治病方法，仲景多应用此法治疗气闭心神等急症。

气闭心神多由神志过及，心气被遏，肺气不利，心肺气机同时阻滞，气停胸中，上逆而成，仲景对此分别应用气味辛温走窜药物，如菖蒲屑、皂角末等吹入鼻中，以开宣清窍、豁痰醒神。后世医家进一步对嚏鼻法进行了拓展和完善，《理瀹骈文》云："大凡上焦之病，以药研末，畜鼻取嚏发散为第一捷法，不独通关急救用闻药也。连嚏数十次则腠理自松，即解肌也。涕泪痰涎并出，胸中闷恶亦宽，即吐法也。盖一嚏，实兼汗吐二法，不必服葱豉汤也。"

塞鼻法是指药物塞入鼻孔内以治疗疾病的方法。

又方：剔取左角发方寸烧末，酒和，灌令入喉，立起。

救卒死，客忤死，还魂汤主之方：《千金方》云：主卒忤、鬼击、飞尸，诸奄忽气绝无复觉，或已无脉。口噤拗不开，去齿下汤；汤下口不下者，分病人发左右，捉搳（xī 吸）肩引之；药下，复增，取一升。须臾立苏。

麻黄三两，去节，一方四两　杏仁去皮尖，七十个　甘草一两，炙《千金》用桂心二两

右三味，以水八升，煮取三升，去滓。分令咽之，通治诸感忤。

又方：

韭根一把　乌梅二十枚　吴茱萸半升，炒

右三味，以水一斗，煮之，以病人栉（zhì 质，即梳子），内中，三沸，栉浮者生，沉者死；煮取三升，去滓，分饮之。

救自缢死，旦至暮，虽已冷，必可治；暮至旦，小难也。恐此当言忿气盛故也。然夏时夜短于昼，又热，犹应可治。又云：心下若微温者，一日以上，犹可治之。方：

徐徐抱解，不得截绳，上下安被卧之。一人以脚踏其两肩，手少挽其发，常弦弦，勿纵之，一人以手按据胸上，数动之；一人摩捋臂胫，屈伸之，若已僵，但渐渐强屈之，并按其腹。如此一炊顷，气从口出，呼吸眼开，而犹引按莫置，亦勿苦劳之。须臾，可少桂汤及粥

清含与之，令濡喉，渐渐能咽。及稍止，若向令两人以管吹其两耳，罙好。此法最善，无不活也。

凡中暍死，不可使得冷，得冷便死。疗之方：

屈草带，绕暍人脐，使三两人溺其中，令温。亦可用热泥和屈草，亦可扣瓦碗底，按及车缸，以着暍人，取令溺，须得流去。此谓道路穷，卒无汤，当令溺其中，欲使多人溺，取令温。若汤，便可与之；不可泥及车缸，恐此物冷。暍既在夏月，得热泥土，暖车缸，亦可用也。

救溺死方：

取灶中灰两石余，以埋人，从头至足。水出七孔，即活。

右疗自缢、溺、暍之法，并出自张仲景为之，其意殊绝，殆非常情所及、本草所能关，实救人之大术矣。伤寒家数有暍病，非此遇热之暍。

治马坠及一切筋骨损方见《肘后方》：

大黄一两，切、浸，汤成下　绯帛如手大，烧灰　乱发如鸡子大，烧灰用

久用炊单布一尺，烧灰　败蒲一握，三寸　桃仁四十九个，去皮尖、熬　甘草如中指节，炙、锉

右七味，以童子小便量多少，煎汤成；内酒一大盏，次下大黄，去滓，分温三服。先锉败蒲席半领，煎汤浴，衣被覆。斯须通利数行，痛楚立差。利及浴水赤，勿怪，即瘀血也。

禽兽鱼虫禁忌第二十四

论辨二首　合九十法　方二十二首

凡饮食滋味，以养于生，食之有妨，反能为害。自非服药炼液，焉能不饮食乎？切见时人，不闲调摄，疾灾竞起，若不因食而生。苟全其生，须知切忌者矣。所食之味，有与病相宜，有与身为害，若得宜则益体，害则成疾。以此致危，例皆难疗。凡煮药饮汁，以解毒者，虽云救急，不可热饮，诸毒病得热更甚，宜冷饮之。

肝病禁辛，心病禁咸，脾病禁酸，肺病禁苦，肾病禁甘。春不食肝，夏不食心，秋不食肺，冬不食肾，四季不食脾。辩曰：春不食肝者，为肝气王，脾气败，若食肝，则又补肝，脾气败尤甚，不可救；又肝王之时，不可以死气入肝，恐伤魂也。若非王时，即虚，以肝补之佳。余藏准此。

凡肝脏自不可轻啖，自死者弥甚。

凡心皆为神识所舍，勿食之，使人来生复其报对矣。

凡肉及肝，落地不着尘土者，不可食之。

猪肉落水浮者，不可食。

诸肉及鱼，若狗不食、鸟不啄者，不可食。

诸肉不干，火炙不动，见水自动者，不可食之。

肉中有如朱点者，不可食之。

六畜肉，热血不断者，不可食之。

父母及身本命肉，食之令人神魂不安。

食肥肉及热羹，不得饮冷水。

诸五脏及鱼，投地尘土不污者，不可食之。

秽饭、馁肉、臭鱼，食之皆伤人。

自死肉，口闭者，不可食之。

六畜自死，皆疫死，则有毒，不可食之。

兽自死，北首及伏地者，食之杀人。

食生肉，饱饮乳，变成白虫。一作血蛊。

疫死牛肉，食之令病洞下，亦致坚积，宜利药下之。

脯藏米瓮中，有毒。及经夏食之，发肾病。

治自死六畜肉中毒方《千金方》在"治"后有"食"字：

黄柏屑，捣，服方寸匕。

治食郁肉、漏脯中毒方：郁肉，密器盖之，隔宿者是也。漏脯：茅屋漏下沾着者是也。

烧犬屎，酒服方寸匕；每服人乳汁。亦良。饮生韭汁三升，亦得。

治黍米中藏干脯《肘后》云：此是郁脯，食之中毒方：

大豆，浓煮汁，饮数升，即解。亦治狸肉[1]、漏脯等毒。

注:

（1）狸肉：据《肘后》《外台》引张文仲《曾编集〈随身备急方〉》作"诸肉"。

治食生肉中毒方：

掘地深三尺，取其下土三升，以水五升，煮数沸，澄清汁。饮一升，即愈。

治（食）六畜鸟兽肝中毒方：

水浸豆豉，绞取汁，服数升，愈。

马脚无夜眼者，不可食之。

食酸马肉，不饮酒，则杀人。

马肉不可热食，伤人心。

马鞍下肉，食之杀人。

白马黑头者，不可食之。

白马青蹄者，不可食之。

马肉、狇肉共食，饱醉卧，大忌。

驴、马肉合猪肉食之，成霍乱。

马肝及毛，不可妄食，中毒害人。

治马肝毒中人未死方：

雄鼠屎二七粒，末之。水和服，日再服，屎尖者是。

又方：

人垢，取方寸匕，服之佳。

治食马肉中毒欲死方：

香豉二两　杏仁三两

右二味，蒸一食顷熟，杵之服，日再服。

又方：

煮芦根汁，饮之良。

疫死牛，或目赤，或黄，食之大忌。

牛肉共猪肉食之，必作寸白虫。

青牛肠，不可合犬肉食之。

牛肺从三月至五月，其中有虫，如马尾，割去勿食，食则损人。

牛、羊、猪肉，皆不得以楮木、桑木蒸炙，食之令人腹内生虫。

啖蛇牛肉杀人。何以知之？啖蛇者，毛发向后顺者是也。

治啖蛇牛肉，食之欲死方：

饮人乳汁一升，立愈。

又方：

以泔洗头，饮一升，愈。

牛肚细切，以水一斗，煮取一升。暖饮之。大汗出者，愈。

治食牛肉中毒方：

甘草煮汁，饮之即解。

羊肉，其有宿热者，不可食之。

羊肉不可共生鱼酪，食之，害人。

羊蹄甲中，有珠子白者，名羊悬筋，食之令人癫。

白羊黑头，食其脑，作肠痈。

羊肝共生椒食之，破人五脏。

猪肉共羊肝和食之，令人心闷。

猪肉以生胡荽同食，烂人脐。

猪脂不可合梅子食之。

猪肉和葵食之，少气。

鹿肉不可和蒲白作羹，食之发恶疮。

麋脂及梅、李子，若妊妇食之，令子青盲，男子伤精。

獐肉不可合虾及生菜、梅、李果食之，皆病人。

痼疾人，不可食熊肉，令终身不愈。

白犬自死，不出舌者，食之害人。

食狗、鼠余[1]，令人发瘘疮。

注：

（1）食狗、鼠余：指吃狗和老鼠吃剩的食物。

治食犬肉不消，心下坚，或腹胀，口干大渴，心急发热，妄语如狂，或洞下方：

杏仁一升，合皮，熟，研用

右一味，以沸汤三升，和取汁，分三服。利下肉片，大验。

妇人妊娠，不可食兔肉、山羊肉，及鳖、鸡、鸭，令子无声音。

兔肉不可合白鸡肉食之，令人面发黄。

兔肉着干姜食之，成霍乱。

凡鸟自死，口不闭、翅不合者，不可食之。

诸禽肉，肝青者，食之杀人。

鸡有六翮[1]四距[2]者，不可食之。

注：

（1）翮（hé核）：羽毛的茎。

（2）四距：一作六距。

乌鸡白首者，不可食之。

鸡不可共葫蒜食之，滞气。

山鸡不可合鸟兽肉食之。

雉肉久食之，令人瘦。

鸭卵不可合鳖鱼食之。

妇人妊娠，食雀肉，令人淫乱无耻。

雀肉不可合李子食之。

燕肉勿食，入水为蛟龙所唼。

鸟兽有中毒箭死者，其肉有毒，解之方：

大豆煮汁及蓝汁，服之，解。

鱼头正白如连珠至脊上，食之杀人。

鱼头中无腮者，不可食之，杀人。

鱼无肠胆者，不可食之，三年阴不起，女子绝生。

鱼头似有角者，不可食之。

鱼目合者，不可食之。

六甲日，勿食鳞甲之物。

鱼不可合鸡肉食之。

鱼不得合鸬鹚肉食之。

鲤鱼鲊不可合小豆，藿食之，其子不可合猪肝食之，害人。

鲤鱼不可合犬肉食之。

鲫鱼不可合猴、雉肉食之。

鳀鱼合鹿肉生食，令人筋甲缩。

青鱼鲊，不可合生胡荽及生葵，并麦中食之。

鳅、鳝不可合白犬血食之。

龟肉不可合酒、果子食之。

鳖目凹陷者及厌下有王字形者，不可食之。其肉不得合鸡、鸭子食之。

龟、鳖肉不可合苋菜食之。

虾无须，及腹下通黑、煮之反白者，不可食之。

食脍，饮乳酪，令人腹中生虫为瘕。

鲙食之，在心胸间不化，吐复不出，速下除之，久成癥病，治之方：

橘皮一两　大黄二两　朴消 二两

右三味，以水一大升，煮至小升。顿服，即消。

食鲙多不消，结为癥病，治之方：

马鞭草

右一味，捣汁饮之。或以姜叶汁，饮之一升，亦消。又可服吐药，吐之。

食鱼后中毒面肿烦乱治之方：

橘皮

浓煎汁，服之即解。

食鲵鲗鱼中毒方：

芦根

煮汁，服之即解。

蟹目相向，足斑目赤者，不可食之。

食蟹中毒治之方：

紫苏

煮汁，饮之三升。紫苏子捣汁饮之，亦良。

又方：

冬瓜汁，饮二升，食冬瓜亦可。

凡蟹未遇霜，多毒。其熟者，乃可食之。

蜘蛛落食中，有毒，勿食之。

凡蜂、蝇、虫、蚁等，多集食上，食之致瘘。

果实菜谷禁忌第二十五
合八十法　方一十首

果子生食，生疮。

果子落地经宿，虫蚁食之者，人大忌食之。

生米停留多日，有损处，食之伤人。

桃子多食，令人热；仍不得入水浴，令人病淋沥、寒热病。

杏酪不熟，伤人。

梅多食，坏人齿。

李不可多食，令人胪胀。

林檎不可多食，令人百脉弱。

橘、柚多食，令人口爽，不知五味。

梨不可多食，令人寒中。金疮、产妇，亦不宜食。

樱桃、杏多食，伤筋骨。

安石榴不可多食，损人肺。

胡桃不可多食，令人动痰饮。

生枣多食，令人热渴、气胀。寒热羸瘦者，弥不可食，伤人。

食诸果中毒，治之方：

猪骨　烧过

右一味，末之。水服方寸匕。亦治马肝、漏脯等毒。

木耳赤色，及仰生者，勿食。

菌仰卷及赤色者不可食。

食诸菌中毒，闷乱欲死，治之方：

人粪汁，饮一升。土浆，饮一二升。大豆浓煮汁，饮之。服诸吐利药，并解。

食枫柱菌，而哭不止，治之以前方。

误食野芋，烦毒欲死，治之以前方。其野芋根，山东人名魁芋。人种芋，三年不收，亦成野芋，并杀人。

蜀椒闭口者，有毒。误食之，戟人咽喉，气病欲绝，或吐下白沫，身体痹冷，急治之方：

肉桂

煎汁，饮之。多饮冷水一二升。或食蒜。或饮地浆。或浓煮豉汁，饮之，并解。

正月勿食生葱，令人面生游风。

二月勿食蓼，伤人肾。

三月勿食小蒜，伤人志性。

四月、八月勿食胡荽，伤人神。

五月勿食韭，令人乏气力。

五月五日勿食一切生菜，发百病。

六月、七月勿食茱萸，伤神气。

八月、九月勿食姜，伤人神。

十月勿食椒，损人心，伤心脉。

十一月、十二月勿食薤，令人多涕唾。

四季勿食生葵，令人饮食不化，发百病。非但食中，药中皆不可用，深宜慎之。

时病差，未健，食生菜，手足必肿。

夜食生菜，不利人。

十月勿食被霜生菜，令人面无光，目涩，心痛，腰疼，或发心疟。疟发时，手足十指爪皆青，困委。

葱、韭初生芽者，食之伤人心气。

饮白酒，食生韭，令人病增。

生葱不可共蜜食之，杀人，独颗蒜弥忌。

枣和生葱食之，令人病。

生葱和雄鸡、雉、白犬肉食之，令人七窍经年流血。

食糖、蜜后，四日内食生葱、韭，令人心痛。

夜食诸姜、蒜、葱等，伤人心。

芜菁根多食，令人气胀。

薤不可共牛肉作羹，食之成瘕病，韭亦然。

莼多食，动痔疾。

野苣不可同蜜食之，作内痔。

白苣不可共酪同食，作䘌虫。

黄瓜食之发热病。

葵心不可食，伤人，叶尤冷。黄背赤茎者，勿食之。

胡荽久食之，令人多忘。

病人不可食胡荽及黄花菜。

芋不可多食，动病。

妊妇食姜，令子余指（余指即六指）。

蓼多食，发心痛。

蓼和生鱼食之，令人夺气，阴核疼痛。

芥菜不可共兔肉食之，成恶邪病。

小蒜多食，伤人心力。

食躁式躁方：

豉

浓煮汁饮之。

钩吻与芹菜相似，误食之，杀人。解之方：《肘后》云：与茱萸、食芥相似。钩吻生地，旁无他草，其茎有毛者，以此别之。

莽茛八两

右一味，水六升，煮取二升。分温二服。

菜中有水莨蓉，叶圆而光，有毒。误食之，令人狂乱，状如中风，或吐血。治之方：

甘草

煮汁，服之即解。

春秋二时，龙带精入芹菜中，人偶食之为病。发时手青，腹满，痛不可忍，名蛟龙病。

治之方：

硬糖　二三升

右一味，日两度服之，吐出如蜥蜴三五枚，差。

食苦瓠中毒，治之方：

黍穰煮汁，数服之，解。

扁豆，寒热者，不可食之。

久食小豆，令人枯燥。

食大豆屑，忌啖猪肉。

大麦久食，令人作癣。

白黍米不可同饴蜜食，亦不可同葵食之。

荍麦面多食，令人发落。

盐多食，伤人肺。

食冷物，冰人齿。

食热物，勿饮冷水。

饮酒，食生苍耳，令人心痛。

夏月大醉，汗流，不得冷水洗着身，及使扇，即成病。

饮酒，大忌灸腹背，令人肠结。

醉后勿饱食，发寒热。

饮酒，食猪肉，卧秫、稻穰中则发黄。

食饴，多饮酒，大忌。

凡水及酒，照见人影动者，不可饮之。

醋合酪食之，令人血瘕。

食白米粥，勿食生苍耳，成老痊。

食甜粥已，食盐即吐。

犀角莇搅饮食，沫出及浇地坟起者，食之杀人。

饮食中毒烦满，治之方：

苦参三两　苦酒一升半

右二味，煮三沸，三上、三下服之，吐食出，即差，或以水煮亦得。

又方：

犀角汤亦佳。

贪食，食多不消，心腹坚满痛，治之方：

盐一升　水三升

右二味，煮令盐消，分三服，当吐出食，便差。

矾石生入腹，破人心肝。亦禁水。

商陆以水服，杀人。

葶苈子，敷头疮，药成入脑，杀人。

水银入人耳及六畜等，皆死。以金银着耳边，水银则吐。

苦楝无子者，杀人。

凡诸毒，多是假毒以投，无知时，宜煮甘草、荠苨汁饮之，通除诸毒药。

主要参考书目

《备急千金要方》，简称为《千金》《千金方》，[唐]孙思邈著，人民卫生出版社 1955 年出版。

《曹氏伤寒金匮发微合刊》，简称为《发微》，曹家达（字颖甫）著，上海千顷堂书局 1956年出版。

《丹溪心法附余》，[明]方广著，王英、曹钒、林红校注，中国中医药出版社 2015 年出版。

《高注金匮要略》，简称为《高注》，[清]高学山（字汉峙）著，人民卫生出版社 1956 年出版。

《古今录验方》，简称为《古今录验》，唐代甄立言撰辑，范行准辑佚，梁峻整理，中医古籍出版社 2010 年出版。

《黄帝内经》，简称为《内经》，中医古籍出版社 2003 年出版。

《金匮方歌括》，[清]陈念祖（字良有、修园）著，上海科学技术出版社 1963 年出版。

《金匮方论衍义》，[明]赵良仁（字以德）编，周衡、王旭东点校，中国中医药出版社 1993 年出版。

《金匮集释》，杨百茀主编，湖北科学技术出版社 1984 年出版。

《金匮篇解》，程门雪原著，何时希、莫雪琴、程焕章整理，人民卫生出版社 1986 年出版。

《金匮诠释》，金寿山著，上海中医学院出版社 1986 年出版。

《金匮释按》，梁运通编著，内蒙古人民出版社 1984 年出版。

《金匮悬解》，简称为《悬解》，黄元御（名玉璐，字元御，一字坤载）著，上海锦章书局 1920 年出版。

《金匮要略》，陈继藩主编，人民卫生出版社 2000 年出版。

《金匮要略》，范永升主编，中国中医药出版社 2003 年出版。

《金匮要略》，李克光、杨百茀主编，人民卫生出版社 1989 年出版。

《金匮要略》，张家礼编，中国中医药出版社 2004 年出版。

《金匮要略阐义》，简称为《阐义》，[清]汪近垣编，中医古籍出版社 2010 年出版。

《金匮要略方论本义》，简称为魏本、《本义》，[清]魏荔彤（字赓虞，号念庭，又字淡庵）著，人民卫生出版社 1997 年出版。

《金匮要略广注校诠》，宋书功主编、刘渡舟审定，人民卫生出版社 1994 年出版。

《金匮要略简释》，简称为《简释》，秦伯未编著，人民卫生出版社 1958 年出版。

《金匮要略讲义》，简称为《讲义》，湖北中医学院主编，上海科学技术出版社 1963 年出版。

《金匮要略讲义》，李克光主编，上海科学技术出版社 1985 年出版。

《金匮要略今释》，简称为《今释》，陆渊雷（字彭年）著，人民卫生出版社 1955 年出版。

《金匮要略论注》，简称为徐本、《论注》，[清] 徐彬（字忠可）著，邓明仲、张家礼点校，人民卫生出版社 1993 年出版。

《金匮要略浅述》，谭日强编著，人民卫生出版社 1981 年出版。

《金匮要略浅注》，简称为《浅注》，[清] 陈念祖（字修园）著，上海图书集成印书局 1902 年出版。

《金匮要略浅注补正》，简称为《补正》，[清] 唐宗海（字容川）著，上海千顷堂书局 1908 年出版。

《金匮要略释义》，简称为《释义》，黄树曾著，人民卫生出版社 1956 年出版。

《金匮要略五十家注》，吴考盘著，千顷堂书局 1931 年出版。

《金匮要略新解》，何任著，浙江科学技术出版社 1981 年出版。

《金匮要略心典》，简称为尤本、《心典》，尤怡（字在泾）著，上海人民出版社 1975 年出版。

《金匮要略选读》，孟如主编，上海科学技术出版社 1997 年出版。

《金匮要略学习参考资料》，南京中医学院金匮教研组编，人民卫生出版社 1965 年出版。

《金匮要略易解》，简称为《易解》，陶葆荪编著，广东科技出版社 1963 年出版。

《金匮要略译释》，李克光主编，上海科学技术出版社 1993 年出版。

《金匮要略语译》，任应秋著，人民卫生出版社 1959 年出版。

《金匮要略语译》，中医研究院编，人民卫生出版社 1959 年出版。

《金匮要略正义》，简称为《正义》，[清] 朱光被（字峻明）著，浙江科学技术出版社 1991 年出版。

《金匮要略直解》，简称为程本、《直解》，[清] 程林（字云来）著，上海古籍出版社 1996 年出版。

《金匮要略指难》，王廷富著，四川科学技术出版社 1986 年出版。

《金匮玉函经》，简称为《玉函》，张仲景著，人民卫生出版社 1955 年出版。

《金匮玉函经二注》，简称为《二注》，[明] 赵良仁（字以德）衍义，[清] 周扬俊补注，人民卫生出版社 1990 年出版。

《金匮玉函要略辑义》，简称为《辑义》，（日）丹波元简著，人民卫生出版社 1955 年出版。

《金匮玉函要略述义》，简称为《述义》，（日）丹波元简著，人民卫生出版社 1957 年出版。

《类聚方广义》，（日）尾台榕堂著，徐长卿点校，学苑出版社 2009 年出版。

《脉经》，王叔和著，人民卫生出版社 1956 年出版。

《名老中医之路》，《山东中医学院学报》编辑室编，山东科技出版社 2005 年出版。

《千金翼方》，简称为《千金翼》，[唐] 孙思邈著，人民卫生出版社 1955 年出版。

《儒门事亲》，[金] 张从正（字子和）撰，邓铁涛、赖畴整理，人民卫生出版社 2005 年出版。

《三因极一病证方论》，[宋] 陈言著、王咪咪整理，人民卫生出版社 2007 年出版。

《伤寒来苏集》，柯琴编撰、赵辉贤校注，上海科学技术出版社 1986 年出版。

《伤寒论本旨》，简称为《本旨》，[清] 章楠（字虚谷）著，上海古籍出版社 1996 出版。

《伤寒溯源集》，[清] 钱潢（字天来）著，周宪宾、陈居伟校注，学苑出版社 2009 年出版。

《伤寒缵论》，[清] 张璐（字路玉，晚号石顽老人）撰，付笑萍、李淑燕校注，中国中医药出版社 2015 年出版。

《神农本草经》，简称为《本经》，[清] 顾观光编，杨鹏举校，学苑出版社 2002 年出版。

《寿世保元》，[明] 龚廷贤著，上海科学技术出版社 1959 年出版。

《图表注释金匮要略新义》，简称为《新义》，余无言编，新医书局 1952 年出版。

《外台秘要》，简称为《外台》，王焘撰，人民卫生出版社 1955 年出版。

《小品方》，简称为《小品》，南北朝陈延之撰，高文铸辑校，中国中医药出版社 1995 年出版。

《续名医类案》，[清] 魏之琇编著，人民卫生出版社 1982 年出版。

《血证论》，[清] 唐宗海（字容川）著，上海科学技术出版社 1959 年出版。

《医碥》，[清] 何梦瑶（字报之）撰，人民卫生出版社 1994 年出版。

《医门棒喝》，[清] 章楠著，文昊、晋生点校，中医古籍出版社 1999 年出版。

《医门法律》，喻昌（字嘉言）著，上海卫生出版社 1957 年出版。

《医宗金鉴·订正仲景全书·金匮要略注》，简称为《医宗金鉴》，吴谦等编，人民卫生出版社 1963 年出版。

《元邓珍本〈新编金匮方论〉校注》，钱超尘主编、梁永宣校注，学苑出版社 2009 年出版。

《张氏医通》，简称为《医通》，[清] 张璐著，上海科学技术出版社 1963 年出版。

《中国医学大成（十）：沈注金匮要略》，曹炳章编，中国中医药出版社 1997 年出版。

《中医复方研究与应用》，王润生、杨淑坤、王继红著，中国科学技术出版社 1993 年出版。

《肘后备急方》，简称为《肘后》，晋葛洪撰，人民卫生出版社 1956 年出版。

《诸病源候论》，隋唐巢元方著，简称为《巢源》，人民军医出版社 2006 年出版。

后 记

历经数年梳理,《金匮要略启蒙》一书即将出版,我非常欣喜。我时常侍诊在崔师身侧,亲自见证了此书的编写过程。崔师多年来一直在搜集资料,寻找文献,出诊间隙也经常给学生讲述对《金匮要略》各篇条文的理解。崔师凡事都亲力亲为,过度劳累后还经历了住院治疗、中药调理,身体恢复后就继续进行到书稿的整理工作中。经过长期的仔细打磨,这本书非常严谨,如今终于要面世了,崔师的一腔心血有了圆满的结果,我们这些学生也终于有了系统学习的机会。

我收到书的初稿后,就迫不及待地进行了阅读。从这本书可以看出,崔师看似轻松辨证的背后是几十年对中医经典的不断研习和融会贯通。中医经典著作中的条文,崔师总是朗朗上口,并与临床实践进行了紧密结合。而且他古文功底深厚,对其中字义的研究透彻,同时与时俱进,及时关注和学习现代医学的发展研究,并把其吸收到中医临床和《金匮要略》条文的现代应用理解中。崔师的现场教学也多有精彩发挥,他会把患者的病因、病机、病位、相应的经典条文、方剂、各药物的配伍及现代医学研究都阐述得非常条理,并用日常生活中的例子和形象的比喻让学生和患者都能听明白,这让我们心悦诚服。记得这样一个病例,是一位中年男患者因声音嘶哑来看病,他吃了外院中药半年都未见效。老师诊断其心阳不足。学生问其究竟。崔师引用《金匮要略》条文:"病人语声寂然,喜惊呼者,骨节间病;语声喑喑然不彻者,心膈间病;语声啾啾然细而长者,头中病。"继而用桂枝加龙骨牡蛎汤加减,患者两周即愈。

崔师经常告诉学生,学好《金匮要略》能快速提高临床疗效。《金匮要略启蒙》具有非常高的临床价值,是崔师汇集了自己多年的临床经验总结而成,其中很多字词的注释使用了古文注解古文的方式,更加形象与准确,条文与方剂、药物的释义结合了现代医学研究,证实了《金匮要略》在疾病中的前瞻性与实用性。

更加难得的是,《金匮要略》文字是古语,初学者如若自己体悟或无明师指点，易坠云雾中或离弦走板，崔师心怀慈悲，故撰写《金匮要略启蒙》，望能启发初学者和年轻中医更准确地学习《金匮要略》，并将其运用于临床，提高疗效，为更多的患者服务。

感恩崔师，愿有缘读此书者都能有所收获！

崔德成国家级名老中医传承工作室继承人
北京中医药大学硕士研究生　主治医师　王　芳
2021 年 7 月 29 日